U0268768

安徽省高等学校"十三五"省级规划教材

普通高等学校经管类精品教材

# 报检实务

| | | | |
|---|---|---|---|
| 主　审 | 陈　钧 | 章景萍 | |
| 主　编 | 李　丽 | 杨　茹 | |
| 副主编 | 黄　洁 | 孙　磊 | 王永琦 |
| 编写人员 | 卜习霞 | 王　彭 | 王永琦 |
| | 马　冰 | 左雪成 | 刘　滨 |
| | 孙　磊 | 陈大文 | 李　丽 |
| | 杨　茹 | 徐　坤 | 黄　洁 |

中国科学技术大学出版社

# 内 容 简 介

本书以就业为导向,以职业岗位能力为核心,以工作任务为主线,以项目化的形式编写教学内容突出"双证融合"特色。在内容体系方面,本书摒弃传统的章节编写模式,以项目和工作任务的形式阐述出入境检验检疫的学习内容,确定知识目标和基本技能,突出高职教育实用型人才的培养目标。在知识结构方面,本书参照了报检员资格全国统一考试大纲的内容以及跨境电子商务报检业务内容进行编写,体现课证融合特色。

本书可作为普通高等院校经管类专业教材,也适合参加报检员资格考试的考生参考,还适用于各类职业教育和企业报检员培训。

## 图书在版编目(CIP)数据

报检实务/李丽,杨茹主编. —合肥:中国科学技术大学出版社,2013.8(2020.11修订重印)
安徽省高等学校"十三五"省级规划教材
ISBN 978-7-312-03253-0

Ⅰ.报⋯ Ⅱ.①李⋯ ②杨⋯ Ⅲ.国境检疫—中国 Ⅳ.R185.3

中国版本图书馆 CIP 数据核字(2013)第 174515 号

**报检实务**
BAOJIAN SHIWU

| | |
|---|---|
| **出版** | 中国科学技术大学出版社 |
| | 安徽省合肥市金寨路 96 号,230026 |
| | http://press.ustc.edu.cn |
| | https://zgkxjsdxcbs.tmall.com |
| **印刷** | 合肥华苑印刷包装有限公司 |
| **发行** | 中国科学技术大学出版社 |
| **经销** | 全国新华书店 |
| **开本** | 787 mm×1092 mm 1/16 |
| **印张** | 18 |
| **字数** | 460 千 |
| **版次** | 2013 年 8 月第 1 版 2020 年 11 月修订 |
| **印次** | 2020 年 11 月第 4 次印刷 |
| **定价** | 45.00 元 |

# 序

出入境检验检疫报检员在 2012 年被纳入人社部公布的第一批职业资格目录。随着报检员全国统一考试的持续升温，企业对报检员的需求也越来越多。很多中职、高职、甚至本科院校都开设了报检课程，一本既适合日常教学又适合考试辅导的教材很是难求。

由合肥财经职业学院、芜湖职业技术学院和安徽商贸职业技术学院的一线骨干教师编写的《报检实务》教材是一本非常有特色的教材。

首先，该书的编写理念新颖，能够结合安徽省经济及特色产业发展，服务安徽省经济，以就业为导向，以学生为主体，既能满足学生就业的基本需求，又能奠定学生可持续发展的基础。对于高技能应用型人才培养起到促进作用。

再次，该书体系结构很有特色，采用项目式、模块式、情景式、案例式教学模式，按照企业报检员工作过程来确定教学单元，实现立体化架构，促进教学效果最大化。

最后，该书的教学内容丰富，按照报检员职业标准和报检员考试大纲要求编写教学单元，以解决实践问题为纽带，将理论与实践相结合。此外，本书课后习题丰富，名称、名词、术语符合国家有关标准。既有利于学生的考证复习，也适合在职报检员进行业务进修。

综上所述，本人愿意推荐此教材。

推荐人：陈钧

中国出入境检验检疫协会报检分会理事
安徽出入境检验检疫协会副秘书长

# 前　言

出入境检验检疫是国家法律法规赋予质检部门的行政执法工作,在国家经济建设和改革开放中发挥着重要作用,特别是在保证我国经济的顺利发展、保证农林牧渔业生产安全和人民健康、维护对外贸易有关各方面的合法权益和正常的国际经济贸易秩序、促进对外贸易等方面,责任重大。报检工作是检验检疫工作的重要内容,具有很强的专业性、政策性和涉外性。

针对普通高等院校"以学生就业为导向"的教育理念,本书的整体编写思路是:以就业为导向,以职业岗位能力为核心,以工作任务为主线,以项目化的形式编写教学内容,突出"双证融合"特色。在内容体系方面,本书摒弃传统的章节编写模式,以项目和工作任务的形式阐述出入境检验检疫的学习内容,确定知识目标和基本技能,突出普通高等院校教育实用型人才的培养目标。在知识结构方面,本书参照了报检员资格全国统一考试大纲的内容以及跨境电子商务报检业务内容进行编写,体现了较强的时效性。

本书作为普通高等院校经管类专业教材,既适合教师上课使用,也适合参加报关员水平考试的考生参考,还适用于各类职业教育和企业报检员培训。

本书优势体现在以下几个方面:

**一、编者队伍阵容强大**

本书由安徽出入境检验检疫协会副秘书长陈钧和芜湖职业技术学院章景萍副教授担任主审。陈钧秘书长主要负责对本书中的专业术语、名称和名词等国家标准进行把关,章景萍副教授主要负责教学内容编排的把关和指导。合肥财经职业学院的杨茹和芜湖职业技术学院的李丽担任本书主编,杨茹老师是一线骨干教师,负责学院相关专业报检实务课程的教学工作,其本身也取得了报检员资质,为安徽工美服装有限公司的兼职报检员,有丰富的企业实践经验,对于报检员资格考试有一定的研究并具有相关培训辅导经验;李丽老师参编了多部教材,发表过多篇论文并取得多项教学科研成果。资深教师黄洁、孙磊、王永琦任副主编。

**二、编写理念新颖**

本书以服务安徽省经济为目标,以就业为导向,以学生为主体,既能满足学生就业的基本需求,又能奠定学生可持续发展的基础。本书编写时注意到结合整个物流、外贸产业的发展现状,适应报检员职业岗位变化的要求;注重学生能力要素与职业素养的培养,综合自主学习、合作学习和个性化教学,对于高技能应用型人才的培养有着较大的促进作用。

## 三、体系架构立体化

本书承载普通高等院校教学目标,具有职业教育特色,在体系设计上实现了立体化架构,能促进教学效果最大化。本书按照报检行业报检员工作过程的逻辑确定教学单元,采用项目式、模块式、情境式、案例式教学模式。内容安排合理,由浅入深,由易到难。

## 四、教学内容丰富

本书按照相关专业学生就业的基本需求设定教学内容,内容深入浅出,教学素材易教易学,体现了"四新"要求。在修订过程中结合社会发展实际,以深圳市跨境电子商务通关检验检疫业务流程指导书为依托,添加了跨境电子商务通关检验检疫业务内容,使得教材内容更加丰富,更具有实践指导意义。

本书项目一由安徽商贸职业学院刘滨老师,合肥财经职业学院王彭、左雪成老师负责编写与修订;项目二、三由合肥财经职业学院杨茹、黄洁老师负责编写与修订;项目四、五、九、十由芜湖职业技术学院李丽老师及合肥财经职业学院杨茹老师负责编写与修订;项目六、七、八由安徽商贸职业学院陈大文老师,芜湖职业技术学院孙磊、王永琦老师负责编写与修订;附录部分由合肥财经职业学院徐坤、马冰、黄洁老师和安徽检验检疫协会卜习霞负责编写。

由于时间紧迫,加之编者的编写经验有限,书中难免会有疏漏之处,不足之处恳请各位读者批评指正。

编　者

# 目　录

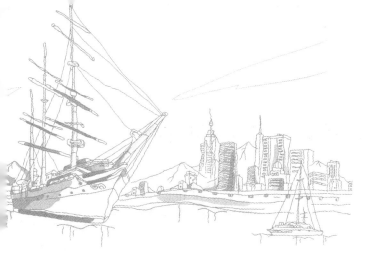

# 项目一
# 认识出入境检验检疫工作

## 项目介绍

通过本项目的学习,使学生了解出入境检验检疫的产生与发展,认识出入境检验检疫的法律地位和作用,明确检验检疫工作的目的和任务,掌握出入境检验检疫的工作内容;使学生了解出入境检验检疫有关规定中对自理报检单位、代理报检单位以及报检员的相关规定,掌握它们的权利、义务、资格要求以及注册的程序。

## 项目导入

安徽省某高校国际经济与贸易、报关与国际货运等专业的学生成立了一个学习群,有学生在群内发言咨询报检员岗位的相关情况。同学们有的说从事报检工作要通过报检水平测试,有的说不了解报检工作的历史,有的说报检员工作难度大,有的对报检员岗位具体工作内容不太清楚。最后,同学们一致建议群主收集一下资料,给大家系统介绍一下我国出入境检验检疫的基本情况。

假如你是群主,你应该从哪几个方面给同学们介绍?

要想完成这项工作,应该完成以下任务:

任务一:熟悉国家检验检疫机构;

任务二:了解出入境检验检疫发展历程和法律地位;

任务三:认识检验检疫的工作任务和内容;

任务四:理解出入境检验检疫的作用;

任务五:办理自理报检单位的备案登记;

任务六:办理代理报检单位的注册登记;

任务七:确立报检员资格。

# 任务一　熟悉国家检验检疫机构

海关是主管出入境卫生检疫、动植物检疫、商品检验、鉴定、认证和监督管理的行政执法机构。

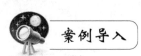 案例导入

习近平总书记在 2020 年 5 月 14 日召开的中共中央政治局常委会上指出,要坚决克服麻痹思想、厌战情绪、侥幸心理、松劲心态,持续抓紧抓实抓细外防输入、内防反弹工作,绝不能让来之不易的疫情防控成果前功尽弃,确保完成决战决胜脱贫攻坚目标任务,全面建成小康社会。那么,海关该如何落实外防输入工作,加快恢复生产生活正常秩序呢?

经过一段时间艰苦卓绝的努力,国内的疫情防控阻击战取得重大战略成果。而境外疫情暴发增长态势仍在持续,外防输入压力持续加大。

海关总署卫生检疫司副司长宋悦谦说:"到了 2 月下旬的时候,海外的疫情进一步严峻、扩散,而且海外每天的确诊病例,已经超过了国内每天的确诊病例数。所以从这个时候起,我们逐步把防控的工作重点移到了外防输入上,随着我们对新冠病毒进一步了解,我们在 3 月 4 日又进一步升级了全国口岸防控的措施,我们在所有的口岸,对所有来自疫情严重国家和地区的入境旅客,实施了 100% 的流行病学调查。"

根据境外疫情发展变化,全国海关不断升级入境防控措施,从 4 月 1 日起,海关开始对包括航空、水路、陆路口岸在内的所有入境旅客 100% 实施核酸采样检测,从而实现了对所有入境旅客核酸检测的全覆盖。

3 月底,随着入境航班的调整,每天由空港入境的旅客下降至 3000 人左右,很多旅客选择第三国转机,从陆路入境,4 月 6 日,黑龙江省卫健委通报了 20 名由绥芬河口岸入境的新增境外输入确诊病例,全国各边境地区陆路口岸疫情防控的压力骤增。

宋悦谦说:"绥芬河海关及时地根据当地口岸的实际情况,采取优化和调整检疫流程的措施,特别是在旅检大厅外面,专门设置了采样的方舱,提高采样的效率,减少交叉感染的可能,对所有入境的旅客,全部实施了 100% 的核酸检测。同时,配合地方政府,将所有的人员都进行移交,去做后续的治疗和隔离处置,取得了非常好的效果。"

截至 5 月 16 日,境外输入累计确诊病例 1700 例。中央强调要针对境外疫情的新情况新趋势,采取更加灵活管用的措施,强化外防输入重点领域和薄弱环节。要持续做好对境外我国公民的关心关爱工作,加强边境地区、口岸城市卫生检疫和隔离观察救治能力建设。要继续深化疫情防控国际合作。

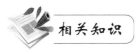

**案例分析**

当前全国疫情防控形势总体是好的,同时境外疫情形势严峻复杂,国内防范疫情反弹任务仍然艰巨繁重。一些零星散发的疫情再次给我们敲响警钟,要紧绷疫情防控这根弦,坚持外防输入、内防反弹,做好常态化疫情防控,绝不能让来之不易的疫情防控成果前功尽弃。实践证明,只要措施及时得当有力,我们就能取得防控成效,就能畅通产业循环、市场循环、经济社会循环。

本案例中出现了海关、出入境检验检疫机构等部门,要想在今后的报检工作中更好的执行相关法律法规,需要对国家检验检疫机构有一个清晰的认识。请认真学习我国检验检疫机构相关知识,完成任务一,熟悉国家检验检疫机构。

（案例来源:海关总署网站）

**相关知识**

## 一、海关总署的职能

中华人民共和国海关总署是国务院直属机构,负责全国海关工作,负责组织推动口岸"大通关"建设、海关监管、进出口关税及其他税费征收管理、出入境卫生检疫和出入境动植物及其产品检验检疫、进出口商品法定检验、海关风险管理、国家进出口货物贸易等海关统计、全国打击走私综合治理工作,负责制定并组织实施海关科技发展规划以及实验室建设和技术保障规划、海关领域国际合作与交流工作,垂直管理全国海关,完成党中央国务院交办的其他任务。中央纪委国家监委在海关总署派驻纪检监察组。

中国海关以习近平新时代中国特色社会主义思想为指引,强化监管优化服务,锻造"政治坚定、业务精通、令行禁止、担当奉献"的准军事化纪律部队,全面推进政治建关、改革强关、依法把关、科技兴关、从严治关,马上就办、真抓实干,锲而不舍、一以贯之,奋力建设新时代中国特色社会主义新海关。

中国海关加强监管严守国门安全。以风险管理为主线,加快建立风险信息集聚、统一分析研判和集中指挥处置的风险管理防控机制,监管范围从口岸通关环节向出入境全链条、宽领域拓展延伸,监管方式从分别作业向整体集约转变,进一步提高监管的智能化和精准度,切实保障经济安全,坚决将洋垃圾、走私象牙等危害生态安全和人民健康的货物物品以及传染病、病虫害等拒于国门之外。有效实施知识产权海关保护。

中国海关致力于简政放权促进贸易便利。整合海关作业内容,推进"查检合一",拓展"多查合一",优化通关流程,压缩通关时间。整合各类政务服务资源与数据,加快推进国际贸易"单一窗口",实现企业"一次登录、全网通办"。加快"互联网＋海关"建设,通关证件资料一地备案、全国通用、一次提交、共享复用。加快建设服务进出口企业的信息公共服务平台,收集梳理各国进出口产品准入标准、技术法规、海关监管政策措施等,为进出口企业提供便捷查询咨询等服务,实现信息免费或低成本开放。

中国海关持续深化口岸改革。从国家安全和整体利益大局出发,优化口岸布局。

中国海关实行关衔制度。关衔设五等十三级。分别为一等:海关总监、海关副总监;二等:关务监督(一级、二级、三级);三等:关务督察(一级、二级、三级);四等:关务督办(一级、二级、三级);五等:关务员(一级、二级)。

## 二、海关总署的组织机构

### 1. 办公厅(国家口岸管理办公室)

负责机关日常运转,承担安全、保密、信访、政务公开等工作。牵头起草口岸管理规章制度,组织拟定口岸发展规划、电子口岸规范并协调实施,牵头拟定口岸安全联合防控工作制度,协调口岸通关中各部门的工作关系,指导和协调地方政府口岸工作。

### 2. 政策法规司

起草相关法律法规草案和部门规章,承担有关国际合作协定、协议和议定书草案及规范性文件的合法性审查工作,承担海关标准化工作,承担有关行政复议和行政应诉工作。

### 3. 综合业务司

承担日常业务统筹协调、综合管理事项,承担全国通关一体化相关工作。牵头拟定海关业务综合发展规划,组织拟定与海关有关的技术规范。协调开展与海关管理相关的技术性贸易措施工作,拟定国家禁止或限制进出境货物、物品的海关监管制度。承担通关流程标准、申报规范、通关运行管理工作。组织实施知识产权海关保护工作。承担海关重大改革事项的统筹规划、综合协调、整体推进、督促落实工作。

### 4. 自贸区和特殊区域发展司

牵头拟定自由贸易区等海关特殊监管区域发展规划、监管制度,承担自由贸易区等海关特殊监管区域的设立和事中事后监督工作。

### 5. 风险管理司

拟定海关风险管理制度并组织实施,承担组织海关风险监测工作,建立风险评估指标体系、风险监测预警和跟踪制度、风险管理防控机制。协调开展口岸相关情报收集、风险分析研判和处置工作,研究提出大数据海关应用整体规划、制度、方案并组织实施,定期发布口岸安全运行报告,指挥、协调处置重大业务风险和安全风险。

### 6. 关税征管司

承担关税税政和立法的相关工作,参与制定进出口税则和进出口税收政策、税目税率的调整及相关的对外谈判,拟定进出口关税及其他税费征管规定并组织实施。承担进出口商品分类目录、原产地规则及签证管理、海关估价等相关工作,承担多双边原产地规则对外谈判工作,组织实施国家关税和进口环节税减免,组织实施反倾销和反补贴措施、保障措施及其他关税措施。

### 7. 卫生检疫司

拟定出入境卫生检疫监管的工作制度及口岸突发公共卫生事件处置预案,承担出入境卫生检疫、传染病及境外疫情监测、卫生监督、卫生处理以及口岸突发公共卫生事件应对工作。

### 8. 动植物检疫司

拟定出入境动植物及其产品检验检疫的工作制度,承担出入境动植物及其产品的检验检疫、监督管理工作,按分工组织实施风险分析和紧急预防措施,承担出入境转基因生物及其产品、生物物种资源的检验检疫工作。

### 9. 进出口食品安全局

拟定进出口食品、化妆品安全和检验检疫的工作制度,依法承担进口食品企业备案注册和进口食品、化妆品的检验检疫、监督管理工作,按分工组织实施风险分析和紧急预防措施工作。依据多双边协议承担出口食品相关工作。

### 10. 商品检验司

拟定进出口商品法定检验和监督管理的工作制度,承担进口商品安全风险评估、风险预警和快速反应工作。承担国家实行许可制度的进口商品验证工作,监督管理法定检验商品的数量、重量鉴定。依据多双边协议承担出口商品检验相关工作。

### 11. 口岸监管司

拟定进出境运输工具、货物、物品、动植物、食品、化妆品和人员的海关检查、检验、检疫工作制度并组织实施,拟定物流监控、监管作业场所及经营人管理的工作制度并组织实施,拟定进出境邮件快件、暂准进出境货物、进出境展览品等监管制度并组织实施。承担国家禁止或限制进出境货物、物品的监管工作,承担海关管理环节的反恐、维稳、防扩散、出口管制等工作,承担进口固体废物、进出口易制毒化学品等口岸管理工作。

### 12. 统计分析司

拟定海关统计制度并组织实施,承担国家进出口货物贸易等海关业务统计和统计分析工作,发布海关统计信息和海关统计数据,编制和发布国家对外贸易指数,承担报关数据和单证管理工作。研究分析国家宏观经济和对外贸易政策、形势,拟定海关事业发展规划。承担相关动态监测、评估工作,推动服务进出口企业的信息公共服务平台建设工作。

### 13. 企业管理和稽查司

拟定海关信用管理制度并组织实施,拟定加工贸易等保税业务的管理制度并组织实施,拟定海关稽查及贸易调查、市场调查等制度并组织实施。

### 14. 缉私局(全国打击走私综合治理办公室)

拟定反走私社会综合治理政策措施并组织实施,查处走私、违规案件,侦办走私罪案件,开展缉私情报工作。组织开展打击走私国际(地区)间合作,承担世界海关组织情报联络工作。

海关缉私部门和海关缉私工作受公安部和海关总署双重领导,以公安部领导为主,重点是加强政治领导、干部管理和队伍建设。海关缉私业务工作由海关领导负责。

海关总署缉私局为海关总署内设机构,列入公安部序列局。

### 15. 国际合作司(港澳台办公室)

拟定海关国际合作制度并组织实施,组织开展与外国(地区)海关、国际组织及机构的交流与合作,协调相关协议的谈判、签订及实施,会同有关方面指导驻外机构相关业务工作。承担技术性贸易措施相关工作。承担涉及港澳台的海关交流与合作事务,承担相关外事工作。按分工承担与"一带一路"建设相关的海关事务。

**16. 财务司**

拟定各类资金、专用基金和国有资产、基本建设、政府采购、罚没财物、车船装备及制装等工作的管理制度并组织实施,管理征收的税费资金和罚没收入的收缴入库,承担预决算管理工作。

**17. 科技发展司**

拟定海关科技发展、科技装备保障、信息化标准规范、实验室建设规划并组织实施,开展相关科研、技术引进、科技应用项目开发、推广和运行的管理,承担网络及信息系统安全工作。

**18. 督察内审司**

拟定海关系统执法监督、执法评估、内控机制和内部审计工作制度并组织实施,拟定海关系统领导干部任期经济责任审计和管理审计等制度并组织实施。

**19. 人事教育司**

承担机关、系统和直属单位的干部人事、机构编制、海关关衔、劳动工资和教育工作,指导海关行业人才队伍建设工作,指导所属院校管理工作。

**20. 政治部**

承担干部管理、领导基层党组织建设、开展思想政治工作和文化建设、队伍建设等职责。政治部日常工作由海关总署人事教育司、思想政治工作办公室等承担,其中思想政治工作办公室与机关党委一个机构两块牌子。

**21. 机关党委**

负责机关和在京直属单位的党群工作。

**22. 离退休干部局**

负责机关离退休干部工作,指导海关系统和直属单位离退休干部工作。

# 任务二 了解出入境检验检疫发展历程和法律地位

出入境检验检疫,是指海关和检验检疫机构依照法律、行政法规和国际惯例等的要求,对出入境的货物、交通运输工具、人员等进行检验检疫、认证及签发官方检验检疫证明等监督管理工作。

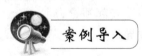 **案例导入**

2019 年 12 月 18 日 6 时,随着海关总署署长倪岳峰一声令下,海关打击洋垃圾走私"蓝天 2019"专项第三轮集中行动正式打响。

在海关总署统一指挥下,天津、厦门、大连、南京、宁波、青岛、广州、深圳、汕头、黄埔等 10 个直属海关出动警力 718 名,分成 103 个行动组在天津、山东、福建等 9 个省市同步开展集中查缉抓捕行动。一举打掉走私犯罪团伙 20 个,抓获犯罪嫌疑人 72 名,查证走私废矿渣、废塑料等各类破坏生态环境涉案货物 7.91 万吨。这是继 2018 年连续 5 轮次高密度、集群式、全链条集中打击后,海关总署今年开展的第 3 轮集中查缉洋垃圾走私行动。

据海关介绍,全国海关坚持以习近平新时代中国特色社会主义思想为指导,坚决贯彻落实习近平总书记重要指示批示精神,不断提高政治站位,切实履行国门卫士职责,经过持续强化监管、高压严打、综合治理,禁止洋垃圾入境专项工作取得阶段性成果,固体废物进口量、发案数呈双下降趋势。2019 年以来,固体废物进口 1310.27 万吨,同比下降 37.45%;查办洋垃圾走私案件 354 起,查证涉案废物 76.32 万吨,同比分别下降 21%、48.64%;抓获犯罪嫌疑人 376 名,同比下降 20.34%。在持续严打之下,按照最高人民法院、最高人民检察院、海关总署联合发布的关于敦促走私废物违法犯罪人员投案自首的公告要求,共有 56 名走私废物违法犯罪人员主动投案自首。

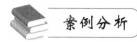 **案例分析**

海关总署将锲而不舍、一以贯之,压茬实施"蓝天 2020"专项行动,筑牢境外、口岸、国内三道防线;会同相关部门大力推进齐抓共管、多措并举、联防联控联治;深化国际执法合作,建立健全打击固体废物走私长效机制,坚决将洋垃圾封堵于国门之外。

(案例来源:海关总署网站)

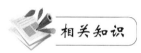 **相关知识**

出入境检验检疫,是指海关和检验检疫机构依照法律、行政法规和国际惯例等的要求,对出入境的货物、交通运输工具、人员等进行检验检疫、认证及签发官方检验检疫证明等监督管理工作。

早在 1384 年,意大利政府在威尼斯港就建立了世界上第一个卫生检疫站,以防止鼠疫等传染病传入国内。随着全球经济贸易的发展,目前多数国家都形成了比较完善的出入境卫生检疫、出入境动植物检疫和出入境商品检验制度,一些国际组织也制定了众多相关协定和协议。从 19 世纪后期开始,我国也陆续制定了出入境检验检疫法律法规,设立相关机构管理出入境卫生检疫、动植物检疫和商品检验工作。

可见,出入境检验检疫的目的是保护国家经济发展,保护人民生命和生活环境的安全与健康,促进对外贸易等。

### 一、进出口商品检验的发展历程

我国进出口商品检验的发展,经历了最初的由西方列强控制,国民政府期间的初步发展,到中华人民共和国成立后不断完善等几个阶段,典型历史事件如下:

(1) 清同治三年,即 1864 年,由英商劳合氏的保险代理人上海仁记洋行代办水险和船舶检验、签订业务,这是中国第一个办理商检的机构。

(2) 1928 年,国民政府工商部颁布了《商品出口检验暂行规则》,规定对牛丝、棉麻、茶叶等 8 类商品实施检验。1929 年,国民政府工商部又颁布了《商品出口检验局暂行章程》,并成立了工商部上海检验局,设立了分支机构和办事处。

(3) 1932 年,国民政府行政院通过《商品检验法》,这是最早的中国商品检验法律。

(4) 1939 年,设立重庆商检局和昆明商检局,这是抗战时期国民政府管辖地区仅存的商检局。

(5) 1940 年汪伪政府公布了与国民政府商检法内容完全相同的《商品检验法》和伪工商部《商品检验局组织条例》。

(6) 中华人民共和国成立后,中央贸易部国外贸易司设立了商品检验处,统一领导全国商检工作,1952 年中央贸易部分为商业部和对外贸易部,在外贸部设立商品检验总局,统管全国商检工作。

(7) 1953 年,政务院在《商品检验暂行条例》的基础上制定了《输出输入商品暂行条例》,并于 1954 年 1 月 3 日发布实施。

(8) 1980 年,国务院将外贸部商品检验总局改为中华人民共和国进出口商品检验总局,将各地商检局的建制收归中央,实行中央和地方双重领导,但以中央领导为主的垂直领导体制。

(9) 1989 年 2 月 21 日,第七届全国人大常委会第六次会议通过并颁布了《中华人民共和国进出口商品检验法》(以下简称《商检法》),1992 年国务院批准发布了《中华人民共和国进出口商品检验法实施条例》。

(10) 2002 年 10 月 1 日起,新《商检法》开始实施。2005 年 8 月 10 日,经国务院审核通过了新修订的《商检法实施条例》,同年 12 月 1 日起正式施行。

## 二、进出境动植物检疫的发展历程

(1) 1903 年,在中东铁路管理局设立铁路兽医检疫处,对来自沙俄的各种肉类食品进行检疫,这是中国最早的进出境动植物检疫机构。

(2) 1913 年,英国为防止牛羊疫病的传入,禁止病畜皮毛的进口,向中国政府提出检疫要求。

(3) 1921 年,英国驻华使馆照会中国政府外交部,要求执行英国政府颁布的《禁止染有病虫害植物进口章程》。

(4) 1922 年,英国以中国无国家兽医检查机关为由禁止中国肉类进口,为应对国外压力和国内商人的强烈要求,当时的北京张作霖政府农工部设立毛革肉类检查所,并于 1927 年制定公布了《毛革肉类出口检查条例》和《毛革肉类检查条例实施细则》,同时限制染有炭疽病菌的肉类进口。

(5) 1928 年国民政府制定了《农产物检查所检查农产物规则》《农产物检查所检验病虫害暂行办法》等一系列规章,成立农产物检查所,执行农产品的检验和植物检疫任务,这些是中国官方最早的动植物检疫法规。

(6) 中华人民共和国成立后,1949 年建立了由中央贸易部领导的商品检验机构,1952 年明确由外贸部商检总局负责对外动植物检疫工作。

(7) 1964 年 2 月,国务院决定将动植物检疫从外贸部划归农业部领导(动物产品检疫仍由商检局管理),并于 1965 年在全国 27 个口岸设立了中华人民共和国动植物检疫所,以后又根据形势发展的需要,在开放的口岸设立了进出境动植物检疫机构。

(8)"文革"初期,进出境动植物检疫工作受到严重干扰,有的机构被撤销,致使有些国外动植物疫病传入中国。针对这种情况,农业部于1966年制定了《农业部关于执行对外植物检疫工作的几项规定》(草案),对进出境(包括过境)植物检疫的应检范围、报检程序、报检方法、检疫处理和出证放行等做出详细规定。

(9)1971年,农业部修订了《口岸动物检疫暂行条例》。

(10)1974年,农业部制定了《对外植物检疫操作规程》。

(11)1982年,国务院正式批准成立国家动植物检疫总所,统一管理全国口岸动植物检疫工作。国家动植物检疫总所的成立,将进出境动植物检疫改为由中央和地方双重领导,以中央领导为主的垂直领导体制。同年,国务院颁布《中华人民共和国进出口动植物检疫条例》,以国家行政法规的形式明确规定了进出境动植物检疫的宗旨、意义、范围、程序、方法以及检疫处理和相应的法律责任。

(12)1983年,农业部制定了《中华人民共和国进出口动植物检疫条例实施细则》等一系列配套规章,使进出境动植物检疫的执法行为更加规范化、制度化。

(13)1991年10月30日,第七届全国人大常委会第二十二次会议通过并颁布了《中华人民共和国进出境动植物检疫法》,于1992年4月1日起施行。

(14)1995年,国家动植物检疫总所更名为国家动植物检疫局。

(15)1996年12月2日国务院批准发布了《中华人民共和国进出境动植物检疫法实施条例》(以下简称《动植物检疫法实施条例》),并于1997年1月1日起正式施行。自此,中国进出境动植物检疫工作有了相对完善的法律法规体系。

### 三、卫生检疫的发展历程

(1)1873年,印度、泰国、马来半岛等地流行霍乱并向海外广泛传播,西方列强为巩固和扩大在华利益,在其控制下的上海、厦门海关设立了相应的检疫章程,任命一些当时在外国掌控下的海关官员为卫生官员,开始登轮检疫,这是中国国境卫生检疫的雏形。

(2)1930年7月1日,上海海港检疫机构由外国人掌握的中国海关交回中国政府管理。同年,各地卫生检疫机构从海关分离出来,成为一个独立部门,隶属国民政府内务部卫生署领导。1937年抗日战争爆发,大部分港口被日本占领,上海检疫工作由港务局代管,具体业务由中日双方工程师共同负责,沦陷区其他口岸由日本人接办。

(3)1945年,抗日战争胜利后,国民政府卫生署先后从海关收回天津、上海、秦皇岛、广州等检疫所,并成立大连、台湾检疫总所。

(4)1946年,为了进一步规范各地实施的卫生检疫工作,国民政府卫生署公布了一系列法规规章,对检疫所的组织建制、检疫机关的权利义务等均做了明确的规定。

(5)中华人民共和国成立后,中央人民政府卫生部防疫处接管了原有的17个海陆空检疫所并更名为"交通检疫所"。

(6)1950年2月,卫生部召开新中国成立后第一次全国卫生检疫会议。

(7)1957年,第一届全国人大常委会第八十八次会议通过了《中华人民共和国国境卫生检疫条例》,这是中华人民共和国成立以来的第一部卫生检疫法规。

（8）1958年，卫生部根据上条条例的授权，发布《中华人民共和国国境卫生检疫条例实施细则》。

（9）1986年12月2日，第六届全国人大常委会第十八次会议通过并颁布了《中华人民共和国国境卫生检疫法》（以下简称《卫生检疫法》），并于1987年5月1日起实施，同时废除了《中华人民共和国国境卫生检疫条例》。

（10）1989年3月6日，卫生部发布并施行《中华人民共和国国境卫生检疫法实施细则》（以下简称《卫生检疫法实施细则》）。至此，国境卫生检疫法规体系逐步完善，卫生检疫工作步入良性轨道。

（11）1988年5月4日，为适应国境卫生检疫工作发展的需要，中华人民共和国卫生检疫总所成立，并逐渐将各地卫生检疫机构划归卫生部直接领导。

（12）1992年，各地卫生检疫所更名为卫生检疫局。

（13）1995年，中华人民共和国卫生检疫总所更名为"中华人民共和国卫生检疫局"。

## 四、出入境检验检疫机构的发展

### （一）国家出入境检验检疫局

1998年3月，全国人大第九届一次会议批准通过的国务院机构改革方案确定，国家进出口商品检验局、国家动植物检疫局和国家卫生检疫局合并组建国家出入境检验检疫局，主管全国出入境卫生检疫、动植物检疫和商品检验工作，职责更加明确，法律地位更加清晰，机构和人员更加精简、高效。各地35个直属检验检疫局于1999年8月10日同时挂牌成立，1999年12月，全国278个分支检验检疫机构陆续挂牌成立，出入境检验检疫事业全面进入新的时期，更好地适应了中国对外开放和发展外向型经济的需要，适应了日益扩大的国际经济合作和对外贸易的需要，适应了加入世界贸易组织及应对国际贸易技术壁垒的需要。

### （二）国家质量监督检验检疫总局

21世纪初，国家出入境检验检疫局和国家质量技术监督局合并，组建国家质量监督检验检疫总局（以下简称国家质检总局），于2001年4月10日正式成立，为国务院正部级直属机构。同时成立国家认证认可监督管理委员会和国家标准化管理委员会，分别统一管理全国质量认证、认可和标准化工作。

### （三）海关总署

2018年3月17日，国务院机构改革方案出台，正式将国家质量监督检验检疫总局的出入境检验检疫管理职责和队伍划入海关总署。

## 五、关检融合

为了认真贯彻执行党中央国务院下发的《深化党和国家机构改革方案》，海关总署制定了《全国通关一体化关检业务全面融合框架方案》，明确了海关、原国检申报系统及数据合并整合，目标做到五个统一：申报统一、系统统一、风控统一、指令下达统一、现场执法统一，并于2018年8月1日实施。海关进出口货物将实行整合申报,报关单、报检单合并为一张报关单。此次整合申报项目是关检业务融合标志性的改革举措,将改变企业原有报关流程和作业模式,实现报关报检"一张大表"货物申报。

整合申报项目主要是对海关原报关单申报项目和检验检疫原报检单申报项目进行梳理,报关报检面向企业端整合形成"四个一",即"一张报关单、一套随附单证、一组参数代码、一个申报系统"。同步编写并对外发布《进出口货物报关单填制规范》(2018年第60号)、《进出口货物报关单和进出境货物备案清单格式》(2018年第61号)、《进出口货物报关单申报电子报文格式》(2018年第67号)等公告。

**1. 整合原报关、报检申报数据项**

在前期征求各部委、报关协会、部分报关企业意见的基础上,按照"依法依规、去繁就简"原则,对海关原报关单和检验检疫原报检单申报项目进行梳理整合,通过合并共有项、删除极少使用项,将原报关、报检单合计229个货物申报数据项精简到105个,大幅减少企业申报项目。

**2. 原报关报检单整合形成为一张报关单**

整合后的新版报关单以原报关单48个项目为基础,增加部分原报检内容形成了具有56个项目的新报关单打印格式。此次整合对进口、出口货物报关单和进境、出境货物备案清单布局结构进行优化,版式由竖版改为横版,与国际推荐的报关单样式更加接近,纸质单证全部采用普通打印方式,取消套打,不再印制空白格式单证。修改后的进口、出口货物报关单和进境、出境货物备案清单格式自2018年8月1日起启用,原报关单、备案清单同时废止,原入境、出境货物报检单同时停止使用。

**3. 原报关报检单据单证整合为一套随附单证**

整合简化申报随附单证,对企业原报关、报检所需随附单证进行梳理,整理随附单证类别代码及申报要求,整合原报关、报检重复提交的随附单据和相关单证,形成统一的随附单证申报规范。

**4. 原报关报检参数整合为一组参数代码**

对原报关、报检项目涉及的参数代码进行梳理,参照国际标准,实现现有参数代码的标准化。梳理整合后,统一了8个原报关、报检共有项的代码,包括国别(地区)代码、港口代码、币制代码、运输方式代码、监管方式代码、计量单位代码、包装种类代码、集装箱规格代码等。具体参数代码详见:海关总署门户网站—>在线服务—>通关参数—>关检融合部分通关参数查询及下载。

**5. 原报关报检申报系统整合为一个申报系统**

在申报项目整合的基础上,将原报关报检的申报系统进行整合,形成一个统一的申报系统。用户由"互联网+海关"、国际贸易"单一窗口"接入。新系统按照整合申报内容对原有报关、报检的申报数据项、参数、随附单据等都进行了调整。

# 任务三　认识检验检疫的工作任务和内容

出入境检验检疫工作是海关依照国家检验检疫法律法规规定,对进出境的商品(包括动植物产品)以及运载这些商品、动植物和旅客的交通工具、运输设备,分别实施检验、检疫、鉴定、监督管理,对出入境人员实施卫生检疫及口岸卫生监督的统称。

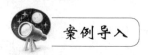 **案例导入**

### 南通海关:使用伪造的装运前检验证书案

某公司于 2018 年 4 月向埃及出口了一批床上用品,货值 64176 美元。该公司在货物出运前未向海关申请装运前检验。货物到达埃及后,埃及的客户向该公司提出需要装运前检验证书。因货物已出运,该公司无奈之下,使用伪造的装运前检验证书在埃及办理该批货物的通关事宜。海关依据《进出口商品检验法实施条例》第四十九条规定,对该公司实施了行政处罚。

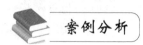 **案例分析**

根据《中华人民共和国国家质检总局与阿拉伯埃及共和国贸易工业部关于中国出口工业产品装运前检验谅解备忘录》,自 2009 年 7 月 1 日起,埃及进出口监管总局等有关部门将凭中国出入境检验检疫机构签发的装运前检验证书办理中国出口埃及工业产品的验证放行。

实施装运前检验的目的是保证出口工业产品的符合性、真实性和合法性,制止欺诈行为,防止进口商、出口商、中间商或生产企业出口假冒伪劣产品,避免因个别产品质量纠纷影响中埃经贸关系大局。

部分企业由于不了解相关政策等原因,未向当地检验检疫机构申请装运前检验,在货物出运后才得知此要求,因而铤而走险,伪造或使用伪造的装运前检验证书用于办理货物在国外的通关事宜。这种行为是一种非常严重的违法行为,并有可能导致犯罪。伪造或使用伪造的装运前检验证书,一旦被发现,不仅将导致货物在国外无法被通关放行,而且对我国在国际贸易中的形象和声誉会造成恶劣的影响。

检验检疫部门提醒各外贸公司和相关生产企业,在签订对埃及、埃塞俄比亚、塞拉利昂等非洲国家出口的外贸合同或供货合同时,要根据相关要求做好装运前检验的准备工作。重点掌握对方国家有关货物品质的技术法规和标准,注意预留出足够的检验监装时间,主动了解相关政策要求并及时到当地检验检疫部门报检,避免装运前的脱节延误以及因未申请装运前检验而造成不必要的经济损失。检验检疫机构将加大对装运前检验工作的监管力度,一旦发现有伪造或使用伪造证书的行为,将依法严肃查处,决不姑息。

(案例来源:www.cqn.com.cn)

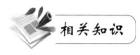相关知识

## 一、出入境检验检疫的工作目的和任务

(1) 对进出口商品进行检验、鉴定和监督管理。检验检疫机构通过法律规定的方式维护国家公共利益和进出口贸易各方的合法权益,促进对外贸易的顺利发展。

(2) 对出入境动植物及其产品,包括其运输工具和包装材料进行检疫和监督管理。主要目的是防止危害动植物的病菌、害虫、杂草种子及其他有害生物传入传出,保护农、林、牧、渔业生产和国际生态环境与人类的健康。

(3) 对出入境人员、交通工具、运输设备及可能传播检疫传染病的行李、货物、邮包等物品实施国境卫生检疫和口岸卫生监督,防止传染病由国外传入或由国内传出,保护人类健康。

(4) 按照 SPS/TBT 协议(实施动植物卫生检疫措施协议/贸易技术壁垒协议)建立有关制度,在保护我国人民的健康和安全及我国动植物生命和健康的同时采取有效措施,打破国外技术壁垒。

## 二、我国出入境检验检疫的工作内容

### (一)法定检验检疫的概念及相关内容

**1. 基本概念**

根据《商检法》《动植物检验检疫法》及其实施条例、《卫生检疫法》及其实施条例、《食品安全法》及其他有关法律法规的规定,出入境检验检疫机构依法对出入境人员、货物、运输工具、集装箱及其他法定检验检疫物(统称法定检验检疫对象)实施检验、检疫、鉴定等检验检疫业务,称为法定检验检疫,又称强制性检验检疫。

**2. 其他应检货物**

除国家法律、行政法规规定必须由出入境检验检疫机构检验检疫的货物以外,输入国规定必须凭检验检疫机构出具的证书方准入境的和有关国际条约规定须经检验检疫机构检验检疫的进出境货物,货主或其代理人也应在规定的地点和时限内向检验检疫机构报检。

**3.《法检商品目录》**

《法检商品目录》的全称为《出入境检验检疫机构实施检验检疫的进出境商品目录》。根据《商检法》的规定,国家商检部门制定、调整必须实施检验的进出口商品目录并公布实施。原国家进出口商品检验局在 1990 年发布的《商检机构实施检验的进出口商品种类表》中首次采用《商品分类和编码协调制度》(简称 HS 编码)的商品分类方法编排商品目录。1999年,新组建的国家出入境检验检疫局以商品分类和编码协调制度为基础,将需要实施检验检疫的进出口商品融合在一起,发布了《法检商品目录》。

**4.《法检商品目录》中的海关监管条件和检验检疫类别**

《法检商品目录》中商品的"海关监管条件"用字母表示:"A"表示对应商品须实施进境检验检疫;"B"表示对应商品须实施出境检验检疫。

《法检商品目录》中商品的"检验检疫类别代码"为"M"时,表示对应商品须实施进口商品检验;为"N"时,表示对应商品须实施出口商品检验;为"P"时,表示对应商品须实施进境动植物、动植物产品检疫;为"Q"时,表示对应商品须实施出境动植物、动植物产品检疫;为"R"时,表示对应商品须实施进口食品卫生监督检验;为"S"时,表示对应商品须实施出口食品卫生监督检验;为"L"时,表示对应商品须实施民用商品入境验证。

以"硬粒小麦(配额内)"为例,其对应的商品编码为1001100001,计量单位为"千克","海关监管条件"为A/B,表示该商品在入境和出境时均须实施检验检疫,"检验检疫类别"为"M. P. R/Q. S",表示该商品进口时应实施商品检验、植物产品检疫和食品卫生监督检验,出口时应实施植物产品检疫和食品卫生监督检验。

### (二)出入境检验检疫的基本内容

**1. 进出口商品检验**

对于列入《法检商品目录》内的商品,检验检疫部门应依法实施检验,判定其是否符合国家技术规范的强制性要求,判定采取合格评定活动的方式,合格评定程序包括:抽样、检验和检查;评估、验证和合格保证;注册、认可和批准以及各项的组合。

**2. 进出境动植物检疫**

检验检疫机构依法实施动植物检疫的有:入境、出境、过境的动植物、动植物产品和其他检疫物;装载动物、动植物产品和其他检疫物的装载容器、包装物、铺垫材料;来自动植物疫区的运输工具;进境拆解的废旧船舶;有关法律、行政法规、国际条约规定或者贸易合同约定应当实施进出境动植物检疫的其他货物、物品。

**3. 卫生与检疫处理**

检验检疫机构对出入境的人员、交通工具、集装箱、行李、货物、邮包等实施医学检查和卫生检疫,对未染有检疫传染病或者已实施卫生处理的交通工具签发入境或者出境检疫证。

**4. 进口废物原料、旧机电产品装运前检验**

对国家允许作为原料进口的废物和涉及国家安全、环境保护、人类和动植物健康的旧机电产品,实施装运前检验制度。

**5. 进口商品认证管理**

国家对涉及人类健康和动植物生命与健康以及环境保护和公共安全的产品实行强制性认证制度。凡是列入《中华人民共和国实施强制产品认证的产品目录》内的商品,必须经过指定的认证机构认证合格、取得指定认证机构颁发的认证证书并加施认证标志后,方可进口。

**6. 出口商品质量许可**

国家对重要出口商品实行质量许可制度,检验检疫部门单独或会同有关主管部门发放出口商品质量许可证,未获得质量许可证的商品不准出口。

**7. 出口危险货物的运输包装鉴定**

生产危险货物出口包装容器的企业,必须向检验检疫机构申请包装容器的性能鉴定。

包装容器经检验检疫机构鉴定合格后,方可用于包装危险货物。生产出口危险货物的企业,必须向检验检疫机构申请危险货物包装容器的使用鉴定。危险货物包装容器经检验检疫机构鉴定合格的,方可包装出口。

**8. 货物装载和残损鉴定**

对装运出口易腐烂变质的食品、冷冻品的船舱、集装箱等运载工具,承运人或者其代理人必须在装运前向检验检疫机构申请清洁、卫生、冷藏、密固等适载检验,经检验检疫机构检验合格后方可装运。对外贸易关系人及仲裁、司法等机构对海运进出口商品可向检验检疫机构申请办理监视、残损鉴定、监视卸载等鉴定工作。

**9. 外商投资财产价值鉴定**

对于外商投资企业及各种对外补偿贸易方式,检验检疫机构对境外(包括港、澳、台地区)投资者用以作价设备投资的实物,以及外商投资企业委托国外投资者用投资资金从境外购买的财产进行价值鉴定。通过价值鉴定,可有效防止低价高报或高价低报的现象,保护外商投资企业各投资方的合法权益。外商投资财产价值鉴定的内容包括外商投资财产的品种、质量、数量、价值和损失鉴定等。检验检疫机构进行价值鉴定后出具《价值鉴定证书》,供企业到所在地会计师事务所办理验资手续。

**10. 进出口商品质量认证**

检验检疫机构可以根据国家质检总局同外国有关机构签订的协议或者接受外国有关机构的委托进行进出口商品质量认证工作,准许有关单位在认证合格的进出口商品上使用质量认证标志。

**11. 涉外检验、鉴定、认证机构审核认可和监督**

对于拟设立的中外合资、合作进出口商品检验、鉴定、认证公司,由国家质检总局对其资格信誉、技术力量、装备设施及业务范围等进行审查,对审查合格的公司出具《外商投资检验公司资格审定意见书》,由外经贸部门批准并在工商部门领取营业执照后,再到国家质检总局办理《外商投资检验公司资格证书》,方可开展经营活动。

**12. 与外国和国际组织开展合作**

检验检疫部门承担世界贸易组织《贸易技术壁垒协议》(WTO/TBT)和《实施动植物卫生检疫措施协议》(WTO/SPS)咨询业务;承担联合国(UN)、亚太经合组织(APEC)等国际组织在标准与一致化和检验检疫领域的联络工作;负责对外签订政府部门间的检验检疫合作协议、认证认可合作协议、检验检疫协议执行议定书等,并组织实施。

# 任务四　理解出入境检验检疫的作用

当前,我国对外贸易不断发展,出入境人员持续增加。检验检疫机构通过制定检验检疫法律法规和相关部门规章,依法履行监管职责,在保证进出口货物的质量、保证农林牧渔业的生产安全、保障人民健康、维护国际贸易各方合法权益和正常的经济贸易秩序方面起到了积极的作用。

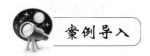 

### 服装法检出口的争议

近年来,有些服装出口企业指出,服装法检对出口产品质量控制起不到实质性的作用,反而加重了企业的负担,影响了产品的竞争力。服装企业从业人士呼吁:质检机构应为服装出口企业营造相对宽松的政策环境;在出口检测环节上引入竞争机制,并对国外商检认可的出口订单不进行重复检验;降低或取消法检行政收费;有些人甚至提议取消对服装实施法定检验。

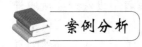 案例分析

海关每年都会调整《法检目录》,认真考虑和研究服装进出口企业提出的政策建议,在政策制定过程中加强与相关部门的沟通和交流,按照环保、安全、卫生和反欺诈的法检制度目标,共同维护"中国制造"在国际舞台上的良好形象,确保质量安全成为中华民族综合竞争力的核心体现。

(案例来源:编者根据相关资料整理)

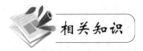 相关知识

中国出入境检验检疫的作用主要体现在以下几个方面:

### 一、是国家主权的体现

(1) 我国是独立主权国家,依法设立出入境检验检疫机构。

(2) 作为执法机关,检验检疫机构根据国家相关法律法规,对出入境货物、运输工具、人员等法定检验检疫对象进行检验、检疫、鉴定、认证及监督管理。

### 二、是国家管理职能的体现

检验检疫机构在体现国家职能方面,主要表现在可以依法对出入境人员、货物、运输工具实施检验检疫;对涉及安全、卫生和环保要求的出口产品生产加工企业实施生产许可、出口商品质量许可、卫生注册登记(备案)和分类管理;必要时帮助企业取得进口国主管机关的注册登记;经检验检疫发现质量与安全卫生条件不合格的出口商品,有权阻止出境;对成套设备和废旧物品进行装船前检验等。

### 三、是对外经济贸易顺利进行的保障

(1) 为国际贸易各方提供公正权威凭证。在国际贸易中,检验检疫机构提供的官方证

书能够为贸易、运输、保险各方提供权威的非当事人对进出口商品的质量、重量、包装、装运技术条件等提供的检验合格证明,为出口商品交货、结算、计费、计税和进口商品质量、残短索赔等提供有效凭证。

(2) 是建立国家技术保护屏障的重要手段。中国检验检疫机构加强对进口产品的检验检疫和对相关的国外生产企业的注册登记与监督管理,通过合理的技术规范和措施保护国内产业和国民经济的健康发展,保护消费者、生产者的合法权益,建立起维护国家利益的可靠屏障。

### 四、是国家经济建设和社会发展的保障

(1) 促使出口企业提高管理水平,不断开拓国际市场。我国出入境检验检疫机构陆续制定了食品、药品、化妆品、医疗器械等行业的卫生法规,机电与电子设备、交通运输工具和涉及安全的消费品的安全法规,动植物及其产品的检疫法规,检疫传染病的卫生检疫法规。我国出入境检验检疫机构依法履行检验检疫职能,能有效提高我国出口企业的管理水平和产品质量,不断开拓国际市场。

(2) 出入境检验检疫保护农林牧渔业生产安全。动植物产品及其他检疫物、相关容器、包装物或来自疫区的运输工具都有可能对我国农、林、牧、渔业生产安全造成威胁,使我国农林牧渔业免受国际上重大疫情灾害影响,是中国出入境检验检疫机构担负的重要使命。

### 五、是保护我国人民健康的重要屏障

通过实施检验检疫,使我国居民免受各种传染病和监测传染病的感染,如鼠疫、霍乱、黄热病、艾滋病等,实现保护人民身体健康的重要功能。

# 任务五　办理自理报检单位的备案登记

2018 年 4 月 20 日起,企业在海关注册登记或备案后,将同时取得报关报检资质。这是按照《深化党和国家机构改革方案》工作部署,出入境检验检疫管理职责和队伍划入海关总署管理职能,业务整合改革迈出的重要一步。

根据《海关总署关于企业报关报检资质合并有关事项的公告》,此次改革合并的范围主要是对检验检疫自理报检企业备案与海关进出口货物收发货人备案合并为海关进出口货物收发货人备案,检验检疫代理报检企业备案与海关报关企业注册登记或者报关企业分支机构备案合并为海关报关企业注册登记和报关企业分支机构备案。检验检疫报检人员备案与海关报关人员备案同步合并为报关人员备案。相关企业、人员可通过"单一窗口"填写申请信息,通过系统查询办理结果,到所在地海关任一业务现场提交申请材料,即可取得报关报检双重资质。"一次登记、一次备案"真正实现,以前分属关检两个单位办理的注册登记或备案手续成为历史。

对改革前已在海关和原检验检疫部门办理了报关和报检注册登记或者备案的企业,原报关和报检资质继续有效。仅办理了报关或者报检注册登记或者备案的企业,2018 年 6 月 1 日起,企业可以通过"单一窗口"补录相关信息、资料,补录信息后将同时获得报关、报检资质。

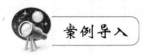

深圳文锦渡海关 2018 年年底在一辆入境货车中查获 25 吨走私冻鸡爪,这是该海关 2018 年查获的第 11 宗冻品走私案件。海关总署数据显示,仅 2018 年前 5 个月,海关立案侦办冻品走私案件 104 起,共查证走私冻品 2.3 万吨。

"新华视点"记者调查发现,在严厉打击之下,近年来,走私冻肉大案已有所减少,但"蚂蚁搬家"式走私现象仍一定程度存在。

### 大案要案有所减少,"蚂蚁搬家"走私频现

据文锦渡海关副关长张永忠介绍,2018 年,文锦渡海关查获包括冻鸡爪、鸡翅、金钱肚、冻牛肉等各类走私冻品超过百吨。

据了解,2018 年,深圳海关查获的多件走私冻肉案规模均不大。此前,一些走私冻肉案的规模可达数百吨甚至上千吨。

冻肉走私的规模虽然缩小,但走私手段不断翻新。为逃避检验检疫赚取不法利润,走私者往往采取车辆夹藏等手法走私冻品入境。

一位办案人员说,走私的凤爪、牛肉等被称为"水漂货",平均一千克比正规渠道进口的产品便宜几元甚至十几元,一吨有时可以便宜数万元。

正常的进口肉不仅需要缴纳关税,而且要经过严格的检疫检验程序。"走私冻品既没有办理动植物检疫许可证和卫生证书,运输过程中也没有采取冷链运输等相应的安全保护措施,品质无法保证。"张永忠说,走私冻肉往往很难在恒定冷冻条件下运输,因此可能会经过解冻再冷冻的过程,容易滋生各种细菌。

业内人士表示,非法走私的冻肉还可能是相关指标不合格、放置多年的过期肉,加入化学药剂进行保鲜防腐的处理肉等。如果是来自禽流感、疯牛病疫区的有病肉,甚至可能会导致疫情发生。

### 通过车辆藏匿夹带伪报入境,有 QQ 群以超低价销售

记者调查发现,这些走私团伙从承揽业务到运输、清关、货物交付形成了"一条龙"链条。在收取中间费用时,他们采用现金或网络支付,交易记录隐秘,增加了打击难度。

张永忠介绍,走私团伙往往采取空车藏匿、车辆夹藏、伪报品名等手法运送冻品入境。在 2018 年 11 月 16 日查获的走私冻品案中,缉私部门抓获国内的 10 名涉案人员,涵盖境外订购、走私通关、境内销售等多个环节。

海关工作人员介绍,走私团伙往往从境外以低价采购货品,在边境以"蚂蚁搬家"的违法手段运货进境后发往全国各地。一些不法人员还伪造手续"洗白"走私冻肉,贴上正常肉类的标识,或伪报成低税率进口货物,直接从边境海关入境。

走私冻肉流向哪里?记者调查发现,走私冻肉入境后,通过线上线下联动进入市场,走

上消费者餐桌。

记者加入几个与冻肉相关的QQ群发现,商家大多售卖两种类型的进口冻肉:一类是进口单证齐全的,价格较高;另一类是超低价出售牛肉、羊肉、鸡爪等各类进口冻肉。这些大多数都是没有相关进口单证的走私产品,其价格比正规进口的便宜20%左右。

一名广州商家表示,前段时间,公司刚刚进货了5柜无证走私的南美某国凤爪,每柜有十几吨。外包装只有英文标识,没有正规进口货物所要求的中文标识,也没有通关报检的凭证。"临近春节,销售很旺,现在只剩2柜。"他说,他们的产品主要卖给批发市场的二级批发商,平均一千克20余元,比正规渠道进口的产品便宜4元左右。

一名刘姓商家说,没有进口单证的冻肉,买家多为一些肉类二级批发商、餐饮企业以及烧烤摊点等,这些走私冻肉就此进入市场、餐桌。

在一个冻肉QQ群里,一些买家直接点名要"没证的肉"。一位自称做烧烤生意的网友对记者表示,现在生意不好做,没证的肉价格便宜,能节省成本。

加大监管打击力度,提高食品安全意识

海关工作人员表示,岁末年初,国内市场对肉类的需求量较大,在高利润的吸引下,一些不法人员铤而走险走私冻品,给口岸监管带来一定挑战。

业内人士表示,近年来,国家打击走私犯罪的力度不断加大,但由于走私冻肉的违法成本依然较低,对不法分子的威慑力度仍显不足。比如,一些网络平台已成为走私冻肉的潜在销售渠道,但由于单笔成交额不大,未构成刑事犯罪,对其只能实施行政处罚;而对于线下一些餐厅,若不能证明其是在"明知"情况下购买和销售走私肉品,大多也只能对其行政处罚。

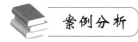 **案例分析**

不少业界人士分析,冻品走私环节多、隐蔽性强,同时走私团伙分工明确、组织严密,为逃避海关查缉,还可能利用报废船套用假船舶牌号、拆除船舶监控系统等方式进行水上偷运走私。走私团伙在采购、运输、交付、分销方面形成"成熟链条",需要监管机关加强协同程度有力应对。

中国人民大学法学院教授刘俊海等人认为,走私冻肉现象频现亟待加大监管打击力度。检疫、海关、海警以及市场监督等相关部门应加强对辖区肉类市场的全过程监管,加强部门之间的组织协调,确保打击肉类走私全覆盖、常态化。

有关人士也提醒餐饮业商家,走私冻肉存在安全隐患,在日常经营中要做到不买、不用"没证的""水漂货",营造良好的食品消费环境。

(案例来源:新华网)

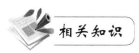 **相关知识**

海关总署主管全国报检企业的管理工作。主管海关负责所辖区域报检企业的日常监督管理工作。报检单位包括自理报检单位和代理报检单位。根据检验检疫法律规定,有关单位应依法办理出入境货物、人员、运输工具、动植物及其产品等与其相关的报检、申报手续。

报检企业办理报检业务应当向海关备案,备案时应当提供以下材料:

(1)《报检企业备案表》。

(2)营业执照复印件。

(3)报检人员备案表及报检人员的身份证复印件。

(4)企业的公章印模。

(5)使用报检专用章的,应当提交报检专用章印模。

(6)出入境快件运营企业应当提交国际快递业务经营许可证复印件。

以上材料应当加盖企业公章,提交复印件的应当同时交验原件。

自理报检企业,是指向海关办理本企业报检业务的进出口货物收发货人。出口货物的生产、加工单位办理报检业务的,按照本办法有关自理报检企业的规定管理。

自理报检企业可以委托代理报检企业,代为办理报检业务。

## 一、自理报检单位的范围

近年来,我国与世界各国的政治、经济、文化、人员等方面的交流日益频繁,需要向海关申报的单位和部门也在不断增加,自理报检单位主要包括:

(1)有进出口经营权的国内企业;

(2)进口货物的收货人;

(3)出口货物的生产企业;

(4)出口食品包装容器和包装材料、出口货物运输包装及出口危险货物运输包装生产企业;

(5)中外合资、中外合作、外商独资企业;

(6)国外企业、商社常驻中国代表机构;

(7)进出境动物隔离饲养和植物繁殖生产单位;

(8)进出境动植物产品的生产、加工、存储、运输单位;

(9)对进出境动植物、动植物产品、装载容器、包装物、交通运输工具等进行药剂熏蒸和消毒服务的单位;

(10)有进出境交换业务的科研单位;

(11)其他涉及出入境检验检疫业务并需要办理备案的单位。

## 二、自理报检单位的权利

(1)依法办理出入境货物、人员、运输工具、动植物及其产品等与其相关的报检/申报手续;

(2)有权要求检验检疫部门在国家质检总局统一规定的检验检疫期限内完成检验检疫工作,并出具证明文件;

(3)对海关的检验检疫结果有异议的,有权在规定的期限内向原检验检疫部门或其上级海关以至海关总署申请复验;

(4)有权要求海关对其提供的有关信息予以保密;

（5）有权对海关及其工作人员的违法、违纪行为进行投诉及检举。

### 三、自理报检单位的义务

（1）遵守国家有关法律、法规和检验检疫规章，对所报检货物的质量负责。

（2）应当按海关要求选用若干名报检员，应加强对本单位报检员的管理，并对报检员的报检行为承担法律责任。

（3）提供正确、齐全、合法、有效的单证，完整、准确、清楚地填制报检单，并在固定的时间、地点向海关办理报检手续。

（4）在办理报检手续后，应当按要求及时与海关联系验货，协助海关工作人员进行现场检验检疫、抽（采）样及检验检疫处理等事宜，并提供进行抽（采）样和检验检疫、鉴定等必要的工作条件。应当落实海关提出的检验检疫监管及有关要求。

（5）对已经检验检疫合格放行的出口货物应加强批次管理，不得错发、错运、漏发致使货证不符，对入境的货物，未经检验检疫或未经海关的许可，不得销售、使用或拆卸、运递。

（6）申请检验检疫、鉴定工作时，应按规定缴纳检验检疫费。

# 任务六　办理代理报检单位的注册登记

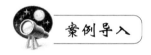

### 进境船舶检疫代理报检企业不如实提供载物情况隐瞒疫情案

2006 年 10 月 20 日，A 船舶代理公司申报了一艘从韩国入境的载有 671 吨新机械设备的船舶检疫。10 月 22 日，船舶到达锚地，检验检疫人员对该船舶依法实施靠泊检疫，发现该船舶所载货物全部为旧设备而非新设备。

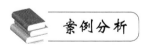

根据《国际航行船舶出入境检验检疫管理办法》第九条的规定，船舶承载旧设备，必须在锚地检疫。由于该船已经靠泊，检验检疫人员及时启动应急措施，对该船舶所载货物实施熏蒸处理，及时有效地控制疫情的传入。事后执法人员对 A 船舶代理公司当事人张某进行了调查询问，张某说，事前得知该设备是建厂用的，主观上认为一定是新设备，就没有进一步核实，便直接联系了靠泊，导致了上述违法行为的发生。A 船舶代理公司的行为违反了《国境卫生检疫法》第四条"入境、出境的人员、交通工具、运输设备以及可能传播检疫传染病的行李、货物、邮包等物品，都应当接受检疫，经国境卫生检疫机关许可，方准入境或者出境"和《国境卫生检疫法实施细则》第十条"入境、出境的集装箱、货物、废旧物等物品在到达口岸的时候,承运人、代理人或者货主,必须向卫生检疫机关申报并接受卫生检疫"的规定。根据《国境卫生检疫法实施细则》第一百零九条"《国境卫生检疫法》和本细则所规定的应当受行政处罚的行为是指:(七)隐瞒疫情或者伪造情节的"和第一百一十条第二款"具有本细则第一百零九条所列第(六)至第(九)项行为的,处以一千元以上一万元以下的罚款"的规定,对A船舶代理公司实施了相应的行政处罚。

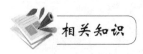

相关知识

代理报检企业,是指接受进出口货物收发货人(以下简称委托人)委托,为委托人向海关办理报检业务的境内企业。

代理报检企业应当在每年3月底前提交上一年度的《代理报检业务报告》,主要内容包括企业基本信息、遵守检验检疫法律法规情况、报检业务管理制度建设情况、报检人员管理情况、报检档案管理情况、报检业务情况及分析、报检差错及原因分析、自我评估等。

海关对报检企业实施信用管理和分类管理,对报检人员实施报检差错记分管理。报检人员的差错记分情况列入报检企业的信用记录。

海关可以公布报检企业的信用等级、分类管理类别和报检差错记录情况。

## 一、代理报检单位的权利

(1)除另有规定外,经海关准予注册登记的代理报检单位,允许代理委托人委托的出入境检验检疫报检业务;

(2)进口货物的收货人可以在报关地和收货地委托代理报检单位报检,出口货物发货人可以在产地和报关地委托代理报检单位报检;

(3)代理报检单位在办理代理报检业务等事项时,必须遵守出入境检验检疫法律、法规和《出入境检验检疫报检规定》,并对所报检货物的品名、规格、价格、重量以及其他应报的各项内容和提交的有关文件的真实性、合法性负责,承担相应的法律责任;

(4)代理报检单位从事代理报检业务时,必须提交委托人的《报检委托书》。《报检委托书》应载明委托人的名称、地址、法定代表人姓名(签字)、机构性质及经营范围,代理报检单位的名称、地址、联系人、联系电话、代理事项,以及双方责任、权利和代理期限等内容,并加盖双方的公章。

## 二、代理报检单位的义务

(1)代理报检单位应在检验检疫机构规定的期限、地点办理报检手续,办理报检时应按规定填写报检申请单,并提供海关要求的必要证单;报检申请单位应加盖代理报检单位的合法印章。

(2)海关鼓励代理报检单位以电子方式向海关进行申报,但不得利用电子报检企业端软件开展远程电子预录入。

(3)代理报检单位应按报检地海关的要求,切实履行代理报检职责,负责与委托人联系,协助检验检疫机构落实检验检疫时间、地点,配合检验检疫机构实施检验检疫,并提供必要的工作条件。对已完成检验检疫工作的,应及时领取检验检疫证单和通关证明。

（4）代理报检单位应积极配合海关对其所代理报检的有关事宜的调查和处理。

（5）代理报检单位对实施代理报检中所知悉的商业秘密负有保密义务。

（6）代理报检单位应按规定代委托人缴纳检验检疫费,在向委托人收取相关费用时应如实列明检验检疫机构收取的费用,并向委托人出示检验检疫机构出具的收费票据,不得借海关名义向委托人收取额外费用。

（7）应当规范本企业报检员的报检行为,并对报检员的报检行为承担法律责任。

（8）应当按照检验检疫机构的要求建立和完善代理报检业务档案,档案保存期限为4年。

## 三、代理报检单位的责任

（1）不如实提供进出口商品的真实情况,取得检验检疫机构的有关证单;对法定检验的进出口商品不予报检,逃避进出口商品检验;

（2）1年内报检员3人次以上被撤销报检从业备案;

（3）未按照规定代委托人缴纳检验检疫费、未如实向委托人告知检验检疫收费情况或者借检验检疫机构名义向委托人乱收取费用;

（4）对海关的调查和处理不予配合或威胁、贿赂海关工作人员;

（5）出让其名义供他人办理代理报检业务;

（6）例行审核不合格;

（7）未按照规定建立、完善代理报检业务档案,或者不能真实完整地记录其承办的代理报检业务;

（8）拒绝接受海关监督检查;

（9）未按期申请例行审核。

# 任务七　确立报检员资格

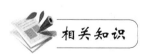

相关知识

报检人员,是指负责向海关办理所在企业报检业务的人员。报检企业对其报检人员的报检行为承担相应的法律责任。

## 一、报检员资格

将检验检疫报检人员备案与海关报关人员备案,合并为报关人员备案。报关人员备案后同时取得报关和报检资质。

## 二、报检员管理

（1）可在异地办理报检业务。自理报检单位的报检员可以在注册地以外的海关办理本单位的报检业务，并接受当地海关机构的管理。

（2）海关对报检员的差错或违规行为实行差错记分管理。

## 三、报检员的权利

（1）在检验检疫机构规定的时间和地点内办理报检，有权要求海关在规定的期限内或对外贸易合同约定（索赔）期限内检验检疫完毕，并出具证明；

（2）对检验检疫结果有异议时，有权根据有关法律规定，向原机构或其上级机构申请复验；

（3）如有正当理由需撤销报检时，有权按有关规定办理撤检手续；

（4）提供有关商业单据和运输单据时，有权要求海关及其工作人员给予保密；

（5）对海关的工作人员滥用职权、徇私舞弊、伪造检验检疫结果的情况，有权对海关工作人员的违法、违纪行为进行控告、检举或依法追究当事人的法律责任。

## 四、报检员的义务和责任

（1）有义务向本企业宣传出入境检验检疫相关法律法规、通告及管理办法；

（2）遵守有关法律法规和规定，在规定的时间和地点进行报检，并提供真实的数据和完整、有效单证，准确、详细、清晰地填制报检单，随附证单应齐全、真实，协助所属企业完整保存报检资料等业务档案；

（3）有义务向海关构提供进行抽样、检验、检疫和鉴定等必要的工作条件，配合实施检验检疫等事宜，负责传达和落实检验检疫监管措施和其他有关要求；

（4）应按照有关规定缴纳检验检疫费；

（5）必须严格遵守有关法律法规和规定，不得擅自涂改、伪造或变造检验检疫证（单）；

（6）对于需要办理检疫审批的进境检疫物，报检员应于报检前提醒或督促有关单位办妥检疫审批手续，或准备提供隔离场所，对不合格检疫物及时配合海关做好退运、销毁等处理工作；

（7）对于出境检疫物的报检，应配合海关，根据输入国家（地区）的检疫规定等有关情况，督促企业有关部门进行必要的自检，或提供有关产地检验检疫资料，帮助海关掌握产地疫情，了解检疫情况和结果；

（8）对于入境检验检疫不合格的货物，应及时向海关通报情况。对于出境货物，对有异议的货物要及时通报有关情况，以便总结经验或及时采取对策。

# 练　习　题

## 一、单项选择题

1.《出入境检验检疫机构实施检验检疫的进出境商品目录》中,商品的"海关监管条件"的"B",表示须实施(　　　)。

　　A. 出境检验检疫　　　B. 进境检验检疫　　　C. 联合监管　　　　　D. 都不是

2. 如果《法检目录中》某商品的"检验检疫类别"为"M. P. R/Q. S",下列不属于该商品应实施的检验检疫内容是(　　　)。

　　A. 商品进口时应实施商品检验

　　B. 进口时植物产品检疫和食品卫生监督检验

　　C. 出口时实施植物产品检疫和食品卫生监督

　　D. 进境检验检疫

3. 1996 年 12 月 12 日批准发布了(　　　),并于 1997 年 1 月 1 日起正式施行。自此,中国进出境动植物检疫工作有了相对完善的法律法规体系。

　　A.《动植物检疫法实施条例》　　　　　　B.《动植物检疫法》

　　C.《卫生检疫法》　　　　　　　　　　　D.《卫生检疫法实施细则》

4. 以下关于自理报检单位的权利和义务的表述,错误的是(　　　)。

　　A. 遵守有关法律法规,对报检的真实性负责

　　B. 按规定选用报检员,对报检员的报检行为不承担法律责任

　　C. 应在规定的时间和地点办理报检手续

　　D. 有权要求检验检疫机构及其工作人员对提交的有关商业单据予以保密

5. 关于自理报检单位的权利,以下表述错误的是(　　　)。

　　A. 根据检验检疫法律、法规规定办理出入境货物的报检手续

　　B. 可办理代理报检业务

　　C. 可要求检验检疫机构及其工作人员对所提供的报检资料予以保密

　　D. 对检验检疫结果有异议的可按规定申请复验

6. 自理报检单位的(　　　)变化时,应重新申领《自理报检单位备案登记证明书》。

　　A. 经营范围　　　　B. 注册资金　　　　C. 工商注册地址　　　D. 联系电话

## 二、多项选择题

1. 出入境检验检疫的工作目的和任务包括(　　　)。

　　A. 对进出口商品进行检验、鉴定和监督管理。检验检疫机构通过法律规定的方式维护国家公共利益和进出口贸易各方的合法权益,促进对外贸易的顺利发展

　　B. 对出入境动植物及其产品、包括其运输工具和包装材料进行检疫和监督管理。主要目的是防止危害动植物的病菌、害虫、杂草种子及其他有害生物传入传出,保护农、林、牧、渔业生产和国际生态环境与人类的健康

C. 对出入境人员、交通工具、运输设备及可能传播检疫传染病的行李、货物、邮包等物品实施国境卫生检疫和口岸卫生监督,防止传染病由国外传入或由国内付出,保护人类健康

D. 按照 SPS/TBT 协议(实施动植物卫生检疫措施协议/贸易技术壁垒协议)建立有关制度,在保护我国人民的健康和安全及我国动植物生命和健康的同时采取有效措施,打破国外技术壁垒

2. 下列选项中,属于《法检商品目录》中商品的"检验检疫类别代码"的有( )。

A. "M",表示对应商品须实施进口商品检验

B. "P",表示对应商品须实施进境动植物、动植物产品检疫

C. 为"R",表示对应商品须实施进口食品卫生监督检验

D. 为"S",表示对应商品须实施出口食品卫生监督检验;为"L",表示对应商品须实施民用商品入境验证

3. 出入境检验检疫的法律地位( )。

A. 国家以法律形式从根本上确定了中国出入境检验检疫的法律地位

B. 检验检疫机构作为四个法律的行政执法机构,确立了它在法律上的执法主体地位

C. 中国出入境检验检疫法规,形成相对完整的法律体系,奠定了依法施检的执法基础

D. 中国检验检疫法律,具有完备的监管程序,保证了法律的有效实施

4. 出入境检验检疫的基本内容包括但不限于以下( )。

A. 进出口商品检验

B. 进出境动植物检疫

C. 卫生与检疫处理

D. 进口废物原料、旧机电产品装运前检验

E. 出口商品质量许可

5. 自理报检单位的范围为( )。

A. 有进出口经营权的国内企业

B. 中外合资、中外合作、外商独资企业

C. 进出境动物隔离饲养和植物繁殖生产单位

D. ABC 都不是

6. 办理自理报检单位备案登记手续须提供的材料有( )。

A. 自理报检单位备案登记申请表

B. 企业法人营业执照

C. 组织机构代码证

D. 企业税务登记证

7. 以下所列,在申请代理报检单位注册登记时应提交的有( )。

A. 代理报检单位注册登记申请书

B. 报检委托书

C. 组织机构代码证

D. 营业执照

8. 关于自理报检单位的义务,以下表述正确的有( )。

A. 应遵守法律、法规规定,对报检事项的真实性负责

B. 应加强本单位报检员的管理,并对报检员的报检行为承担法律责任

C. 应落实海关提出的检验检疫监管及有关要求

D. 应对检验检疫合格放行的出口货物加强批次管理

## 三、判断题

1. 国家对涉及人类健康及动植物生命和健康,以及环境保护和公共安全的产品实行强制性认证制度。(　　)

2. 海关对国家允许作为原料进口的废物和涉及国家安全、环境保护、人类和动植物健康的旧机电产品,实施装运前检验制度。(　　)

3. 所谓"法定检验检疫",又称强制性检验检疫,是指根据有关法律法规的规定,海关依法对出入境人员、货物、运输工具、集装箱及其他法定检验检疫物(统称法定检验检疫对象)实施检验、检疫、鉴定等检验检疫业务。(　　)

4. 我国 2001 年开始实行"大通关"制度,提高通关效率(　　)

5. 报检员可代替工厂检验员填写厂检单。(　　)

6. 代理报检单位应当按照相关规定规范其报检员的报检行为,并对报检员的报检行为承担法律责任。(　　)

7. 报检员有权拒绝办理所属企业交办的单证不真实、手续不齐全的报检业务。(　　)

## 四、综合实务题

### AEO 高级认证:外贸增长的"加速器"

"公司获得 AEO 高级认证以后,在社会信用方面已经形成了品牌效应。"浙江中外运有限公司总经理助理刘茵表示,AEO 高级认证是企业的一块金字招牌。

AEO,意为"经认证的经营者",是世界海关组织倡导的一项平衡贸易安全与便利的措施。海关对企业内部控制、财务状况、守法规范和贸易安全等四个方面实施认证,对通过认证的企业给予通关便利措施和优惠待遇,让企业能够更好的开展对外贸易,AEO 高级认证被誉为外贸增长的"加速器"。

#### 精打细算:通关便利既快又省

宁波顺丰速运有限公司是一家具有代表性的快件行业企业,作为一家高级认证企业,该公司能够享受诸多便利措施,例如适用较低的查验率、可以申请免除担保、减少稽核查频次以及 AEO 互认国家或者地区海关通关便利措施。宁波顺丰速运公司航空组负责人余伟伟表示,作为高级认证企业,较低的查验率意味着通关时间的缩短与成本的节约,这是实打实的利润。"据了解,宁波顺丰速运有限公司自从 2017 年通过 AEO 高级认证以来,进口货物查验率从以前的 5%—10%,下降到现在的 1%—3%。查验率的大幅降低在降低成本的同时,也极大地提高了快件寄送效率。

#### 精细服务:专属协调员深化关企互动

中宁化集团有限公司是一家非生产型高级认证企业,经营范围涵盖一类医疗器械、危险

化学品经营等。疫情期间,中宁化集团有限公司充分发挥协调员制度的优势,解决了防疫物资出口、互认国家通关等一系列疑难问题。"前段时间,由于口罩等医疗物资的国内外政策变化非常大,我们公司也在理解上存在一定困惑,然后就联系了海关的专属协调员,对我们开展专门的政策解读,解了我们燃眉之急。"中宁化集团有限公司关务负责人陈忠玉表示。

据了解,企业协调员是由海关选定,专门负责协调海关与企业涉及海关业务相关事宜的海关工作人员,如提供海关政策、法律法规咨询服务。目前,宁波海关为辖区 AEO 高级认证企业配置专属协调员,每个部门都配备了联络员,贯彻"一企一策""一事一议"等工作方法,与企业保持良好沟通与交流,必要时开展关区内或跨关区协调工作,及时解决企业进出口业务过程中遇到的各类难题。

#### 精准培育:着力于"一带一路"外贸企业

今年以来,宁波海关主动对接企业 AEO 认证需求,通过微信、电话等方式,对与"一带一路"沿线国家(地区)有贸易往来企业开展摸底调研,摸排企业复工复产情况,将符合条件的企业纳入关区重点培育名单;提前介入,了解企业需求,帮助企业对标认证标准查找问题,有针对性提出整改意见建议,开展精准培育帮扶;采取远程提交准备材料、线上培育等方式,详细解读信用管理制度、认证标准等内容,积极引导企业开展自我规范和改进,为企业顺利通过认证,享受 AEO 便利措施,在疫情期间提升国际市场竞争力提供有效助力。今年,已有 2家与"一带一路"沿线国家有贸易往来的企业通过海关高级认证,企业表示成为高级认证企业后不仅可在中国享受高级认证企业的优惠便利措施,同时也可在与中国签订 AEO 互认的国家地区如欧盟等享受相应的便利措施,这大大有助于他们在当下复杂的国际贸易环境中获取客户信任、获得贸易订单,提升竞争力。

#### 精品效应:品牌溢出彰显信用是金

根据《关于对海关高级认证企业实施联合激励的合作备忘录》,AEO 高级认证企业除适用海关通关支持措施外,还可以享受国家有关部门实施的守信联合激励措施。宁波宁兴贸易集团有限公司关务负责人李军波说:"公司获得高级认证以后,在其他部门办理业务的时候也享受到了便利措施。"据了解,联合激励措施涵盖银行、税务、金融、外汇等各方面,例如,作为银行等金融机构授信融资贷款的重要参考条件,优先给予免担保贷款,扎实促进高级认证企业良性发展。

目前,宁波海关共有高级认证企业 95 家,一般认证企业 2300 余家,进出口贸易伙伴遍及全球 100 多个国家和地区,成为推动外贸增长不可忽视的一股力量。

问题:根据本项目内容,思考 AEO 是什么? 有什么意义?

# 参 考 答 案

## 一、单项选择题
1. A    2. D    3. A    4. B    5. B    6. C

## 二、多项选择题

1. ABCD    2. ABCD    3. ABCD    4. ABCDE    5. ABC    6. ABC

7. ACD    8. ABCD

## 三、判断题

1. √    2. √    3. √    4. √    5. ×    6. √    7. √

## 四、综合实务题

AEO,意为"经认证的经营者",是世界海关组织倡导的一项平衡贸易安全与便利的措施。海关对企业内部控制、财务状况、守法规范和贸易安全等四个方面实施认证,对通过认证的企业给予通关便利措施和优惠待遇,让企业能够更好地开展对外贸易。

意义:

1. 海关总署规定的其他管理措施。

2. 海关收取的担保金额可以低于其可能承担的税款总额或者海关总署规定的金额。

3. 优先办理注册登记备案、进出口货物通关、手续。可实行容缺受理或采信企业自主声明,免于实地验核评审。

4. 进出口货物平均查验率/平均检验检疫抽批比例在一般信用企业平均查验率、/平均抽批比例的50%以下。出口原产地调查平均抽查比例在一般信用企业平均抽查率50%以下。

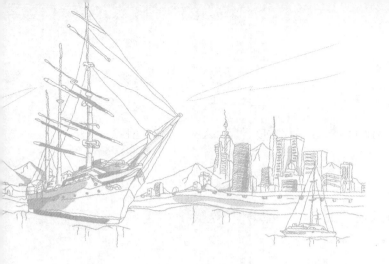

# 项目二
# 出入境检验检疫签证、通关与放行

## 项目介绍

通过本项目的学习,大家应能够认识不同种类的检验检疫证单,了解相关证单的用途和法律效用,掌握检验检疫证单的结构和语言,熟悉相关证单的一般规定和有效期,清楚检验检疫证单的签发程序,能够办理相关证单的更改、补充和重发;同时,还应了解海关对符合要求的法定检验检疫出入境货物、符合卫生检疫要求的出入境运输工具、集装箱等出具哪些证明文件,理解通关与放行是海关表示准予出入境并由海关监管验放的一种行政执法行为。

## 项目导入

2017 年 8 月 15 日,苏州某电子企业委托某代理报检企业向苏州海关申报一批进口锂电池产品,规格型号为 DAK520130-02B8112,共计 50 个,货值 480 美元。申报时代理报检企业提供了相应的《进出口电池备案书》复印件,编号为 BA320220(17)0005I。海关工作人员对所提供的备案书有所疑问,随即向该《进出口电池备案书》签发单位核查其真伪,经核查该证书与实际不符,确认为伪造,苏州海关随即立案调查。经苏州海关调查查明,电子公司向苏州海关申办过一份编号为 BA320220(17)0005I 的《进出口电池备案书》,对应的规格型号为 DAK520120-00BT01L,并将这份备案书传真给代理报检企业代为办理报检手续。而 8 月 15 日进口的这个型号的电池未办理过备案手续,电子公司又急需这批产品。代理报检企业工作人员为了投电子公司所好,采取粘贴复印的方式擅自将备案书上的型号规格涂改为 DAK520130-02B8112。最后持经变造涂改后的《进出口电池备案书》向苏州海关进行申报。

## 项目分析

该案件中,代理报检企业擅自伪造、变造《进出口电池备案书》的行为违反了《商检法》第三十六条和《商检法实施条例》第四十九条"伪造、变造、买卖或者盗窃检验单证、印章、标志、封识、货物通关单或者使用伪造、变造、买卖或者盗窃检验单证、印章、标志、封识、货物通关单,构成犯罪的,依法追究刑事责任;尚不够刑事处罚的,由海关责令改正,没收违法所得,并处以货值金额等值以下的罚款"的规定。

需要指出的是,法律规定中的检验证单、货物通关单一般仅指原件,不包括复印件。但是,即使行为人伪造、变造或者使用伪造、变造的是检验证单的复印件,由于在进出口商检中上述证单的复印件具有与原件同等效力,所以仍应当追究其伪造、变造检验证单的法律责任。

经查实后,苏州海关对代理报检企业伪造、变造检验检疫单证的行为实施了行政处罚。可见,了解货物、物品、人员签证等通关放行时所需要的证单和相关制度至关重要,为了完成本项目,请先完成以下任务:

任务一:认识检验检疫证单;
了解检验检疫证单的种类、结构、语言和用途等相关知识。
任务二:出入境货物、物品及人员的放行与计费;
掌握出入境货物、物品及人员放行需要提供的单证,具备履行放行手续的能力。
任务三:办理进出口商品复验和免验;
能够根据收发货人或者生产企业需要,根据相关规定办理进出口商品的复验和免验。
任务四:了解直通放行和绿色通道制度。
理解直通放行和绿色通道制度的定义,了解实施直通放行的企业需满足的条件,注意海关对直通放行企业监督管理中实行的淘汰机制。掌握绿色通道制度出口货物的放行流程。

# 任务一　认识检验检疫证单

出入境检验检疫证单是指海关总署公开发布的、具有固定格式和填制要求的各种证单,包括申请单、证书、证单、监督管理证明和专用证单等。《中华人民共和国进出口商品检验法》第三十六条规定:伪造、变造、买卖或者盗窃商检单证、印章、标志、封识、质量认证标志的,依法追究刑事责任;尚不够刑事处罚的,由商检机构责令改正,没收违法所得,并处以货值金额等值以下的罚款。

根据规定,入境货物检验检疫的一般工作程序是:先报检,后通关。在国际贸易活动中,出入境检验检疫证单的获取,关系到进出口货物是否能够顺利通关。出入境检验检疫证单记载着受检对象的品质、数量、状态、结论或处理意见,是判定受检对象是否符合进、出口国法律法规要求和有关技术标准的法律文书。

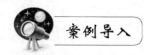

**案例导入**

某进出口企业出口货物 10 吨,由海关对货物进行了检验,检验合格后取得了证书。这时接到买方来函,声称市场上对该货物的需求很大,所以市场价格上涨,要求卖方追加 2 吨货物一同运出。卖方考虑到所要追加的货物和原来的货物品质以及各项指标完全一致,无须报海关重新进行检查,遂自行对其证书进行了局部的修改。请问其做法是否符合规范?为什么?

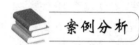

**案例分析**

该企业的做法是不符合规范的。正确的证书更改程序是:在检验检疫证书签发后,报检人要求更改证单内容的,经审批同意后方可办理更改手续。报检人申请更改证单时,应将原证书退回,填写更改申请单,书面说明更改原因及要求,并附有关函电等证明单据。

(案例来源:http://www.tafe.org.cn/news/697/18637.htm)

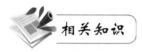

**相关知识**

列入《法检目录》的商品,必须先报检才能通关。由海关签发的出入境检验检疫证单,即是出入境检验检疫工作成果的最终体现,也是出入境检验检疫机构对受检对象实施监督管理的载体。

## 一、检验检疫证单的种类及用途

广义的出入境检验检疫证单泛指海关总署公开发布的、具有固定格式和填制要求的各种证单,包括申请单、证书、证单、监督管理证明和专用证单等。

### (一)检验鉴定类

(1)格式 1-1《检验证书》(一正三副)。适用于出境货物的品质、重量、规格、数量、包装等检验项目。证书具体名称根据需要打印,如"品质证书 QUALITY CERTIFICATE"等。

(2)格式 1-2-1《生丝品级及公量证书》(一正三副)。适用于证明生丝的品级及公量。

(3)格式 1-2-2《捻线丝品级及重量证书》(一正三副)。适用于证明捻线丝品级及公量。

(4)格式 1-2-3《绢丝品质证书》(一正三副)。适用于证明绢丝的品质。

(5)格式 1-2-4《双宫丝品级及公量证书》(一正三副)。适用于证明双宫丝的品质及重量。

(6)格式 1-2-5《初级加工丝品质及重量证书》(一正三副)。适用于证明初级加工丝的品质及重量。

(7)格式 1-2-6《柞丝品级及公量证书》(一正三副)。适用于证明柞蚕丝的品级及公量。

(8)格式 1-3《鉴定证书》(一正三副)。适用于出入境货物、运输工具、集装箱、价值等的鉴定业务。

（9）格式 1-4《啤酒花证书》（一正三副）。适用于输往欧盟的啤酒花，此证书只有部分检验检疫机构签发。

### （二）出境货物类

（1）格式 2-1《卫生证书》（一正三副）。适用于经检验符合卫生要求的出境食品以及其他需要实施卫生检验的货物。

（2）格式 2-2《健康证书》（一正三副）。适用于食品加工的化工产品、纺织品、轻工品等与人、畜健康有关的出境货物。

### （三）兽医类

（1）格式 3-1《兽医卫生证书》（一正三副）。适用于符合输入国家或者地区和中国有关检疫规定、双边检疫协定以及贸易合同要求的出境动物产品。

（2）格式 3-2-1《兽医卫生证书》（一正三副）。适用于输往俄罗斯的牛肉。

（3）格式 3-2-2《兽医卫生证书》（一正三副）。适用于输往俄罗斯的猪肉。

（4）格式 3-2-3《兽医卫生证书》（一正三副）。适用于输往俄罗斯的动物性原料，包括皮革、角蹄类、肠衣、毛皮、羊皮和羔羊皮、羊毛、鬃、马尾、鸡鸭鹅及其他禽类的羽毛和羽绒。

### （四）动物检疫类

格式 4-1《动物卫生证书》（一正三副）。适用于符合输入国家或者地区和中国有关检疫规定、双边检疫协定以及贸易合同要求的出境动物；也适用于符合检疫要求的出境旅客携带的伴侣动物，以及用于供港澳动物检疫。

### （五）植物检疫类

（1）格式 5-1《植物检疫证书》（一正三副）。适用于符合检疫要求的出境植物、植物产品以及其他检疫物。

（2）格式 5-2《植物转口检疫证书》（一正三副）。适用于输出方运往中国转口到第三方（包括到中国港、澳、台等地区）的符合检疫要求的植物、植物产品以及其他检疫物。

### （六）运输工具检验检疫类

（1）格式 6-1《船舶入境卫生检疫证书》（一正一副）。适用于出入境卫生检疫时没有染疫的或不需要实施卫生处理的交通工具。

（2）格式 6-2《船舶入境检疫证书》（一正一副）。适用于入境卫生检疫时，需实施某种卫生处理或离开本港后应继续接受某种卫生处理的船舶。

（3）格式 6-3《交通工具卫生证书》（一正一副）。适用于申请电讯卫生检疫工具的交通工具，包括船舶、飞机、火车等。

（4）格式 6-4《交通工具出境卫生检疫证书》（一正一副）。适用于出境交通工具的卫生检疫。

（5）格式6-5《船舶免于卫生控制措施证书/船舶卫生控制措施证书》（一正一副）。适用于实施鼠患检查后，未发现鼠患亦未采取任何除鼠措施的交通工具或适用于实施鼠患检查后，发现鼠患，并进行除鼠的交通工具。

（6）格式6-6《运输工具检疫证书》（一正三副）。适用于经植物检疫合格的运输工具或经卫生检疫合格的入境运输工具，如飞机、火车等（注：入境国际航行船舶卫生检疫适用格式6-1或6-2证书）。

（七）检疫处理类

（1）格式7-1《熏蒸/消毒证书》（一正三副）。适用于出入境动植物及其产品、包装材料、废旧物品以及其他需要实施检疫处理的货物。

（2）格式7-2《运输工具检疫处理证书》（一正三副）。适用于对出入境运输工具熏蒸、消毒、灭蚊，包括对交通工具员工及旅客用食品、饮用水以及运输工具的压舱水、垃圾、污水等项目实施检疫处理。

（八）国际旅行健康类

（1）格式8-1《国际旅行健康检查证明书》。适用于对出境人员的健康检查。凡申请出境居住一年以上的中国籍人员，须持此证明。

（2）格式8-2《疫苗接种或预防措施国际证书》。适用于对国际人员的预防接种。

（九）入境货物检验检疫类

（1）格式9-1《检验证书》（一正三副）。适用于不符合检验要求的入境货物以及货主有要求或交接、结汇、结算要求的。证书具体名称根据需要进行打印，如《品质证书 QUALITY CERTIFICATE》等。

（2）格式9-2《卫生证书》（一正三副）。适用于入境食品、食品添加剂、食品包装容器、食品窗口、食品包装材料和食品用工具及设备等。

（3）格式9-3《兽医卫生证书》（一正三副）。适用于经检疫不符合要求的入境动物产品。

（4）格式9-4《动物检疫证书》（一正三副）。适用于经检疫不符合要求的入境动物。

（5）格式9-5《植物检疫证书》（一正三副）。适用于经检疫不符合要求的入境植物、植物产品以及其他检疫物。

（十）空白证书类

（1）格式e-1"空白证书"（单面，一正三副）。适用于规定格式以外的情况，用于品质检验、鉴定等证书。

（2）格式e-2"空白证书"（单面，一正三副）。适用于规定格式以外的情况，用于涉及卫生检疫、食品卫生检验、动植物检疫等的证书。

（3）格式e-3"空白证书"（双面，一正三副）。适用于需要正反面打印的证书，如输往欧盟水产品和肠衣的《卫生证书》等。

（4）《证书续页》。适用于多页证书的情况，不能单独使用。

（十一）申请单类

（1）编号1-1《入境货物报检单》。适用于进境货物（包括废旧物品）包装铺垫材料、集装箱等以及外商投资财产鉴定的申报。

（2）编号1-2《出境货物报检单》。适用于出境货物（包括废旧物品）包装铺垫材料、集装箱等的申报。

（3）编号1-3《出入境货物包装检验申请单》。适用于申请法检出境货物运输包装性能检验和危险货物包装的使用鉴定，出入境食品包装容器检验申请。

（4）编号1-4《航海健康申报单》。出入境船舶船方向口岸海关提供的书面报告。

（5）编号1-5《船舶免于卫生控制措施证书/船舶卫生控制措施证书申请书》。适用于需要对船舶免于采取/采取卫生控制措施的申请。

（6）编号1-6《出/入境健康申明卡》。适用于国内外发生重大传染病疫情时出入境旅客健康申明和携带物申报。

（7）编号1-7《黄热病疫苗接种申请表》。适用于黄热病疫苗接种的申请。

（8）编号1-8《更改申请单》。适用于报检人申请更改、补充或重发证书以及撤销报检等。

共22种申请单，以上仅列出8种。

（十二）结果类

（1）编号3-1《进口机动车辆随车检验单》。适用于进口机动车辆检验。

（2）编号3-2《出境货物运输包装性能检验结果单》（一正两副）。适用于检验合格的出境货物包装性能检验。

（3）编号3-3《出境危险货物运输包装使用鉴定结果单》（一正两副）。适用于证明包装容器适合装载出境危险货物。

（4）编号3-4《集装箱检验检疫结果单》（一正二副）。适用于①装运出口易腐烂变质食品、冷冻品集装箱的适载检验以及装载其他法检商品集装箱的检验；②出入境集装箱的卫生检疫和动植物检疫。

（5）编号3-5《放射监测/处理报告单》（一式两联）。适用于对放射性物质实施监测或处理。

共12种，以上仅列出5种。

（十三）通知类

（1）编号4-1《入境货物检验检疫情况通知单》（一正两副）。适用于入境货物分港卸货分拨数地的检验检疫。此单仅限于海关系统内部使用。

（2）编号4-2《检验检疫处理通知书》（一正一副）。适用于对运输工具（含饮用水、压舱水、垃圾和污水等）、集装箱、货物、废旧物品、食品的检疫处理以及放射性检测。

（3）编号4-3《出境货物不合格通知单》（一式两联）。适用于经检验检疫不合格的出境货物、包装等。

（4）编号4-6《提请提前出境书》。适用于境外人员被发现有限制入境的疾病时签发，以通知协同有关部门责令其限期出境。

（十四）凭证类

（1）编号5-1《入境货物检验检疫证明》（一式两联）。适用于经检验检疫合格的法检入境货物（不含食品、食品暂用格式9-2《卫生证书》），作为进口检验检疫合格的凭证。

（2）编号5-2《进口机动车辆检验证明》（一式两联）。适用于进口机动车辆换领行车牌证。

（3）编号5-3《出境货物换证凭单》（一式两联）。对未正式成交的出境商品，经预验符合申请人要求的，签发此单。正式出运时，海关凭此单查验核对无误并符合要求时予以换发证书，此单用于在海关系统的换证。

（4）编号5-4《抽/采样凭证》（一式两联）。适用于海关抽取/采集样品。

（5）编号5-5《出入境人员携带物留验/处理凭证》（一式两联）。适用于出入境旅客携带动植物及其产品的留验或没收处理。

（6）编号5-6《出入境人员留验/隔离证明》（一式两联）。适用于对染疫人签发隔离证书（隔离时间根据医学检查结果而定）；对染疫嫌疑人签发留验证书。本证书在留验隔离期满后签发。

（7）编号5-7《境外人员体格检查记录验证证明》（一式两联）。适用于对外籍人士、港澳台人员、华侨和非居住在中国境内的中国公民在境外经全面体检后所出具的体检记录的验证，合格者签发此证书。

（8）编号5-8《预防接种禁忌证明》（一式两联）。适用于出入境人员中需实施预防接种而其本人又患有不适于预防接种之禁忌症者。

（9）"附页"。适用于多页带底纹编号类凭单，不能单独使用。

## 二、检验检疫证单的法律效用

海关是我国检验检疫工作的授权执法机关，其法律地位决定了由其签发的，包括申请单、证书、证单、监督管理证明和专用证单等在内的各种检验检疫证单具有法律效力，是对出入境货物、包装、运输工具和进出境人员等受检对象依法检验检疫或监督后签发的证明文件。海关签发的检验检疫证单对有关当事各方都具有约束力，其效用主要体现在以下几个方面：

### （一）是海关代表国家履行国际义务的凭证

当前，在世界经济贸易活动中，中国承担着越来越重要的国际责任。由于在国际经济贸易活动中，在检验检疫方面已经形成如国际兽医局（OIE）制定的《国际动物卫生法典》、国际植物保护公约组织（IPPC）制定的《国际植物保护公约》《濒危野生动植物种国际贸易公约》《国际卫生条例》等法则、公约和惯例。这些法则、公约和惯例已被世界各国广泛接受和遵守。我国海关签发的许多检验检疫证单正是海关履行职责、代表国家履行国际义务的凭证。

## （二）是出入境货物通关放行的重要凭证

为保护本国政治经济利益、环境卫生安全，各国对进出境货物的品质、数量、包装、卫生、环保等内容通过制定相关法律法规、检验检疫限定性标准，并规定当事人交验符合规定的检验检疫单证才能通关放行。我国凭检验检疫证单通关验放的情况大致有四种：

（1）列入《法检目录》的进出口货物（包括转关运输货物），海关一律进行检验之后通关放行。

（2）未列入《法检目录》，但国家法律、法规规定须实施检验检疫的，海关亦进行检验检疫之后通关放行。

（3）因涉及社会公共利益、安全、卫生、检疫、环保等内容，入境国家海关根据其国家法律或政府有关规定，凭我国海关签发的证单（包括品质证书、兽医卫生证书、健康证书、熏蒸/消毒证书等）作为通关验放凭证的出境货物。

（4）根据中国与某些国家如非洲塞拉利昂、埃塞俄比亚、埃及、伊朗等国签订的双边协定，或我国与某些国家签订的经贸合作协定，或根据某些国家单方面的要求，对于中国出口至这些国家的产品，进口国凭中国海关签发的检验证书或者原产地证书办理验证放行手续。

## （三）是对受检对象实施监管的有效凭证

海关签发的一些证单是海关或相关部门依法对受检对象采取进一步监督管理措施的依据。例如，车辆管理部门凭《进口机动车辆检验证明》换发行车牌证等。

## （四）是海关征收和减免关税的有效凭证

有些国家海关以检验检疫证单上的检验检疫结果作为征税的凭据；一些国家的海关对货物的品种、质量成分、货值等进行鉴定，以检验检疫证单作为计收关税的凭证。

入境货物在发生换货、退货或索赔等情况时，往往涉及免征关税或退税。海关签发的证书可作为通关免税或者退税的重要凭证。海关签发的原产地证书是进口国海关征收或减免关税的有效凭证。

## （五）是履行交接、结算及进口国准入的有效证件

国际贸易合同或信用证中，有时会规定以检验检疫证书作为双方结算货款的依据。有些国家规定入境货物要凭海关签发的证书方能入境。

## （六）是议付货款的有效证件

在国际贸易合同和信用证中通常会规定以检验检疫证书作为货款议付条件。这种情况下，议付银行审证时就会要求提供检验检疫证书，否则不予议付。

## （七）是证明履约、明确责任的有效证件

检验检疫证书在买卖双方因为商品品质、数量或其他因素发生争议时可以起到重要的凭证作用。

（八）是办理索赔、仲裁及诉讼的有效证件

检验检疫证书在索赔、仲裁或诉讼时能够起到证明文件的作用。

## 三、检验检疫证单的结构和语言

检验检疫证单是海关对出入境商品检验检疫结果的记录，具有法律效应。对于收发货人来说，影响该批货物能否顺利通关；对于海关来说，检验检疫证单的内容也决定了其检验检疫工作的质量。因此，检验检疫证单本身有很强的政策性、专业性、技术性和权威性。报检工作人员应了解和熟悉检验检疫证单的结构和语言。

### （一）检验检疫证单的结构

检验检疫证单一般由标识、识别、主体、签证、备注、免责条款等部分构成。

**1. 检验检疫证单标识部分**

包括证单抬头和证单名称与编号等。

证单抬头：位于证书顶部，出入境检验检疫证单的抬头由"中华人民共和国出入境检验检疫"(ENTRY-EXIT INSPECTION AND QUARANTINE OF THE PEOPLE'S REPUBLIC OF CHINA)和左上角的海关标志组成。

证单名称：指上述各种证单的名称，也包括根据合同、信用证或报检人的要求出具的其他证单，如"健康证书"(HEALTH CERTIFICATE)"出入境货物包装性能检验结果单""检验证书——装运前检验"等。在证单右上角通常会有编码。

**2. 检验检疫证单识别部分**

识别部分主要是指收发货人信息以及与受检物有关的信息，具体包括收发货人或申请人、品名及规格、数/重量、包装、标记、型号、运输工具、发货口岸及日期等项。

**3. 证体部分**

主要是指检验检疫结果和证明内容，是检验检疫证单的核心，如"出入境货物包装性能检验结果单"中检验结果为：上述包装容器按《出口商品运输包装瓦楞纸箱检验规程》进行检验，结果适合集装箱运输出口。再如"检验证书——装运前检验"中的数量和包装检验结果为：塑料纸包装，合计 675 套，3 个集装箱。箱号：MSKU0208026/MSKU0416170/MSKU8064711。铅封号：9933277、9936011、9933326。

**4. 签证部分**

签字位置、授权签字人及手签、印章等。如检验员签名(signature of the inspector)：WANGYING；签证日期(date of issue)：FEB. 15, 2013。

**5. 备注部分**

附加声明所列，为与检验检疫内容无关的项目内容。

**6. 免责条款**

按国际惯例和以往行政纠纷和司法案例加注免责条款，一般固定印刷在证单上。

例如：我们已尽所知和最大能力实施上述检验，不能因我们签发本证书而免除卖方或其他方面根据合同和法律所承担的产品质量责任和其他责任。(All inspections are carried out conscientiously to the best of our knowledge and ability. This certificate does not in any respect absolve the seller and other related parties from his contractual and legal obligations especially when product quality is concerned.)

**7. 其他**

**（二）检验检疫证单的语言**

检验检疫证书必须严格按照海关总署制定或批准的格式，分别使用英文、中文、中英文合璧签发。进口国（或地区）政府要求证书文字使用本国官方语言或有特定内容要求的，应视情况予以办理。

**1. 中英文合璧签证**

（1）索赔证书一般使用中英文合璧签发，根据报检人需要也可使用中文签发，一般用中英文合璧签发；

（2）结算的证书或一些专业技术性较强的证书用中英文合璧签发（如入境货物检验检疫证书等）；

（3）政策性较强的证书多用中英文合璧签发（如兽医卫生类证书、动植物检疫类证书等）；

（4）ECFA 原产地证书的部分栏目（如品名栏），必要时可采取中文辅以英文方式，但不能仅以英文填写。

**2. 使用中文签证的情况**

（1）供国内有关部门使用的证单，如结果单类、通知类、凭证类证单；

（2）供中国港澳台客户或政府部门使用，不要求使用外文的证单，如一些索赔证书、兽医卫生证书、海峡两岸直航检验检疫证书、海峡两岸经济合作框架协议（ECFA）原产地证书等；

（3）外贸合同、信用证均为中文且进口商对文种无明确要求的证书。

**3. 使用英文签证的情况**

（1）个别出口证书（如啤酒花证书）；

（2）原产地证书（ECFA 证书例外）。

**（三）检验检疫证体语言**

检验证单是检验检疫工作成果的体现，记录了受检物的实际状态、检验检疫方式、结果、结论和意见等，因此也决定了收发货人的货物是否能够顺利出入境。检验检疫证单语言要做到客观性、规范性、公正性和科学性的统一。

**1. 客观性**

即如实描述。如品质检验结果（findings on quality inspection）：按 SN/T1636. 2-2005 规定从本批货物中抽取代表性样品进行检验，经检验，其品质符合合同规定的标准要求。（ACCORDING TO SN/T1636. 2-2005，THE REPRESENTATIVE SAMPLES OF THIS LOT OF GOODS WERE DRAWN AT RANDOM, INSPECTED AND FOUND THE QUALITY OF THIS LOT ACCORDS WITH REQUIREMENT OF STANDARD IN

SALES CONTRACT STIPULATED. )

从这个例子中可以看出,检验检疫证单的语言非常严谨客观,中英文表述均没有歧义。

**2. 规范性**

规范性主要体现在三个方面。第一,文词要正确,语句要洗练;第二,文体要得当,语言要正式;第三,句式要恰当,术语要专业。

例如:本单有效期截止于 2012 年 12 月 2 日。

**3. 公正性**

不带偏见、不夹杂感情。例如:上述进口货物品质缺陷系生产制造因素所致,应由卖方负责。

前半句表述检验检疫情况,无可非议;但后半句超出了检验检疫机构的职责。做出结论的人忘记了自己作为"第三方"的公正立场,俨然以仲裁或法官自居。

**4. 科学性**

证体语言的科学性是客观性、公正性和规范性的必然要求和最终结果。例如:This is to certify that the plant products or other regulated articles described above have been inspected and/or tested according to appropriate procedures and are considered to be free from quarantine pests specified by the importing country/region, and practically free from other injurious pests; and that they are considered to conform with the current phytosanitary requirements of the importing country/region. (兹证明上述植物、植物产品或其他检疫物已经按照规定程序进行检查和/或检验,被认为不带有输入国或地区规定的检疫性有害物,并且基本不带有其他的有害生物,因而符合输入国或地区现行的植物检疫要求。)

总之,证体语言是检验检疫证书的核心,准确的语言运用才能更好地体现证单的法律效用。

## 四、检验检疫证单的一般规定和有效期

### (一)一般规定

(1)施检部门应根据检验检疫结果和合格评定标准,及时、准确地按照规定的证单种类、证单格式和证稿规范拟制检验检疫证稿。

(2)检验检疫证单编号必须与报检单编号一致。同一批货物分批出具同一种证书的,在原编号后加-1、-2、-3…以示区别。

(3)对外签发的证单(含副本)应加盖签证印章。中英文签证印章适用于签发证书、中外文凭单以及国外关于签证的查询;检验检疫专用章适用于签发中文凭单以及国内关于签证的查询。

两页或两页以上的证单,应将相邻两页并行排列后,在前页的右上角(证书编号处)与后页的左上角之间加盖骑缝章,进口国有特殊要求的从其规定。

(4)检验检疫证书一般由一正三副组成,其中正本对外签发,可同时向报检人提供两份副本,海关留存一份副本。

目前检验检疫机构签发的证单有一正一副、一正二副和一正三副等多种情况。

证书一般只签发一份正本。报检人要求两份或两份以上正本的,须经海关审批同意,并在证书备注栏内声明"本证书是×××号证书正本的重本"。

(5) 国外对检验检疫证书有备案要求的,由海关总署统一办理。

(6) 检务部门应按规定的证单种类、用途、格式和证稿内容及时缮制与审校证单,并在兽医官、授权检疫官、检疫医师、医师、授权签字人等签名后签发证单。缮制证单人员不得同时承担签发证单工作。

(7) 关于签证时限。

检务部门签发证单,出境证单应在收到证稿后 2 个工作日,入境证单应在收到证稿后 3 个工作日内完成,特殊情况除外。

(8) 检验检疫证单实行手签制度,分别由兽医官、授权检疫官、检疫医师、医师、授权签字人等签发。国外官方机构对签字人有备案要求的,由备案签字人签发相应的证书。

## (二)证书文字和文本

检验检疫证书必须严格按照海关总署制定或批准的格式,分别使用英文、中文、中英文合璧签发。进口国(或地区)政府要求证书文字使用本国官方语言或有特定内容要求的,应视情况予以办理。

索赔证书一般使用中英文合璧签发,根据报检人需要也可使用中文签发。

证单的数量、重量栏目中数字前应加限制符"＊＊";证单的证明内容编制结束后,应在下一行中间位置打上结束符"×××××××"(八个以上的"星"号)。加注除证明内容以外的有关项目的,应加注在证书结束符号上面。

进口国(或地区)有要求或用于索赔、结算等的证单,可根据需要以备注的形式加注检验检疫费金额。

## (三)检验检疫证单日期和有效期

(1) 日期。检验检疫证单一般应以检疫日期作为签发日期。

(2) 检验检疫证单的有效期不得超过检验检疫有效期。检验检疫有效期由施检部门根据国家有关规定,结合对货物的检验检疫监管情况确定。

用于电讯卫生检疫的《交通工具卫生证书》的有效期为:用于船舶的 12 个月,用于飞机、列车的 6 个月。

《船舶免予卫生控制措施证书/船舶卫生控制措施证书》的有效期为 6 个月。

《国际旅行健康检查证明书》的有效期为 12 个月;《疫苗接种或预防措施国际证书》的有效时限根据疫苗的有效保护期而定。

海关总署对检验检疫证单有效期另有规定的从其规定。

## 五、检验检疫证单的签发

## (一)程序

程序主要包括拟制证稿、审签证稿、证单审核、证单缮制、校对、签字盖章、发证归档等环节。

## （二）操作步骤

**1. 拟制证稿**

检验检疫人员在完成检验检疫工作后,了解了受检对象品质、规格、数量/重量、包装、安全、卫生等状况并做好相关记录后,使用适当的证明格式和规范的证明用语,将检验检疫工作过程和结果转换成具体证明文稿。

**2. 审签证稿**

审签证稿由施检部门负责。审核内容包括:是否符合法律法规规定,是否与检验检疫记录、检验检疫结果相符,是否符合合同、信用证规定,证稿译文是否正确,是否达到"货证相符""事证相符""证证相符"要求的过程。发现内容有误时,应退回拟稿人重新拟稿。

**3. 证单审核**

证单审核由检务部门负责,即对施检部门提交的证稿在制证前再一次进行审核把关的过程。审核内容主要为:检验检疫原始记录、证稿等签证依据是否齐备,报检单和证稿内容是否符合合同/信用证及国家技术规范的强制性要求和法律法规的规定,是否与合同、信用证规定相符,格式是否规范,内容是否完整等。如发现问题,应退回施检部门核实或重新拟稿。

**4. 证单缮制**

缮制证单是指使用正确格式的空白证单将审核通过的证稿内容打印出来的过程。制证环节要注意以下几点:格式正确、字迹清晰、证面整洁等。

**5. 校对**

校对时应注意:证单种类、格式、文本、语种是否正确,证单内容是否与证稿一致等。如发现问题,应退回证单缮制或拟稿环节核实,必要时重新缮制或重新拟稿。

**6. 签字盖章**

签字是指有签证资格的检验检疫人员在缮制好的证单上签名的过程。检验检疫证单实行手签制度,分别由兽医官、授权检疫官、检疫工程师、医师、授权签字人等签发。需国外官方机构备案的签字人签发的证书,由备案签字人签发相关证书。手签笔迹与备案的笔迹应保持一致。授权签字人审核证稿内容和用语是否正确、所用证单是否符合规定,与合同、信用证以及有关签证规定是否相符。如发现问题,应退回上一流程环节处理。审核无误后在证单上签名。

盖章是指在经签署的检验检疫证单上加盖检验检疫签证印章的过程。对外签发的证单(含副本)应加盖签证印章。签证人员在核对证书签字人的签字正确无误后,在检验检疫证单上正确加盖签证印章。中英文签证印章适用于签发证书、中外文凭单以及国外关于签证的查询的书面答复;检验检疫专用章适用于签发中文凭单以及国内关于签证的查询的书面答复。两面或两面以上的证单,应将相邻两页并行排列后在前页的右上角(证书编号处)与后页的左上角之间加盖骑缝章,进口车有特殊要求的从其规定。

**7. 发证归档**

发证是指将签字盖章后的检验检疫证单发放给报检人的过程。发证时要核对领证人的报检员证或代领人的身份证件,由领证人在报检单"领证人"一栏签字并填写领证日期;要注意留存检验检疫证单副本,核实报检人已交纳检验检疫费。领证人应注意检查证单是否正确,检查无误后签收。

归档是指将受理报检、施检和签证过程中形成的资料如报检单及所附资料、证稿、证单副本等建档保存的过程。归档是签证工作的最后一个环节,也是整个检验检疫工作流程的最后一环,是检验检疫工作可追溯性的重要保障。

### 六、检验检疫证单的更改、补充和重发

(1) 检验检疫证单发出后,报检人提出更改或补充内容的,应填写更改申请单,经检务部门审核批准后,予以办理。更改、补充涉及检验检疫内容的,还需由施检部门核准。

品名、数(重)量、包装、发货人、收货人等重要项目更改后与合同、信用证不符的,或者更改后与输入国法律法规规定不符的,均不能更改。

超过检验检疫证单有效期的,不予更改、补充或重发。

(2) 更改证单的,应收回原证单(含副本)。确有特殊情况不能退回的,应要求申请人书面说明理由,经法定代表人签字、加盖公章,并在指定的报纸上声明作废,经检务部门负责人审批后,方可重新签发。

(3) 对更改证单,能够退回原证单的,签发日期为原证签发日期;不能退回原证单的,更改后的证单(REVISION)在原证编号前加"R",并在证单上加注"本证书/单系×××日签发的×××号证书/单的更正,原发×××号证书/单作废",签发日期为更改证单的实际签发日期。

签发重发证单(DUPLICATE),能够退回原证单的,签发日期为原证签发日期;不能退回原证单的,在原证编号前加"D",并在证单上加注"本证书/单系×××日签发的×××号证书/单的重本,原发×××号证书/单作废",签发日期为重发证单的实际签发日期。

签发补充证单(SUPPLEMENT),在原编号前加"S",并在证单上加注"本证书/单系×××日签发的×××号证书/单的补充",签发日期为补充证单的实际签发日期。

# 任务二　出入境货物、物品及人员的放行与计费

通关与放行是海关对符合要求的法定检验检疫出入境货物、符合卫生检疫要求的出入境运输工具、集装箱等出具规定的证明文件,表示准予出入境的一种行政执法行为。其目的是为了保证出境货物的质量、安全、卫生符合国家法律行政法规的规定、外贸合同要求及有关国际规定,维护国家信誉,扩大出口,提高经济效益;保证入境货物符合国家法律法规、外贸合同要求,防止次劣、有害的货物入境,保障生产建设安全和人民健康,维护国家的权益。法定检验检疫的进出口货物,检验检疫机构签发"入境货物检验检疫证明"或"电子底账数据号"交由货主办理通关手续,并按有关规定实施通关单联网核查。

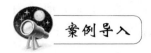 

某年 11 月 3 日,我国辽宁省 A 公司和加拿大 B 公司以 FOB 术语签订了一份出口 3000 公吨大豆的合同,B 公司于 12 月 1 日以加拿大 D 银行为开证行开出了以 A 公司为受益人的信用证,信用证有效期为一个月。A 公司接到信用证后开始备货、准备各项单据,12 月 4 日取得了由检验检疫部门签发的《出境货物通关单》以及各项随附单据,但在此时 B 公司迟迟没有派船来接运货物,经 A 公司的反复催促,B 公司于 12 月 26 日派来船只接运货物。问在 A 公司报关时海关能否以 A 公司的出境货物通关单有效期超过 21 天而不予通关?

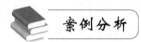 案例分析

《出境货物通关单》的有效期因商品不同有所区别。一般货物为 60 天,植物和植物产品为 21 天,北方冬季可适当延长至 35 天。结合本案例,我国出口的大豆属于植物产品,有效期应该为 21 天。但是辽宁地处我国北部,按有关规定可将有效期延长至 35 天,所以出境货物通关单仍在有效期内,海关应予以放行。

(案例来源:http://www.tafe.org.cn/news/697/18637.htm)

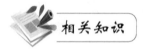 相关知识

### 一、入境货物的放行

(1) 列入实施检验检疫的进出境商品目录的进口货物,海关应签发"入境货物检验检疫证明"交由货主办理通关手续,并按有关规定实施通关单联网核查。

(2) 入境货物由报关地海关签发"入境货物检验检疫证明"。

需由目的地海关施检的,签发"入境货物检验检疫证明",并及时将相关电子信息及《入境货物调离通知单》传递给目的地海关。

需实施通关前查验的入境货物,经查验合格,或经查验不合格,但可进行有效处理的,签发"入境货物检验检疫证明";经查验不合格又无有效处理方法,需作退货或销毁处理的,签发"检验检疫处理通知书",并书面告知海关和当事人。

(3) 入境货物通关后经检验检疫合格,或经检验检疫不合格、但已进行有效处理合格的,签发"入境货物检验检疫证明",进口食品还需签发卫生证书;不合格需作退货或销毁处理的,签发"检验检疫处理通知书",并书面告知海关和当事人。

### 二、出境货物的放行

列入实施检验检疫的进出境商品目录的出口货物,应先检验检疫,后通关放行,即出境货物的发货人或者其代理人向海关报检,海关检验检疫部门受理报检后实施检验检疫。海

关对报检资格、报检时限和地点、电子报检数据和报检单据进行审核,受理报检。海关实施检验检疫监管后建立电子底账,向企业反馈电子底账数据号(合格),符合要求的按规定签发检验检疫证书。企业在报关时应填写电子底账数据号,办理出口通关手续。对于经检验检疫不合格的货物,该批货物不能出口(不合格通知单)。

(1)"一般报检"的出境货物分为两种情况:

① 在本地报关的,产地检验检疫合格并出具"放行指令"。

② 在异地报关的,检验检疫合格的,签发有关证书,并出具"放行指令",口岸查验后放行。检验检疫不合格的,签"出境货物不合格通知单"。

(2)受理出口预验申请,海关对预报检的出境货物实施检验检疫,正式对外出境时,报关单位到报关地海关,办理查验放行手续。

(3)对实施绿色通道、直通放行等通关便利措施的货物,按有关规定办理放行手续。

### 三、其他放行

(1)出入境运输工具、集装箱申报后,符合检验检疫要求的,按相关规定签发检验检疫证单予以放行。需检疫除害处理的,处理后签发检疫处理证书予以放行。

(2)出入境人员接受检疫查验和健康检查的,按卫生检疫的有关规定签发证明或证书。

(3)尸体、棺柩、骸骨入出境,由报关地海关签发尸体/棺柩/骸骨入出境放行证明。

### 四、计费与收费

(1)计费人员应严格按照《出入境检验检疫收费办法》等关于检验检疫收费的有关规定进行计费。

(2)计费人员应核实业务系统的计费结果,系统的计费结果与应收费用不符的,应人工更正。

(3)收费人员应按计费结果收取检验检疫费,并出具规定使用的票据。有条件的检验检疫机构可采用电子缴费方式收费。

具体情况见国家发改委、财政部印发的《出入境检验检疫收费办法》《出入境检验检疫收费标准》《出入境检验检疫有关实验室检验项目、鉴定项目收费标准》《出入境检验检疫有关检疫处理等业务收费标准》等。

# 任务三　办理进出口商品复验和免验

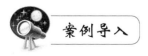
案例导入

2009年,国家质检总局正式向亨达颁发了"国家出口商品免验企业"证书这一国家外贸出口的最高质量荣誉。出口免验是国家质检总局为鼓励名优产品出口、提高中国商品和企业在国际市场上竞争力的一项重要举措,也是国家授予企业的最高质量荣誉,代表了行业最高水平,被誉为企业开拓国际市场的"国际通行金卡"。

亨达集团25年来"世界品质"的锤炼,在企业质量管理、产品质量、技术设备、检验检测水平等方面,得到了专家组的一致肯定。

此次荣获"国家出口商品免验企业",亨达是全国仅有的118家获此荣誉的企业之一,这不仅显示了亨达在同行业中的领先地位,也是国家对亨达综合实力的认可,亨达依托"国家出口商品免验企业"这一"国际通行金卡",将对企业进一步开拓国外市场、加速在国际市场上跨越式发展发挥重大的推动作用。

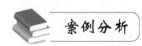 **案例分析**

亨达集团进行了国家出口商品免验企业的申报工作,并一次性通过了国家质检总局专家组的严格审核,能更好地应对严峻的市场挑战,规避国际贸易壁垒带来的不良影响。

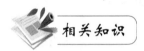 **相关知识**

## 一、进出口商品复验

经海关初验的进出境商品,因各种原因需要进行的第二次检验称复验。

### (一)申请与受理

(1)报检人对海关作出的检验结果有异议的,可以向作出检验结果的海关或者其上级海关申请复验,也可以向海关总署申请复验。受理复验的海关或者海关总署负责组织实施复验。海关或者海关总署对同一检验结果只进行一次复验。

(2)报检人申请复验,应当自收到海关的检验结果之日起15日内提出。因不可抗力或者其他正当理由不能申请复验的,申请期限中止。从中止的原因消除之日起,申请期限继续计算。

(3)报检人申请复验,应当保证(持)原报检商品的质量、重量、数量符合原检验时的状态,并保留其包装、封识、标志。

(4)报检人申请复验,应当按照规定如实填写复验申请表,并提供原报检所提供的证单、资料及原海关出具的检验证书。报检人应当对所提供的证单及资料的真实性和有效性负责。

(5)隶属海关或者海关总署自收到复验申请之日起15日内,对复验申请进行审查并作出如下处理:

① 复验申请符合本办法规定的,予以受理,并向申请人出具《复验申请受理通知书》。

② 复验申请内容不全或者随附证单资料不全的,向申请人出具《复验申请材料补正告知书》,限期补正。逾期不补正的,视为撤销申请。

③ 复验申请不符合本办法规定的,不予受理,并出具《复验申请不予受理通知书》,书面通知申请人并告之理由。

(6) 复验申请人应当按照规定交纳复验费用。受理复验的海关或者海关总署的复验结论认定属原海关责任的,复验费用由原海关承担。

（二）组织实施

(1) 隶属海关或者海关总署受理复验后,应当在 5 日内组建复验工作组,并将工作组名单告知申请人。复验工作组人数应当为 3 人或者 5 人。

(2) 复验申请人认为复验工作组成员与复验工作有利害关系或者有其他因素可能影响复验公正性的,应当在收到复验工作组成员名单之日起 3 日内,向受理复验的海关或者海关总署申请该成员回避并提供相应证据材料。

受理复验的海关或者海关总署应当在收到回避申请之日起 3 日内作出回避或者不予回避的决定。

(3) 作出原检验结果的海关应当向复验工作组提供原检验记录和其他有关资料。复验申请人有义务配合复验工作组的复验工作。

(4) 复验工作组应当制定复验方案并组织实施。

① 审查复验申请人的复验申请表、有关证单及资料。经审查,若不具备复验实施条件的,可书面通知申请人暂时中止复验并说明理由。经申请人完善,重新具备复验实施条件后,应当从具备条件之日起继续复验工作。

② 审查原检验依据的标准、方法等是否正确,并应当符合相关规定。

③ 核对商品的批次、标记、编号、质量、重量、数量、包装、外观状况,按照复验方案规定取制样品。

④ 按照操作规程进行检验。

⑤ 审核、提出复验结果,并对原检验结果作出评定。

(5) 受理复验的海关或者海关总署应当自受理复验申请之日起 60 日内作出复验结论。因技术复杂、不能在规定期限内作出复验结论的,经本机构负责人批准,可以适当延长,但是延长期限最多不超过 30 日。

(6) 复验申请人对复验结论不服的,可以依法申请行政复议或者依法提起行政诉讼。

(7) 在复验过程中抽取的样品,应当按照海关总署关于检验样品的有关规定妥善处理。

(8) 海关总署和海关工作人员应当严格遵守国家法律法规的规定,并按照本办法规定做好复验工作。

## 二、进出口商品免验

列入必须实施检验的进出口商品目录的进出口商品(规定不予免验的商品除外),由申请人提出申请,经海关审核批准,可以免予检验。

海关总署统一管理全国进出口商品免验工作,负责对申请免验生产企业的考核、审查批准和监督管理。

海关总署设在各地的海关负责所辖地区内申请免验生产企业的初审和监督管理。

### (一) 进出口商品免验申请的条件

(1) 申请免验的进出口商品质量应当长期稳定,在国际市场上有良好的质量信誉,无由于生产企业责任而引起的质量异议、索赔和退货,检验检疫机构检验合格率连续 3 年达到百分之百;

(2) 申请人申请免验的商品应当有自己的品牌,在相关国家或者地区同行业中,产品档次、产品质量处于领先地位;

(3) 申请免验的进出口商品,其生产企业的质量管理体系应当符合 ISO9000 质量管理体系标准或者与申请免验商品特点相应的管理体系标准要求,并获得权威认证机构认证;

(4) 为满足工作需要和保证产品质量,申请免验的进出口商品的生产企业应当具有一定的检测能力;

(5) 申请免验的进出口商品的生产企业应当符合《进出口商品免验审查条件》的要求。

### (二) 不予受理免验申请的进出口商品

(1) 食品、动植物及其产品;
(2) 危险品及危险品包装;
(3) 品质波动大或者散装运输的商品;
(4) 需出具检验检疫证书或者依据检验检疫证书所列重量、数量、品质等计价结汇的商品。

### (三) 申请人提出免验申请

(1) 申请进口商品免验的,申请人应当向海关总署提出。申请出口商品免验的,申请人应当先向所在地海关提出,经所在地海关依照本办法相关规定初审合格后,方可向海关总署提出正式申请。

(2) 申请人应当填写并向海关总署提交《进出口商品免验申请书》一式三份,同时提交申请免验进出口商品生产企业的 ISO9000 质量管理体系或者与申请免验商品特点相应的管理体系认证证书、质量管理体系文件、质量标准、海关出具的合格率证明和初审报告、用户意见等文件。

### (四) 免验申请的审核

海关总署对申请人提交的文件进行审核,并于 1 个月内做出以下书面答复意见:

(1) 申请人提交的文件符合本办法规定的,予以受理;不符合本办法规定的,不予受理,并书面通知申请人。

(2) 提交的文件不齐全的,通知申请人限期补齐,过期不补的或者补交不齐的,视为撤销申请。

### (五) 免验审查

(1) 海关总署受理申请后,应当组成免验专家审查组,在 3 个月内完成考核、审查。

审查组应当由非申请人所在地海关人员组成,组长负责组织审查工作。审查人员应当熟悉申请免验商品的检验技术和管理工作。

(2) 申请人认为审查组成员与所承担的免验审查工作有利害关系,可能影响公正评审的,可以申请该成员回避。审查组成员是否回避,由海关总署决定。

(3) 审查组工作程序。

① 审核申请人提交免验申请表及有关材料;

② 审核海关初审表及审查报告;

③ 研究制定具体免验审查方案并向申请人宣布审查方案;

④ 对申请免验的商品进行检验和测试,并提出检测报告;

⑤ 按照免验审查方案和《进出口商品免验审查条件》对生产企业进行考核;

⑥ 根据现场考核情况,向海关总署提交免验审查情况的报告,并明确是否免验的意见,同时填写《进出口商品免验审查报告表》。

## (六)免验申请处理

(1) 符合本办法规定的,海关总署批准其商品免验,并向免验申请人颁发《进出口商品免验证书》。

(2) 对不符合本办法规定的,海关总署不予批准其商品免验,并书面通知申请人。

(3) 未获准进出口商品免验的申请人,自接到书面通知之日起 1 年后,方可再次向海关提出免验申请。

同时,审查组应当对申请人的生产技术、生产工艺、检测结果、审查结果保密。对已获免验的进出口商品,需要出具检验检疫证书的,海关应当对该批进出口商品实施检验检疫。

## (七)免验证书有效期

有效期为 3 年。期满要求续延的,免验企业应当在有效期满 3 个月前,向海关总署提出免验续延申请,经海关总署组织复核合格后,重新颁发免验证书。

## (八)监督管理

(1) 免验企业不得改变免验商品范围,如有改变,应当重新办理免验申请手续。

(2) 免验商品进出口时,免验企业可凭有效的免验证书、外贸合同、信用证、该商品的品质证明和包装合格单等文件到海关办理放行手续。

(3) 免验企业应当在每年 1 月底前,向海关提交上年度免验商品进出口情况报告,其内容包括上年度进出口情况、质量情况、质量管理情况等。

(4) 海关负责对所辖地区进出口免验商品的日常监督管理工作。

(5) 海关在监督管理工作中,发现免验企业的质量管理工作或者产品质量不符合免验要求的,责令该免验企业限期整改,整改期限为 3 至 6 个月。

(6) 免验企业在整改期间,其进出口商品暂停免验。

(7) 免验企业在整改限期内完成整改后,应当向海关提交整改报告,经海关总署审核合格后方可恢复免验。

(8) 海关在监督管理工作中,发现免验企业有下列情况之一的,经海关总署批准,可对该免验企业作出注销免验的决定:

① 不符合免验申请条件的;

② 经限期整改后仍不符合要求的;

③ 弄虚作假,假冒免验商品进出口的;

④ 其他违反检验检疫法律法规的。

被注销免验的企业,自收到注销免验决定通知之日起,不再享受进出口商品免验,3年后方可重新申请免验。

# 任务四　直通放行和绿色通道制度

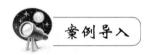

天津检验检疫局推进天津口岸直通放行模式,多名为内地企业办理口岸出口直通放行的报检员进入天津检验检疫局国际贸易与航运服务中心办事处(以下简称国航办)报检大厅的直通放行窗口,企业提交手机短信申报,直通放行信息回馈迅速,企业几分钟之内就领到了通关单。

天津振华物流集团有限公司的报检员兴奋地对周围人说:"以往一批出口货物在口岸录单—报检—查验—放行两三天的工作流程,现在直通放行企业的货物,报检、放行在几分钟之内就可完成,为我们节省了很多时间。"

天津检验检疫局国航办主任林建辉介绍,该办事处是天津检验检疫局指定直通放行货物的落实部门。以往,正常出入境货物申报、放行需要十多分钟才能办结,现在实行口岸直通放行模式,业务随到随办,方便了企业。截至目前,该办事处办理进出口直通放行业务4万余批,货值40多亿美元。

从四面八方运载出口货物的集装箱车一路没有停留,长驱直入驶进天津港码头。

物流代理们为此算了一笔账:每批直通放行货物,在天津港节省将近两三天的查验等候时间,同时节省了堆存、滞箱、开箱、调运等大量的各种费用。对于企业尤其是大批量集装箱出口的企业有很大吸引力。

国航办直通放行科分管领导张建军介绍,为保障冷鲜货物的出口质量,以往天津检验检疫局采取了开辟绿色通道、实行"5+2,白+黑"工作制、24小时全天候预约服务等服务措施,但以河北鸭梨为例,货物由产地运抵天津后在窗口报检时才能获知是否查验,同时,由于口岸查验开箱,温度的变化有可能影响货物品质,对于企业仍有诸多不便。实施了天津口岸直通放行模式,为生鲜货物出口节省了时间,保证了出口货物的品质。

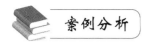 案例分析

区别于内地局"虚拟口岸直通放行"和"区域直通放行"制度的产地检验检疫、出通关单的做法,天津检验检疫局实行"天津口岸直通放行模式",依托实体口岸,制定产地检验检疫、口岸出通关单、进口转检模式,利用无纸化报检、手机短信申报、自助签证系统、企业诚信后期监管等电子信息化监管手段,简化工作环节,减少重复,缩短流程,提高效率,降低成本,实现"一次报检、一次检验检疫、一次出单""零等候、零库存、零积压"的目标,实现了快速通关的目标。

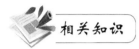 相关知识

## 一、直通放行制度

### (一)目的

为了进一步推动"大通关"建设,提高进出口货物通关效率,实现提速、减负、增效、严密监管,根据国家有关出入境检验检疫法律法规制定直通放行制度。

### (二)直通放行的定义和类型

**1. 定义**

直通放行是指海关对符合规定条件的进出口货物实施便捷高效的检验检疫放行方式,包括进口直通放行和出口直通放行。

**2. 类型**

进口直通放行是指对符合条件的进口货物,口岸海关不实施检验检疫,货物直运至目的地,由目的地海关实施检验检疫的放行方式。

出口直通放行是指对符合条件的出口货物,经产地海关检验检疫合格后,企业可凭产地海关出具的"放行指令"在报关地海关直接办理通关手续的放行方式。

### (三)主管机关

海关总署负责全国进出口货物检验检疫直通放行工作的管理;各地海关负责本辖区进出口货物检验检疫直通放行工作的实施和监督管理。

### (四)监管原则

直通放行工作的实施以企业诚信管理和货物风险分析为基础,以信息化管理为手段,坚持"谁检验检疫,谁承担责任"的原则。符合直通放行条件的,企业报检时可自愿选择检验检疫直通放行方式或原放行方式。

## （五）实施直通放行的企业需满足的条件

（1）实施直通放行的企业需满足的条件如下：

① 严格遵守国家出入境检验检疫法律法规，2 年内无行政处罚记录；

② 检验检疫诚信管理（分类管理）中的 A 类企业（一类企业）；

③ 企业年进出口额在 150 万美元以上；

④ 企业已实施 HACCP 或 ISO9000 质量管理体系，并获得相关机构颁发的质量体系评审合格证书；

⑤ 出口企业同时应具备对产品质量安全进行有效控制的能力，产品质量稳定，海关实施检验检疫的年批次检验检疫合格率不低于 99%，1 年内未发现由于产品质量原因引起的退货、理赔或其他事故。

符合以上条件的进出口企业可申请直通放行，填写《直通放行申请书》，并向所在地海关提交相关证明性材料，海关对企业提交的材料进行审核批准后，报海关总署备案，并统一公布。

（2）海关总署按照风险分析、科学管理的原则，制定《实施出口直通放行货物目录》，并实行动态调整。申请实施出口直通放行的货物应在《实施出口直通放行货物目录》内，但在下列情况下不实施出口直通放行：

① 散装货物；

② 出口援外物资和市场采购货物；

③ 在口岸需更换包装、分批出运或重新拼装的；

④ 双边协定、进口国或地区要求等须在口岸出具检验检疫证书的；

⑤ 海关总署规定的其他不适宜实施直通放行的情况。

## （六）实施出口直通放行货物范围

海关总署按照风险分析、科学管理的原则，制定《实施出口直通放行货物目录》和《不实施进口直通放行货物目录》，并实行动态调整。

## （七）出口直通放行

（1）企业选择出口直通放行方式的，办理报检手续时，应直接向产地海关《申请出境货物通关单》，并在报检单上注明"直通放行"字样。

（2）产地海关检验检疫合格并对货物集装箱加施封识后，直接出具"放行指令"。

（3）口岸海关应及时掌握经本口岸出境的出口直通放行货物信息，在不需要企业申报、不增加企业负担的情况下，对到达口岸的直通放行货物实施随机查验。

查验以核查集装箱封识为主，封识完好即视为符合要求。对封识丢失、损坏、封识号有误或箱体破损等异常情况，要进一步核查，并将情况及时反馈至产地海关。

（4）对出口直通放行后的退运货物，口岸海关应当及时将信息反馈至产地海关。

## （八）进口直通放行

（1）对在口岸报关的进口货物，报检人选择直通放行的，在口岸海关进行相应的检疫后,货物通关后直运至目的地,由目的地海关实施检验检疫。

（2）对在目的地报关的进口货物,报检人选择直通放行的,直接向目的地海关报检。

（3）对于进口直通放行的货物,口岸与目的地海关应密切配合,采取有效监管措施,加强监管。对需要实施检疫且无原封识的进口货物,口岸海关应对集装箱加施检验检疫封识（包括电子锁等）,要逐步实现 GPS 监控系统对进口直通放行货物运输过程的监控。集装箱加施封识的,应将加施封识的信息发送至目的地海关。

（4）进口直通放行的货物,报检人应在目的地海关指定的地点使其接受检验检疫。对已加施检验检疫封识的,应当向目的地海关申请启封,未经海关同意不得擅自开箱、卸货。

（5）货物经检验检疫不合格且无有效检疫处理或技术处理方法的,由目的地海关监督实施销毁或作退货处理。

（6）目的地海关在完成检验检疫后,应将检验检疫信息反馈至入境口岸海关。

（7）进口直通放行货物的检验检疫费由实施检验检疫的目的地海关收取。

## （九）直通放行资格取消

各地海关负责对直通放行企业的监督管理。有下列情况之一的,由所在地海关填写《停止直通放行通知单》,报属地海关审核同意后,停止对其进出口直通放行,并报海关总署备案。

（1）企业资质发生变化,不再具备直通放行有关规定条件的;

（2）出口直通放行的货物因质量问题发生退货、理赔、造成恶劣影响的;

（3）直通放行后擅自损毁封识、调换货物、更改批次或改换包装的;

（4）非直通放行货物经口岸查验发现有货证不符的;

（5）企业有其他违法违规行为,受到违规处理或行政处罚的。

注:停止直通放行的企业 1 年内不得重新申请直通放行。

## 二、绿色通道制度

检验检疫绿色通道制度（以下简称绿色通道制度）是指对于诚信度高、产品质量保障体系健全、质量稳定、具有较大出口规模的生产、经营企业（含高新技术企业、加工贸易企业）,经海关总署审查核准,对其符合条件的出口货物实行产地检验检疫合格,口岸海关免于查验的放行管理模式。

**1. 申请原则**

绿色通道制度实行企业自愿申请原则。

**2. 主管机关**

海关总署主管全国出口货物绿色通道制度的监督管理和实施绿色通道制度企业的核准工作。海关总署设在各地的海关负责所辖地区实施绿色通道制度企业的审查和监督管理工作。

海关总署设在各地的海关负责所辖地区实施绿色通道制度企业的申请受理、初审和日常管理工作。

**3. 实施绿色通道制度出口货物范围**

海关总署根据出口货物检验检疫的实际情况以及绿色通道制度的实施情况确定、调整实施绿色通道制度出口货物的范围。

散装货物、品质波动大、易变质和需在口岸换发检验检疫证书的货物,不实施绿色通道制度。

**4. 申请实施绿色通道制度的企业应具备的条件**

(1) 具有良好信誉,诚信度高,年出口额达500万美元以上;

(2) 已实施 ISO9000 质量管理体系,获得相关机构颁发的生产企业质量体系评审合格证书;

(3) 出口货物质量长期稳定,2年内未发生过进口国质量索赔和争议;

(4) 1年内无违规报检行为,2年内未受过检验检疫机构行政处罚;

(5) 根据海关总署有关规定实施生产企业分类管理的,应当属于一类或者二类企业;

(6) 法律法规及双边协议规定必须使用原产地标记的,应当获得原产地标记注册;

(7) 海关总署规定的其他条件。

申请企业需做出以下承诺:

(1) 遵守出入境检验检疫法律法规和《出入境检验检疫报检规定》;

(2) 采用电子方式进行申报;

(3) 出口货物货证相符、批次清楚、标记齐全,可以实施封识的必须封识完整;

(4) 产地海关检验检疫合格的出口货物在运往口岸过程中,不发生换货、调包等不法行为;

(5) 自觉接受海关的监督管理。

**5. 绿色通道制度实施申请**

申请实施绿色通道制度的企业,应当到所在地海关填写《实施绿色通道制度申请书》,同时提交申请企业的 ISO9000 质量管理体系认证证书(复印件)及其他有关文件。

## 二、实施绿色通道制度出口货物报检流程

(1) 报检信息的审核:实施绿色通道制度的自营出口企业,报检单位、发货人、生产企业必须一致;实施绿色通道制度的经营性企业,报检单位、发货人必须一致,其经营的出口货物必须由获准实施绿色通道制度的生产企业生产。

(2) 产地海关应当对实施绿色通道制度出口货物的报检单据和检验检疫单据加强审核,对符合条件的必须以电子转单方式向口岸海关发送通关数据。

(3) 对于实施绿色通道制度企业的出口货物,口岸海关应当进入 CIQ2000 系统报检子系统启动绿色通道功能。

(4) 对于实施绿色通道制度的企业,口岸海关审查电子转单数据中的相关信息,审查无误的,不需查验,直接出具"放行指令"。

(5) 实施绿色通道制度的企业在口岸对有关申报内容进行更改的,口岸海关不再按绿色通道制度的规定予以放行。

### 三、监督管理

(1) 产地海关应当建立实施绿色通道制度企业的管理档案,加强对实施绿色通道制度企业的监督。

(2) 口岸海关发现实施绿色通道制度企业不履行自律承诺的或者有其他违规行为的,应当及时报口岸所在地海关。

(3) 口岸所在地海关核实无误的,通报产地海关;产地海关暂停对该企业实施绿色通道制度,并向海关总署报送取消该企业实施绿色通道制度资格的意见;海关总署核实后,取消该企业实施绿色通道制度的资格。

(4) 口岸和产地海关应当定期对绿色通道制度实施情况进行统计,并建立相互通报制度。

## 练 习 题

### 一、单项选择题

1. (　　)凭施检部门的检验检疫、鉴定证稿(结果报告单)签发证单。

A. 检验人员　　　　B. 检务部门　　　　C. 检验检疫部门　　　D. 业务部门

2. 出境货物受理电子报检后,报检人应按受理报检信息的要求,在(　　),提交报检单和随附单据。

A. 实施检验检疫前　　　　　　　　B. 实施检验检疫时

C. 通关放行时　　　　　　　　　　D. 通关放行后

3. 对由境外收货人责任造成残损、短缺或品质等问题的法检货物,需要换货、退货或赔偿的,(　　)可作为通关免税或者退税的重要凭证。

A. 海关出具的证书　　　　　　　　B. 税务部门出具的证明

C. 公证行出具的证明　　　　　　　D. 检验公司出具的证书

4. 一般情况下,出境货物和入境货物检验检疫通关放行程序的区别是(　　)。

A. 报检和检验检疫先后顺序不同

B. 报检和报关先后顺序不同

C. 签发通关单和报关先后顺序不同

D. 检验检疫和报关先后顺序不同

5. 对于检验检疫绿色通道企业的出口货物,检验检疫机构实施(　　)。

A. 产地免于检验,口岸进行查验　　　B. 产地免于检验,口岸免于查验

C. 产地检验合格,口岸进行查验　　　D. 产地检验合格,口岸免于查验

6. 以下检验检疫证书,适用于检疫合格的出境活动物的是(　　)。

A. 兽医卫生证书　　　B. 动物卫生证书　　　C. 卫生证书　　　　D. 健康证书

7. 某公司进口一批食品(检验检疫类别为 R/S),经检验不合格,海关出具(　　)。

A. 检验证书　　　　　　　　　　　B. 卫生证书

C. 健康证书　　　　　　　　　　　D. 入境货物检验检疫情况通知单

## 二、多项选择题

1. 输往( )的货物木质包装,须按输入国要求进行检疫处理。
   A. 纽约　　　　　B. 里约热内卢　　　C. 曼谷　　　　　D. 哥本哈根

2. ( )经检验合格应当加贴验讫标志。
   A. 进口的玩具　　B. 进口的汽车　　　C. 出口的打火机　D. 出口的烟花爆竹

3. 关于实施检验检疫绿色通道制度的出口货物,以下表述错误的有( )。
   A. 产地海关免于检验
   B. 口岸海关免于查验
   C. 可以是散装货物
   D. 可以在口岸申请换发检验检疫证书

4. 关于检验检疫证单的法律效用,以下表述正确的有( )。
   A. 是出入境货物通关的重要凭证
   B. 是海关征收或减免关税的有效凭证
   C. 是履行交接、结算及进口国准人的有效证件
   D. 是办理索赔、仲裁及诉讼的有效证件

5. 某企业进口一批法检货物,以下表述正确的有( )。
   A. 货物通关放行后,企业应及时向海关申请检验
   B. 货物通关放行后,企业即可将货物投入使用
   C. 货物须经检验检疫合格后方可投入使用
   D. 货物未经检验检疫就投入使用的,企业将受到行政处罚

6. 检验检疫机构履行出入境检验检疫职责,并依法收取检验检疫费。关于检验检疫费,以下表述正确的有( )。
   A. 检验检疫费统一按照《出入境检验检疫收费办法》收取
   B. 检验检疫不合格并签发不合格通知单的出口货物,应按全额缴纳检验检疫费
   C. 实施检验检疫后报检人因故撤销报检的,不需缴纳检验检疫费
   D. 未及时缴清全部检验检疫费的,须按规定缴纳滞纳金

7. 以下所列货物,不实施检验检疫出口直通放行的有( )。
   A. 市场采购货物
   B. 散装货物
   C. 援外物资
   D. 在口岸需要重新拼装的货物

## 三、判断题

1. 出入境检验检疫证书的签发程序包括:审核—制证—核对。签署—盖章—发证/放行。( )

2. 品名、数量、检验检疫结果、包装、发货人、收货人等重要项目更改后与合同、信用证不符的,或者更改后与输出、输入国家法律法规规定不符的,均不能更改。( )

3. 检验检疫证书须经公证机构公证,方可作为仲裁或诉讼时有效的证明文件。( )

4. 自海关开具收费通知单之日起 20 日内,出入境关系人应交清全部检验检疫费,逾期未交的,自第 21 日起,每日加收未交纳部分 5‰的滞纳金。( )

5. 入境货物发生残损的,买方可凭海关签发的检验证书提出索赔。( )

6. 对于检验检疫不合格的出口货物,海关签发《检验检疫处理通知书》。(  )

7. 报检人申请更改检验检疫证单时,应填写更改申请单,交付有关函电等证明单据,并交还原证单,经审核同意后方可办理更改手续。(  )

8. 出入境快件无需实施检疫。(  )

9. 《入境货物调离通知单》是进口法检货物已向海关报检并准予销售、使用的有效凭证。(  )

### 四、综合实务题

(一)南昌西海电子有限公司向南昌检验检疫机构申请直通放行并获得了批准。该公司生产了一批液晶电视机、等离子电视机等货物,拟通过直通放行方式报检,并从广州口岸出口。

1. 该公司申请实施放行应符合的条件是(  )。

A. 2 年内无行政处罚记录

B. 检验检疫诚信管理(分类管理)的 A 类企业(一类企业)

C. 年进出口额在 1000 万美元以上

D. 已实施 IS09000 质量管理体系,并获得相应的质量体系评审合格证书

2. 该批货物发生以下情况,不能实施直通放行的是(  )。

A. 通过散装方式出口　　　　　　B. 在口岸更换包装

C. 在口岸分批出境　　　　　　　D. 在口岸重新拼装

3. 该批货物的报检地点应该是(  )。

A. 企业自由选择　　　　　　　　B. 南昌

C. 广州　　　　　　　　　　　　D. 根据报关地点决定

4. 发生以下情况,该企业将被停止实施直通放行的是(  )。

A. 直通放行的出口货物因质量问题发生退货、理赔,造成恶劣影响

B. 直通放行后擅自调换货物

C. 非直通放行货物经口岸查验发现货证不符

D. 受到行政处罚

(二)案例:有毒纸尿裤进口遭拒

2011 年 10 月,厦门局大嶝办事处检验检疫人员对一批台湾进口的知名品牌婴儿纸尿裤取样送实验室检验。结果显示,该批货物细菌菌落总数为 7300 cfu/g,真菌菌落总数 7700 cfu/g,大大超过国家强制性标准 GB15979—2002《一次性使用卫生用品卫生标准》规定的细菌菌落总数小于 20 cfu/g 和真菌菌落总数不得检出的要求。厦门局大嶝办事处依法出具不合格通知单,并责令企业对该批货物实施退运。试分析原因。

## 参　考　答　案

### 一、单项选择题

1. B　　2. B　　3. A　　4. A　　5. D　　6. B　　7. B

## 二、多项选择题

1. ABD  2. ACD  3. ACD  4. ABCD  5. ACD  6. ABD  7. ABCD

## 三、判断题

1. √  2. √  3. ×  4. √  5. √  6. ×  7. √  8. ×  9. ×

## 四、综合实务题

（一）1. ABD  2. ABCD  3. B  4. ABCD

（二）分析：

使用不合格的尿布会诱发多种疾病,特别是婴儿的皮肤比较稚嫩,毛细血管表浅,免疫力低下,而不合格纸尿布的细菌数量较高,使用这种产品后会导致合并感染、红臀等疾病。货物检出细菌菌落总数和真菌菌落总数超标如此严重,在厦门口岸尚属首次。

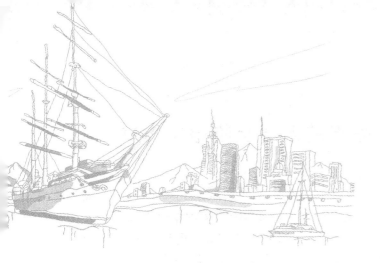

# 项目三
# 办理入境货物的报检

## 项目介绍

本项目内容是实现报检必须掌握的,具有较强的操作性,在掌握报检范围、报检方式、报检程序及不同类别报检的时间和地点、报检所需单证等基本规定的前提下,针对不同类别的进出口业务要求,选择不同类别的报检方式、按照各类货物的特殊要求实施报检。

## 项目导入

合肥B货运代理公司最近接受了合肥几家外贸公司的委托代为报检,货物涉及动物和动物产品、植物及植物产品、机电产品、食品、食品和动物饲料添加剂、化妆品、玩具、危险货物等几个品种。报检员张红要完成这些货物的报检工作,需完成以下任务:

任务一:选择适当的入境货物报检方式;

任务二:办理入境动物及动物产品报检;

任务三:办理入境植物及植物产品报检;

任务四:办理入境机电产品报检;

任务五:办理入境食品报检;

任务六:办理入境人类食品和动物饲料添加剂及原料产品报检;

任务七:办理入境化妆品报检;

任务八:办理入境玩具报检;

任务九:办理入境汽车报检。

# 任务一　选择适当的入境货物报检方式

　　报检是指有关当事人根据法律、行政法规的规定、对外贸易合同的约定或证明履约的需要,向海关申请检验、检疫、鉴定以获准出入境或取得销售使用的合法凭证及某种公证证明所必须履行的法定程序和手续。入境货物的收货人或代理人向海关报检,可以采用书面报检或电子报检两种方式。书面报检是指报检当事人按照海关的规定,填制纸质入境货物报检单,备齐随附单证,向海关当面递交的报检方式。电子报检是指报检当事人使用电子报检软件,通过检验检疫电子业务服务平台,将报检数据以电子方式传输给海关,经检验检疫业务管理系统和海关工作人员处理后,将受理报检信息反馈给报检当事人,报检当事人在收到海关已受理报检的反馈信息后打印出符合规范的纸质报检单,在海关规定的时间和地点提交入境货物报检单和随附单据的报检方式。主要通过"企业端软件"或"网上申报系统"两种方式来实现电子报检。一般情况下,报检当事人应采用电子报检方式向海关报检,并且确保电子报检信息真实、准确,与纸质报检单及随附单据有关内容保持一致。

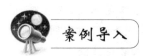

　　7月26日凌晨,根据海关总署统一部署,在广东分署组织指挥和深圳、广州、汕头海关协助下,湛江海关联合福州、厦门、江门、南昌、武汉海关和广东湛江市公安局开展收网行动,共出动人员160名,分成27个行动组,在广东湛江、广州、深圳、潮州、福建宁德等地开展查缉,共抓获犯罪嫌疑人24名,成功打掉8个走私燕窝团伙,现场查扣涉嫌走私燕窝约1.7吨,价值约1700万元,以及书证、电子证据一批,查证涉嫌走私燕窝约101吨,货值逾10亿元。

### "隐秘的角落"挖出走私燕窝加工销售黑窝点

　　2019年11月,湛江海关缉私局接到南宁海关缉私局转来的一条线索,线索显示:广东廉江市某镇有人参与走私燕窝活动,该局根据新型警务协作机制,随即联合广东湛江市公安局成立工作组,安排调查人员到现场开展排查,通过艰苦的排查,调查人员逐渐将目光聚焦在镇上一栋不起眼的四层民居上,该民居坐落于某快递网点旁,每天接收和寄出大量的包裹,经常有七八名男女村民在该民居进出,形迹非常可疑。调查人员很快摸清该民居是以王某桂等人为首的走私燕窝加工销售点。王某桂等人收到走私燕窝后,组织村民经过简单的加工包装,通过网络电商等渠道销往全国各地。据初步调查,不到3年时间王某桂等人就走私燕窝多达8.7吨,价值达8700万元。

### 家族式操控走私触目惊心

　　是谁将走私燕窝源源不绝运往偏僻的小镇?办案民警循线追查,发现快递均来自于广东深圳、广西南宁等地,同时发现王某桂频频与广州、潮州、南宁等地人员刘某达、王某进、黄某联系,而刘某达、王某进等人又与潮州的刘某亮等人联系频繁。办案民警连续2周对上述人员的关系进行综合分析,发现这是一个以亲属关系为纽带的家族式走私团伙。团伙主要头目刘某亮是刘某达的父亲、王某进的岳父,而王某进与廉江王某桂是堂兄弟关系,团伙其他成员也大多为亲戚或邻里,沾亲带故,关系紧密。经进一步摸查,相关情况逐渐清晰:以刘某亮、吴某华、陈某英等人为首的走私团伙通过设立在马来西亚的公司采购燕窝,经过简单加工把燕窝发往香港或越南,由通关团伙偷运入境,采取快递方式发往广东广州、潮州、湛江和福建宁德等地,相关销售点再通过网络平台销往全国各地,各链条、环节均有专门人员负责,形成一个多点连结、错综复杂的走私网络。令人咂舌的是,不到3年时间,以刘某亮为首的家族式走私团伙就走私燕窝约101吨,价值逾10亿元。

"蚂蚁搬家"搬出走私大案

又是谁在操控着通关入境环节呢? 随着办案民警对案件调查的深入,三个走私通道逐渐浮出水面。刘某亮、陈某英等人通过关系找到深圳"水客"偷运团伙、"粤港两地车"偷运团伙和中越边境非设关地通关偷运团伙的头目,委托他们以带货的方式偷运入境,支付通关费220－300元/件不等,再通过快递渠道邮寄到各地加工销售点。办案民警发现,短短3年时间,仅深圳"水客"通关团伙陈某都等人通过人身携带少量多次带货,就达到48吨,货值约4.8亿元;"粤港两地车"通关团伙等人蚂蚁搬家式偷运燕窝达52吨,货值约5.2亿元。而中越边境非设关地通关团伙黄某每次以300公斤的数量偷运入境,受年初疫情边境管控影响,该团伙走私偷运燕窝活动一度消停。由于案情复杂、涉及地域广,湛江海关缉私局将相关线索通报福州、厦门、江门、南昌、武汉海关缉私局,联合开展分析研判,择机开展收网行动。

走私燕窝存在安全隐患

走私燕窝进入加工销售点后,由不具备生产加工资质的人员加工包装,食品卫生得不到保障。同时,由于走私燕窝不是通过正规渠道进口,没有溯源码,消费者一旦遇到质量问题根本无法维权。特别是在疫情期间,走私燕窝未经海关检验检疫,存在诸多安全隐患,可能对人体健康造成危害。

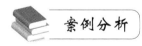 案例分析

国家对燕窝进口有严格规定,境外生产企业必须在中国海关注册,进口燕窝收货人和国外发货人均需备案,进口商进口燕窝需办理《进境动植物检疫许可证》,走私分子逃避海关监管,严重扰乱正常的进出口秩序。湛江海关提醒广大消费者:切记不要购买来源不明的燕窝,以免遭受不必要的损失。该关将坚决贯彻落实总体国家安全观,维护老百姓食品安全,严厉打击燕窝走私,规范燕窝市场,促进行业健康发展,营造公平的贸易环境,助力复工复产,促进经济社会发展。

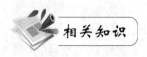 相关知识

一、报检范围

**（一）法律、行政法规规定必须由海关实施检验检疫的（又称强制性检验），即"四法""三条例"**

目前法定检验检疫报检范围是：

（1）列入《实施检验检疫的进出境商品目录》内的货物。

（2）入境废物、进口旧机电产品：

① 入境废物是指以任何贸易方式和无偿提供、捐献等方式进入国境内的一切废物（含废料）。

② 旧机电产品是我国重点监管的进口产品之一。国家对于进口旧机电产品事先采取备案制度。对涉及安全、卫生、环保的进口旧机电产品还需要进行装运前预检验。

（3）出口危险货物包装容器。国家对出口危险货物运输包装容器生产企业实行质量许可证制度。

（4）进出境集装箱。

（5）进境、出境、过境的动植物、动植物产品及其他检疫物。

（6）装载动植物、动植物产品和其他检疫物的装载容器、包装物、铺垫材料；进境动植物包装物、铺垫材料和装载容器。

（7）来自动植物疫区的运输工具；装载进境、出境、过境的动植物、动植物产品及其他检疫物的运输工具。

（8）进境拆解的废旧船舶。

（9）出入境人员、交通工具、运输设备以及可能传播检疫传染病的行李、货物和邮包等物品。

（10）旅客携带物（包括微生物、人体组织、生物制品、血液及其制品、骸骨、骨灰、废旧物品和可能传播传染病的物品以及动植物、动植物产品和其他检疫物）和携带伴侣动物。

（11）国际邮寄物（包括动植物、动植物产品和其他检疫物、微生物、人体组织、生物制品、血液及其制品以及其他需要实施检疫的国际邮寄物）。

（12）其他法律、行政法规规定需经海关实施检验检疫的其他应检对象。

**（二）输入国家和地区规定**

有的国家发布法令或政府规定要求，对某些来自中国的入境货物须凭海关签发的证书方可入境。无论是否在《法检目录》内，出口商需要向海关申请检验检疫并出具相关证书。

**（三）国际条约规定**

凡国际条约、公约或协定规定须经我国海关实施检验检疫的出入境货物，报检人须向海

关报检,由海关实施检验检疫。

### (四)对外贸易合同规定

凡对外贸易合同、协议中规定以我国海关签发的检验检疫证书为交接、结算依据的进出境货物,报检人须向海关报检。

## 二、报检资格

### (一)报检单位

(1) 将检验检疫自理报检企业备案与海关进出口货物收发货人备案,合并为海关进出口货物收发货人备案。企业备案后同时取得报关和报检资质。

(2) 将检验检疫代理报检企业备案与海关报关企业(包括海关特殊监管区域双重身份企业)注册登记或者报关企业分支机构备案,合并为海关报关企业注册登记和报关企业分支机构备案。企业注册登记或者企业分支机构备案后,同时取得报关和报检资质。

### (二)报检人员

将检验检疫报检人员备案与海关报关人员备案,合并为报关人员备案。报关人员备案后同时取得报关和报检资质。

## 三、报检程序

出入境报检程序一般包括准备报检单证、电子报检数据录入、现场递交单证、缴纳检验检疫费、联系配合检验检疫、签领检验检疫证单等几个环节。

掌握上述各环节的操作要点为:

### (一)准备报检单证

报检人员了解出入境货物基本情况后,应按照货物的性质,根据海关有关规定和要求,准备好报检单证,并确认提供的数据和各种单证正确、齐全、真实、有效。需办理检疫审批、强制性认证、卫生注册等有关批准文件的,还应在报检前办妥相关手续。

(1) 报检时,应使用海关统一印制的报检单。报检单必须加盖报检单位印章,即报检单位公章或已向海关备案的"报检专用章"。

(2) 报检单所列项目应填写完整、准确,字迹清晰,不得涂改,无相应内容的栏目应填写"***",不得留空。

(3) 报检单必须做到三个相符:一是单证相符,即报检单与合同、批文、发票、装箱单等内容相符;二是单货相符,即报检单所报内容与出入境货物实际情况相符,不得虚报、瞒报、伪报;三是单单相符,即纸质报检单所列内容与电子报检单载明的数据、信息相符。报检人员应在"报检人声明"栏手签名,并对申报内容的真实性、准确性负责。

(4) 随附单证原则上要求原件,确实无法提供原件的,应提供有效复印件。但有关入境许可/审批文件、输出国家或地区官方检疫证书、进口废物装运前检验证书以及其他海关特别要求的单证,须提交原件。

### (二)电子报检数据录入

(1)报检人员应使用经海关评测合格并认可的电子报检软件进行电子报检;

(2)须在规定的报检时限内将相关出入境货物的报检数据发送至报检地海关;

(3)对于合同或信用证中涉及检验检疫特殊条款和特殊要求的,应在电子报检中同时提出;

(4)对经审核不符合要求的电子报检数据,报检人员可按照海关的有关要求对报检数据进行修改后,再次报检;

(5)报检人员收到受理报检的反馈信息后打印出符合规范的纸质货物报检单;

(6)需要对已发送的电子报检数据进行更改或撤销报检时,报检人员应发送更改或撤销申请。

### (三)现场递交单证

(1)电子报检受理后,报检人员应在海关规定的地点和期限内,到现场递交纸质报检单、随附单证等有关资料。

(2)对经海关工作人员审核认为不符合规定的报检单证,或需要报检单位作出解释、说明的,报检人员应及时修改、补充或更换报检单证,及时解释、说明情况。

### (四)缴纳检验检疫费

海关依法对出入境人员、货物、运输工具、集装箱及其他法定检验检疫物实施检验、检疫、鉴定等检验检疫业务,按《出入境检验检疫收费办法》及其收费标准收费。报检人员应在海关开具收费通知单之日起 20 日内足额缴纳检验检疫费用。

### (五)联系配合检验检疫

报检人员应主动联系配合海关对出入境货物实施检验检疫。

(1)向海关提供进行抽样、检验、检疫和鉴定等必要的工作条件,配合海关为实施检验检疫而进行的现场验(查)货、抽(采)样及检验检疫处理等事宜;

(2)落实海关提出的检验检疫监管措施和其他有关要求;

(3)对经检验检疫合格放行的出境货物加强批次管理,不错发、错运、漏发,对未经检验检疫合格或未经检验检疫机构许可的入境法检货物,不销售、使用或拆卸、运递。

### (六)签领证单

对出入境货物检验检疫完毕后,海关根据评定结果签发相应的证单,报检人在领取海关出具的有关检验检疫证单时应如实签署姓名和领证时间,并妥善保管。各类证单应在其特定的范围内使用,不得混用。

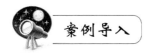案例导入

江苏省苏州一服装生产企业从上海口岸进口了来自日本的一批全棉布料,货物金额为6045.5美元,商品编码为5209310092,属进口法检商品。苏州海关在接到报检的同时,通知企业进口面料未经检验合格不得使用,并及时派出检验员前往企业检验,当检验人员到达现场后发现进口面料的包装已经拆除,面料已经上裁床投入使用。苏州海关决定对该企业进行行政处罚,而企业提出是由于口岸海关已经检验通过,所以才投入使用的。

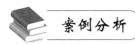案例分析

我国现行的是先报检后报关的口岸管理模式,如果进口报关地与使用地不一致,口岸海关直接签发入境货物调离通知单,由目的地海关对进口货物进行抽样、检验工作。在向报关地海关报检、海关放行后的20日内,收货人应向目的地海关申请检验。未经检验检疫,不准销售、使用。

## 四、入境货物报检

### (一)报检分类

入境货物报检可分为入境一般报检、入境流向报检和异地施检报检。

**1. 入境一般报检**

入境一般报检是指法定检验检疫入境货物的货主或其代理人,持有关单证向卸货口岸海关报检,并对货物进行检验检疫。对于进境一般报检业务而言,出具"放行指令"和对货物的检验检疫都由口岸海关完成,货主或其代理人在办理完通关手续后,应主动与海关联系落实施检工作。报检后实施检验检疫的地方与报关在同一地点。

**2. 入境流向报检**

入境流向报检亦称口岸清关转异地进行检验检疫的报检,指法定入境检验检疫货物的收货人或其代理人持有关证单在卸货口岸向口岸海关报检,通关后由进境口岸海关进行必要的检疫处理,货物调往目的地后再由目的地海关进行检验检疫监管。申请入境流向报检货物的通关地与目的地属于不同辖区。

**3. 异地施检报检**

异地施检报检是指已在口岸完成入境流向报检,货物到达目的地后,该批入境货物的货主或其代理在规定的时间内(口岸海关放行后20日内),向目的地海关申请进行检验检疫的报检。因入境流向报检只在口岸对装运货物的运输工具和外包装进行了必要的检疫处理,并未对整批货物进行检验检疫,只有当海关对货物实施了具体的检验、检疫,确认其符合有关检验检疫要求及合同、信用证的规定,货主才能获得相应的准许进口货物销售使用的合法凭证,完成入境货物的检验检疫工作。异地施检报检时应提供口岸海关签发的《入境货物调离通知单》。

上述 2、3 构成一个完整的报检流程。

## (二)报检时限和地点

### 1. 报检时限

(1)输入特殊物品(微生物、人体组织、生物制品、血液及其制品或种蓄、禽及其精液、胚胎、受精卵等),应当在入境前 30 天报检。

(2)输入其他动物的,应在入境前 15 天报检。

(3)输入植物、种子、种苗及其他繁殖材料的,应在入境前 7 天报检。

(4)入境货物需对外索赔出证的,应在索赔有效期前不少于 20 天内向到货口岸或货物到达地的海关报检。

(5)除上述列明的入境货物报检时限外,法律、行政法规及部门规章另有特别规定的从其规定。

### 2. 报检地点

(1)审批、许可证等有关政府批文中规定了检验检疫地点的,在规定的地点报检。

(2)大宗散装商品、易腐烂变质商品、废旧物品以及在卸货时已发生残损、数/重量短缺的商品,必须在卸货口岸海关报检。

(3)需结合安装调试进行检验的成套设备、机电仪器产品以及在口岸包装开件后难以恢复包装的货物,应在收货人所在地海关报检并检验。

(4)输入动植物、动植物产品和其他检疫物的,应向入境口岸海关报检,并由口岸海关实施检疫。除活动物和来自动植物疫情流行国家或地区的检疫物须在入境口岸报检和实施检疫外,其他均应到指运地海关报检,并实施检疫。过境的动植物、动植物产品和其他检疫物,在入境口岸报检,出境口岸不再报检。

(5)其他入境货物,应在入境前或入境时向报关地海关报检。

(6)入境的运输工具及人员应在入境前或入境时向入境口岸海关申报。

(7)对于符合直通式放行条件的企业,可以根据报关地的选择,在口岸海关或者目的地海关报检。

## (三)需提供的单据

(1)入境报检时,应填写《入境货物报关单》并提供外贸合同、发票、装箱单、提(运)单、提货单等有关单证。

(2)按照检验检疫的要求,有关货物需提供其他特殊单证。

## (四)入境货物检验检疫程序

入境货物检验检疫程序为:报检与受理报检—计费—必要的检疫、消毒、卫生处理—出具"放行指令"—通关—检验检疫—签发《入境货物检验检疫证明》和/或《检验检疫证书》(索赔用),准予销售使用。

### 1. 报检与受理报检

报检:进出口商品报检是指进出口商品的收发货人或其代理人,根据《商检法》等有关法律、法规,对法定检验的进出口商品,在海关规定的时限和地点,向海关办理申请检验、配合检验、付费、取得商检单等手续的全过程。

受理报检:对经审单符合规定的,受理报检/申报人员按规定编制报检/申报编号,在海关业务网络中录入报检/申报数据,打印回执。

**2. 计费**

为了加强出入境检验检疫收费管理,保障出入境检验检疫机构和缴费者的合法权益,根据有关法律的规定,国家发展和改革委员会、财政部于 2003 年 12 月颁布了《出入境检验检疫收费办法》。规定检验检疫机构依法对出入境人员、货物、运输工具、集装箱及其他法定检验检疫物实施检验、检疫、鉴定等检验检疫业务,有权按照出入境检验检疫收费标准收费。

**3. 卫生除害处理**

卫生除害处理指隔离、留验和就地诊断等医学措施以及消毒、除鼠、除虫等卫生措施。海关对出入境的交通工具、人员、集装箱、尸体、骸骨以及可能传播检疫传染病的行李、货物、邮包等实施检疫查验、传染病检测、卫生监督和卫生处理。

**4. 入境货物通关**

“通关”,是国际物流的必要环节。报告进出口货物的情况是收发货人或其代理人报检、报关工作的核心环节。

过去我国实施“先报检,后报关”的检验检疫货物通关制度,现在推行检验检疫通关一体化,实行关检融合。

我国检验检疫货物通关的基本原则可概括为监管有效、便利通关。

检验检疫通关一体化是指通过优化检验检疫工作流程,以“三通”(通报、通检、通放)为基础。“通报”,是指企业可选择自愿在任一海关办理出入境货物的报检手续。“通检”,是指坚持“属地检验、监管”,各海关对货物的检验、检测、监管结果互认。“通放”,是指企业可自愿选择在任一海关办理通关放行手续。

**5. 施检**

“施检”是指海关根据通行的合格评定程序确定检验监督方式,对进出口商品实施检验检疫的简称。检验检疫是对出入境应检对象,通过感官的、物理的、化学的、微生物的方法进行检验检疫,以判断所检对象的各项指标是否符合合同及买方所在国官方机构的有关规定。

（五）入境报检信息的填制

海关进出口货物整合申报 2018 年 8 月 1 日起实施,原报关单、报检单合并为一张新报关单。原报关报检申报系统整合为一个申报系统,通过录入一张报关单、上传一套随附单证,采用一组参数代码,实现一次申报、一单通关。原报关报检单整合为一张报关单,原报关、报检共 229 个申报项目精简为 105 个。海关对进口、出口货物报关单,版式由竖版改为横版,纸质单证采用普通打印方式,取消套打,不再印制空白格式单证。原报关报检单据单证整合为一套随附单证、一组参数代码,参照国际标准,统一了国别(地区)、港口、币制等 8 个原报关、报检共有项的代码。比如:以前的海关录入系统,美元的代码是 502,商检的美元代码是 840,简化之后,我们只需要打 USD 三个字母,就能显示出来美元。

**1. 关于申报方式**

（1）法检货物整合申报时要录入检验检疫名称(原 CIQ 编码)及其他检验检疫必填项 16

项。

(2) 非法检货物但涉及检验检疫的(例如疫区来货或带木质包装等)整合申报时要录入检验检疫名称(原 CIQ 编码)及其他检验检疫必填项 16 项。操作上跟法检货物一样,整合申报一次即可,不需要再另外申报检验检疫。

(3) 非法检货物不涉及检验检疫的整合申报时只录入报关项目即可,不需要检验检疫名称(原 CIQ 编码)及其他检验检疫必填项 16 项。

(4) 多项货物,既有涉及检验检疫的货物又有不涉及检验检疫的非法检货物的整合申报时每项货物(包括非法检货物)都要录入检验检疫名称(原 CIQ 编码)及其他检验检疫必填项 16 项。

**2. 关于检验检疫必填项 16 项**

检验检疫必填项包括:境内收货人检验检疫编码、申报单位检验检疫编码、货物存放地点、启运港、标记喷码、入境口岸、检验检疫受理机关、领证机关、口岸检验检疫机关、启运日期、目的地检验检疫机关、检验检疫名称(原 CIQ 编码)、用途代码、原产国(地区)、境内目的地、货物属性代码等 16 项,对于集装箱装载的货物"集装箱规格"也为必填项。

**3. 关于检验检疫名称(原 CIQ 编码)**

对于需要检验检疫的货物(无论法检还是非法检),该项为必填项。整合申报时,录入商品编码后,通过点击"检验检疫检疫名称"栏后面的,根据实际情况进行选择。如果选择错误,需要将该项商品删除后重新录入。

**4. 关于"货物存放地点"**

填报货物进境后存放的场所或地点,包括海关监管作业场所、分拨仓库、定点加工厂、隔离检疫场、企业自有仓库等。

**5. 关于原来"特殊要求"栏和"标记号码"栏**

整合申报后,原来检验检疫机构要求在"特殊要求"栏和"标记号码"栏录入的内容,整合申报时全部录入到"备注"栏。特别注意以下两点:

(1) 由于整合申报后,"随附单据"栏无法输入证书号码,对于植检证书、卫生证书等检验检疫证书号码暂时只能录到"备注"栏。

(2) "本单位已持有相关证明/声明材料,保证材料符合法律法规要求,且自留存档。"也录入到"备注"栏。

**6. 关于"使用人"**

整合申报时,"使用人"栏要录入具体的使用单位联系人和使用单位联系电话,对于需要 e 证书的使用单位联系电话只能留手机号码。

**7. 关于货物属性**

(1) 入境强制性产品认证产品:必须在入境民用商品认证(11 目录内、12 目录外、13 无需办理 3C 认证)中勾选对应项;

(2) 食品、化妆品是否预包装、是否首次进口,必须在食品及化妆品(14 预包装、15 非预包装、18 首次进口)中勾选对应项;

(3) 凡符合原质检总局 2004 年第 62 号令规定含转基因成分须申报的,必须在转基因(16 转基因产品、17 非转基因产品)中勾选对应项。

（4）成套设备"旧机电"产品，必须在货物属性（18 首次进出口、19 正常、20 废品、21 日品、22 成套设备）中勾选对应项；

（5）特殊物品、化学试剂，必须在特殊物品（25-28ABCD 级特殊物品、29V/W 非特殊物品）中勾选对应项；

（6）木材（含原木）板材是否带皮，必须在是否带皮木材（23 带皮木材/板材、24 不带皮木材/板材）中勾选对应项；

（7）除以上六种产品外，其它货物整合申报时，如果系统强制填写"货物属性"的，可直接选择"正常"。

### 8. 关于产品资质

根据申报的货物，录入动植物检疫许可证信息（包括许可证编号、核销货物序号、核销数女量）、特殊物品卫生检疫审批单信息（包括许可证编号、核销货物序号、核销数量）、检疫证书信息（植物检疫证书、动物检疫证书、卫生证书等）等，特别注意核销数量的单位是"千克"，图 3.1 以榴莲为例录入，供大家参考：

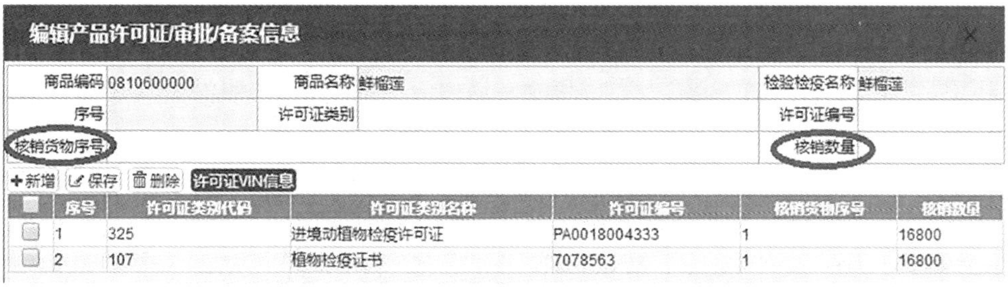

**图 3.1**

### 9. 关于报检号

申报成功后，企业回执里有一个 118 开头的 15 位检验检疫编号，该检验检疫编号就是原来的报检号，企业凭本号码到检务报检。

### 10. 关于无纸化系统

已经升级，在整合申报时通过"随附单据"栏上传的电子化单据，检验检疫无纸化系统可以直接接收，不需要再另外通过检验检疫无纸化系统上传。但是整合申报时未上传的单据，仍需在"检验检疫无纸化系统"进行补充上传、例如报检委托书等。

### 11. 关于改单、撤单

使用整合申报的，改单、撤单暂时仍按照原来的要求执行。

### 12. 关于木质包装

申报整合申报时，主要包装要在"包装种类"栏录入具体的包装种类，在"件数"栏录入包装具体数量；非主要包装录入到"其它包装"栏，具体数量不需要申报。

### 13. 新版报关单有关检验检疫内容

（1）随附单据。该项目为原报关项目的"随附单据"与原报检项目的"随附单据编号"、"随附单据名称"、"随附单据类别代码"。该申报项目为选填项，数据类型为 8 位字符型。

（2）境内收发货人代码。该项目为原海关与原报检项目的"收发货人"，现改名为"境内收发货人"。该申报项目为必填项,数据类型 18 位字符型。填报在海关备案的对外签订并执行进出口贸易合同的中国境内法人、其他组织名称及编码。编码填报 18 位法人和其他组织统一社会信用代码,没有统一社会信用代码的,填报其在海关的备案编码。进口填"境内收货人",出口填"境内发货人"。人工录入企业代码后,系统自动反填企业中文名名称。

(3) 进出口日期。该项目为原报关项目的"进出口日期"和原报检项目的"到货发货日期",现合并为"进出口日期"。录入要求无变化。该申报项目为必填项,数据类型为 8 位字符型。进口日期填报运载进口货物的运输工具申报进境的日期。出口日期指运载出口货物的运输工具办结出境手续的日期,在申报时免予填报。无实际进出境的货物,填报海关接受申报的日期。进口日期为人工录入,入库后系统自动反填;出口日期在申报时免于填报,入库后系统自动反填。

本栏目为 8 位数字,顺序为年(4 位)、月(2 位)、日(2 位),格式为"YYYYMMDD"。

(4) 运输方式。该项目为原报关和原报检项目的"运输方式",现合并为"运输方式"。该申报项目为必填项,数据类型为 1 位字符型。运输方式包括实际运输方式和海关规定的特殊运输方式,前者指货物实际进出境的运输方式,按进出境所使用的运输工具分类;后者指货物无实际进出境的运输方式,按货物在境内的流向分类。

根据货物实际进出境的运输方式或货物在境内流向的类别,按照海关规定的《运输方式代码表》选择填报相应的运输方式。

(5) 运输工具。该项目为原报关和原报检项目的"运输工具名称",合并为"运输工具名称"。

该申报项目为有条件必填项,数据类型为字符型,最多支持录入 32 位。填报载运货物进出境的运输工具名称或编号。填报内容应与运输部门向海关申报的舱单(载货清单)所列相应内容一致。

(6) 航次号。该项目为原报关"航次号"与原报检项目的"运输工具号码",现合并为"航次号"。

该申报项目为有条件必填项,在货物实际进出境触发必填项。该项目数据类型为字符型,最多支持录入 32 位。

填报载运货物进出境的航次号。填报内容应与运输部门向海关申报的舱单(载货清单)所列相应内容一致。

(7) 提运单号。该项目为原报关项目的"提运单号"和原报检项目的"提货单号",现合并为"提运单号",录入要求无变化。该申报项目为有条件必填项,在货物实际进出境触发必填项。

该项目数据类型为 32 位字符型。填报进出口货物提单或运单的编号。一份报关单只允许填报一个提单或运单号,一票货物对应多个提单或运单时,应分单填报。

(8) 消费使用/生产销售单位代码。该项目为原报关项目的"消费使用/生产销售单位代码"和原报检项目的"使用人/生产加工单位代码",现合并为"消费使用/生产销售单位代码"。该申报项目为必填项。

该项目数据类型为 18 位字符型。填报 18 位法人和其他组织统一社会信用代码,无 18 位统一社会信用代码的,填报"NO"。进口填报消费使用单位,出口填报生产销售单位。人工录入企业代码后,系统自动反填企业中文名称。

(9) 监管方式。该项目为原报关项目的"监管方式"和原报检项目的"贸易方式",现合并为"监管方式",录入要求无变化。该申报项目为必填项。该项目数据类型为4位字符型。根据实际对外贸易情况按海关规定的《监管方式代码表》选择填报相应的监管方式简称及代码。一份报关单只允许填报一种监管方式。

(10) 合同协议号。该项目为原报关项目的"合同协议号"和原报检项目的"合同号",现合并为"合同协议号",录入要求无变化。该申报项目为必填选填项。该项目数据类型为字符型,最多支持录入32位。填报进出口货物合同(包括协议或订单)编号。未发生商业性交易的免予填报。

(11) 贸易国(地区)。该项目为原报关项目的"贸易国(地区)"和原报检项目的"贸易国",现合并为"贸易国(地区)"。该申报项目为必填项。

该项目数据类型为3位字符型。发生商业性交易按海关规定的《国别(地区)代码表》选择填报相应的贸易国(地区)中文名称及代码。进口填报购自国(地区),出口填报售予国(地区)。未发生商业性交易的填报货物所有权拥有者所属的国家(地区)。

(12) 启运/运抵国(地区)。该项目为原报关项目的"启运/运抵国(地区)"和原报检项目的"启运/输往国家(地区)",现合并为"启运/运抵国(地区)"。该申报项目为必填项。

该项目数据类型为3位字符型。启运国(地区)按海关规定的《国别(地区)代码表》填报进口货物启始发出直接运抵我国或者在运输中转国(地)未发生任何商业性交易的情况下运抵我国的国家(地区)。例如:申报进口货物的启运国为美国时,根据下拉菜单选择填报"USA—美国",也可在本栏录入中文"美国"。

运抵国(地区)按海关规定的《国别(地区)代码表》填报出口货物离开我国关境直接运抵或者在运输中转国(地)未发生任何商业性交易的情况下最后运抵的国家(地区)。例如:申报出口货物的运抵国为马来西亚时,根据下拉菜单选择填报代码为"MYS—马来西亚",也可在本栏录入中文"马来西亚"。

(13) 经停/指运港。该项目为原报关项目的"装货/指运港"和原报检项目的"经停/到达口岸",现合并为"经停/指运港"。该申报项目为必填项。该项目数据类型为6位字符型。

经停港按海关规定的《港口代码表》选择填报进口货物在运抵我国关境前的最后一个境外装运港。

指运港按海关规定的《港口代码表》选择填报出口货物运往境外的最终目的港。

(14) 包装种类。该项目为原报关项目的"包装种类"和原报检项目的"包装种类(含辅助包装种类)",现合并为"包装种类"。该申报项目为必填项。该项目数据类型为2位字符型。

(15) 标记唛码。该项目为原报关项目的"标记唛码及备注"和原报检项目的"标记唛码",现合并为"标记唛码"。该申报项目为选填项。该项目数据类型为字符型,最多支持录入400位。填报标记唛码中除图形以外的文字、数字,无标记唛码的填报"N/M"。

(16) 备注。该项目为原报关项目的"标记唛码及备注"和原报检项目的"特殊检验检疫要求",现合并为"备注"。该申报项目为选填项。该项目数据类型字符型,最多支持录入70位。

（17）集装箱号。该项目为原报关和原报检项目的"集装箱号"，现合并为"集装箱号"，录入要求无变化。该申报项目为选填项。该项目数据类型为11位字符型。使用集装箱装载进出口商品的，根据集装箱体上标示的全球唯一编号填报集装箱号。一份报关单有多个集装箱的，则在本栏分别录入集装箱号。

（18）集装箱规格。该项目为原报关项目的"集装箱规格"和原报检项目的"集装箱号码（含集装箱规格）"，现合并为"集装箱规格"。该申报项目为选填项。该项目数据类型为4位字符型。

（19）商品编号。该项目为原报关项目"商品编号"和原报检项目的"货物HS编码"，原报关项目"商品编号"填报10位数字，原报检项目的"货物HS编码"填报13位数字，现合并为13位"商品编号"。该申报项目为必填项。该项目数据类型为13位字符型。

填报由13位数字组成的商品编号。前8位为《中华人民共和国进出口税则》和《中华人民共和国海关统计商品目录》确定的编码；9、10位为监管附加编号，11～13位为检验检疫附加编号。

（20）商品名称。该项目为原报关项目"商品名称"和原报检项目的"货物名称"，现合并为"商品名称"。该申报项目为必填项。该项目数据类型为字符型，最多支持录入255位。

（21）总价。该项目为原报关项目的"总价"和原报检项目的"货物总值"，录入要求无变化。该申报项目为必填项。该项目数据类型为数字型，最多支持录入19位，19位中小数点后最多支持录入5位。填报同一项号下进出口货物实际成交的商品总价格。无实际成交价格的，填报货值。录入成交数量、成交单位、单价后，总价会自动生成。例如：某进口商品，录入成交数量1000，成交单位为千克（代码0.35），单价10，总价则会自动生成10000。

（22）币制。该项目为原报关项目的"币制"和原报检项目的"币种"，现合并为"币制"。该申报项目为必填项。该项目数据类型为3位字符型。

（23）原产国（地区）。该项目为原报关项目的"原产国（地区）"和原报检项目的"原产国"，现合并为"原产国（地区）"。该申报项目为必填项。该项目数据类型为3位字符型。同一批进出口货物的原产地不同的，分别填报原产国（地区）。进出口货物原产国（地区）无法确定的，填报"国别不详"。

（24）境内目的/境内货源地。该项目为原报关项目"境内目的/境内货源地"和原报检项目的"目的地/产地"，现合并为"境内目的/境内货源地"。该申报项目为必填项。该项目数据类型字符型，"境内目的/境内货源地代码"为5位，"目的地/产地代码"为6位。进口申报境内目的地和目的地，出口申报境内货源地和产地。

境内目的地填报已知的进口货物在国内的消费、使用地或最终运抵地，其中最终运抵地为最终使用单位所在的地区。境内货源地填报出口货物在国内的产地或原始发货地。

（25）境外收/发货人代码。该项目为原报检项目的"收发货人代码"，现改名为"境外收/发货人代码"。该申报项目为选填项。该项目数据类型为字符型，最多支持录入20位。境外收货人通常指签订并执行出口贸易合同中的买方或合同指定的收货人，境外发货人通常指签订并执行进口贸易合同中的卖方。

（26）境外收发货人名称（外文）。该项目为原报检项目的"收发货人（外文）"，录入要求无变化。该申报项目为必填项。该项目数据类型为字符型，最多支持录入100位。境外收货人通常指签订并执行出口贸易合同中的买方或合同指定的收货人,境外发货人通常指签订并执行进口贸易合同中的卖方。名称一般填报英文名称,检验检疫要求填报其他外文名称的,在英文名称后填报,以半角括号分隔。

(27)货物存放地点。该项目为原报检项目的"存放地点",现改名为"货物存放地点",录入要求无变化。

该申报项目为条件必填项。该项目数据类型为字符型,最多支持录入100位。填报货物进境后存放的场所或地点,包括海关监管作业场所、分拨仓库、定点加工厂、隔离检疫场、企业自有仓库等。

(28)启运港。该项目为原报检项目的"启运口岸"。该申报项目为必填项。该项目数据类型为8位字符型。填报进口货物在运抵我国关境前的第一个境外装运港。

根据实际情况,按海关规定的《港口代码表》填报相应的港口名称及代码。

(29)入境/离境口岸。该项目为原报检项目的"入境/离境口岸",录入要求无变化。该申报项目为必填项。

该项目数据类型为6位数字型。

(30)检验检疫编码(原CIQ编码)。该项目为原报关项目"商品编号"和原报检项目的"货物HS编码",原报关项目"商品编号"填报10位数字,原报检项目的"货物HS编码"填报13位数字,现合并为13位"商品编号"。该申报项目为必填项。该项目数据类型为13位字符型。13位数字组成的商品编号中,前8位为《中华人民共和国进出口税则》和《中华人民共和国海关统计商品目录》确定的编码;9、10位为监管附加编号,11~13位为检验检疫附加编号。

(31)原产地区。该项目为原报检项目的"原产地区",录入要求无变化。该申报项目为选填项。

该项目数据类型为6位字符型,最多支持录入50位。

(32)特殊业务标识。该项目为原报检项目的"特殊业务标识",录入要求无变化。该申报项目为选填项。该项目数据类型为10位字符型

(33)检验检疫受理机关。该项目为原报检项目的"报检机关",录入要求无变化。该申报项目为必填项。

该项目数据类型为10位字符型。填报提交报关单和随附单据的检验检疫机关。

(34)企业资质类别。该项目为原报检项目的"企业资质类别编码",录入要求无变化。该申报项目为有条件必填项。该项目数据类型为5位字符型。

(35)企业资质编号。该项目为原报检项目的"企业资质编号",录入要求无变化。该申报项目为有条件必填项。该项目数据类型为40位字符型。按进出口货物种类及相关要求,须在本栏填报货物生产商/进出口商/代理商必须取得的资质对应的注册/备案编号。多个资质的须全部填写。

(36)口岸检验检疫机关。该项目为原报检项目的"口岸机构",录入要求无变化。该申报项目为必填项。

该项目数据类型为10位字符型。填报对入境货物实施检验检疫的检验检疫机关。

(37)B/L号。该项目为原报检项目的"提/运单号",现改名为"B/L号",录入要求无变

化。该申报项目为有条件选填项。该项目数据类型为字符型,最多支持录入 20 位。填报入境货物的提货单或出库单号码。当运输方式为"航空运输"时无需填写。

(38) 目的地检验检疫机关。该项目为原报检项目的"目的地机构",现改名为"目的地检验检疫机关",录入要求无变化。该申报项目为有条件必填项。该项目数据类型为 10 位字符型。需要在目的地检验检疫机关实施检验检疫的,在本栏填写对应的检验检疫机关。不需目的地机构实施检验检疫的无需填写。

(39) 原箱运输。该项目为原报检项目的"原箱运输",录入要求无变化。该申报项目为选填项。

该项目数据类型为 1 位字符型。申报使用集装箱运输的货物,根据是否原集装箱原箱运输,勾选"是"或"否"。

(40) 使用单位联系人。该项目为原报检项目的"使用单位联系人",录入要求无变化。该申报项目为选填项。

该项目数据类型为字符型,最多支持录入 20 位。填报进境货物销售、使用单位的联系人名字。

(41) 使用单位联系电话。该项目为原报检项目的"使用单位联系电话",录入要求无变化。该申报项目为选填项。该项目数据类型为字符型,最多支持录入 20 位。填报进境货物销售、使用单位的联系人的电话。

(42) 货物属性代码。该项目为原报检项目"货物属性",录入要求无变化。该申报项目有条件必填项。

该项目数据类型为字符型,最多支持录入 20 位。根据进出口货物的 HS 编码和货物的实际情况,按照海关规定的《货物属性代码表》,在本栏下拉菜单中勾选货物属性的对应代码。有多种属性的要同时选择。

(43) 用途代码。该项目为原报检项目的"用途",录入要求无变化。该申报项目为有条件必填项。该项目数据类型为 4 位字符型。

(44) 所需单证。该项目为原报检项目的"所需单证",录入要求无变化。该申报项目为选填项目。

该项目数据类型字符型,最多支持录入 500 位。进出口企业申请出具检验检疫证单时,应根据相关要求,在"所需单证"项下的"检验检疫签证申报要素"中,勾选申请出具的检验检疫证单类型。

(45) 产品许可/审批/备案号码。该项目为原报检项目"产品许可/审批/备案号码",录入要求无变化。该申报项目为有条件必填项。该项目数据类型字符型,最多支持录入 40 位。进出口货物取得了许可、审批或备案等资质时,应在"产品资质"项下的"产品许可/审批/备案号码"中填报对应的许可、审批或备案证件编号。

(46) 产品许可/审批/备案核销货物序号。该项目源自原报检申报项目"产品许可/审批/备案核销货物序号",录入要求无变化。

该申报项目为有条件必填项。该项目数据类型为 2 位字符型。进出口货物取得了许可、审批或备案等资质时,应在"产品资质"项下的"产品许可/审批/备案核销货物序号"中填报被核销文件中对应货物的序号。

（47）产品许可/审批/备案核销数量。该项目源自原报检申报项目"产品许可/审批/备案核销数量"，录入要求无变化。该申报项目为有条件必填项。该项目数据类型为字符型，最多支持录入20位。进出口货物取得了许可、审批或备案等资质时，应在"产品资质"项下的"产品许可/审批/备案核销数量"中，填报被核销文件中对应货物的本次实际进出口数（重）量。

（48）产品许可/审批/备案类别代码。该项目为原报检项目"产品许可/审批/备案类别代码"，录入要求无变化。该申报项目为有条件必填项。该项目数据类型为5位字符型。进出口货物取得了许可、审批或备案等资质时，应在"产品资质"项下的"产品许可/审批/备案类别代码"中填报对应的许可、审批或备案证件类别。

（49）产品许可/审批/备案名称。该项目为原报检项目"产品许可/审批/备案名称"，录入要求无变化。该申报项目为有条件必填项。该项目数据类型为字符型，最多支持录入100位。进出口货物取得了许可、审批或备案等资质时，应在"产品资质"项下的"产品许可/审批/备案名称"中填报对应的许可、审批或备案证件名称。

（50）关联号码及理由。该项目为原报检项目的"关联报检号、关联理由"，现改名为"关联号码及理由"，录入要求无变化。该申报项目为有条件必填项。该项目数据类型为2位数字。

进出口货物报关单有关联报关单时，在本栏中填报相关关联报关单号码，并在下拉菜单中选择关联报关单的关联理由。

（51）检验检疫签证申报要素。该项目为原报检项目的"所需单证"，录入要求无变化。该申报项目为有条件必填项。

该项目数据类型为字符型，最多支持录入4000位。填报"所需单证"项下"检验检疫签证申报要素"时，在确认境内收发货人名称（外文）、境外收发货人名称（中文）、境外收发货人地址、卸毕日期和商品英文名称后，根据现行相关规定和实际需要，勾选申请单证类型，确认申请单证正本数和申请单证副本数后保存数据。

# 任务二　办理入境动物及动物产品报检

动物检疫的目的和任务：一是保护农、林、牧、渔业生产，采取一切有效的措施以免受国内外重大疫情的灾害。二是促进经济贸易的发展。优质动物和产业是国家间动物及动物产品贸易成交的关键，动物检疫工作不可或缺。三是保护人民身体健康。动物及动物产品与人的生活密切相关，许多疫病是人畜共患，据不完全统计，目前的动物疫病中，人畜共患传染病已达196种。动物检疫对保护人民身体健康具有非常重要的现实意义。

**1. 入境动物及动物产品报检前准备工作**

（1）输入动物及动物产品必须事先提出申请，办理检疫审批手续。因此，进口商在签订动物、动物产品的进口合同之前，必须通过电子或书面方式，向海关提出申请，填写"进境动植物检疫许可证申请表"。海关根据申请单位提交的材料是否齐全、是否符合法定形式作出受理或不予受理的决定。履行受理手续后,向海关总署递交申请申办《进境动植物检疫许可证》。

（2）应当在合同或者协议中订明中国法定的检疫要求,并订明必须附有输出国家或者地区政府动植物检疫机构出具的检疫证书。

（3）我国规定禁止或限制入境的动物、动物产品及其他检疫物等,还需持特许审批单报检。

（4）入境动物产品如用于加工,货主或其代理人需申请办理注册登记。海关检查考核其用于生产加工、存放的场地,符合规定防疫条件的发给注册登记证。货主或其代理人应向海关办理检疫审批手续。

（5）输入我国的水生动物,必须来自输出国家或者地区官方注册的养殖场。水生动物输往我国之前,必须在输出国家或者地区官方机构认可的场地进行不少于 14 天的隔离养殖。输往我国的水生动物在隔离检疫期间,不得与其他野生或者养殖的水生动物接触。

（6）进口种用/观赏用水生动物、种畜禽以及海关总署批准进境的其他动物,须在临时隔离场实施隔离检疫的,申请单位应在办理检疫审批初审前,向海关申请《进境动物临时隔离检疫场许可证》。

（7）输入动物遗传物质(指哺乳动物精液、胚胎和卵细胞)的,输出国家或地区的国外生产单位须经海关检疫注册登记,海关对注册的国外生产单位定期或不定期派出检疫人员进行考核。输入动物遗传物质的使用单位应当到所在地海关备案。

**2. 境外产地检疫**

为了确保引进的动物健康无病,海关总署视进口动物的品种(如猪、马、牛、羊、狐狸、鸵鸟等种畜、禽)、数量和输出国的情况,依照我国与输出国签署的输入动物的检疫和卫生条件议定书规定,派兽医赴输出国配合输出国官方检疫机构执行检疫任务。其工作内容及程序如下:

（1）同输出国官方兽医商定检疫工作。了解整个输出国动物疫情,特别是本次拟出口动物所在省(洲)的疫情,确定从符合议定书要求的省(洲)的合格农场挑选动物;初步商定检疫工作计划。

（2）挑选动物。确认输出国输出动物的原农场符合议定书要求,特别是议定书要求该农场在指定的时间内(如 3 年、6 个月等)及农场周围(如周围 20 km 范围内)无议定书中所规定的疫病或临诊症状等,查阅农场有关的疫病监测记录档案,询问地方兽医和农场主有关动物疫情、疫病诊治情况;对原农场所有动物进行检查,保证所选动物是临诊检查健康的。

（3）原农场检疫。确认该农场符合议定书要求,检查全农场的动物是健康的,监督动物结核或副结核的皮内变态反应或马鼻疽点眼试验及结果判定;到官方认可的负责出口检疫的实验室参与议定书规定动物疫病的实验室检验工作,并按照议定书规定的判定标准判定检验结果;符合要求的阴性动物方可进入官方认可的出口前隔离检疫场,实施隔离检疫。

（4）隔离检疫。确认隔离场为输出国官方确认的隔离场;核对动物编号,确认只有农场检疫合格的动物方可进入隔离场;到官方认可的实验室参与有关疫病的实验室检验工作及结果判定;根据检验结果,阴性的合格动物准予向中国出口;在整个隔离检验期,定期或不定期地对动物进行临诊检查;监督对动物的体内外驱虫工作;对出口动物按照议定书规定进行疫苗注射。

（5）动物运输。拟定动物从隔离场到机场或码头至中国的运输路线并监督对运输动物的车、船或飞机的消毒及装运工作,并要求使用药物为官方认可的有效药物。运输动物的飞机、车、船不可同时装运其他动物。

### 3. 报检及接受报检

查验入境动物检疫审批单、检疫证书贸易合同、发票等单证,根据手续是否完备确定是否接受报检。

### 4. 实施检验检疫

对进境动物及动物产品实施检验检疫,可以进行现场检疫、隔离检疫和实验室检疫等多种形式。

（1）现场检疫:输入的动物运达口岸时,检疫人员实施登机（车、船）检疫,查看有关单证,核对货证是否相符,观察动物健康状况,对运输工具、铺垫物、粪便及污染场地、物品进行消毒。

（2）隔离检疫:隔离检疫是严防国外动物疫病传入我国所采取的一项重要措施。在隔离检疫期应严格按照《国家入境动物隔离检疫场管理办法》和《进出境动物临时隔离检疫场管理办法》实施检疫、管理。输入种用家畜、禽的隔离检疫期为 45 天,其他动物为 30 天。

（3）实验室检疫:实验室检疫是最终出具检疫结果的重要依据。实验项目和结果判定标准依照中国与输出国签订的动物检疫议定书（条款）、协定和备忘录或海关总署的审批意见执行。检出阳性结果或发现重要疫情须及时上报上级海关,并通知隔离场采取进一步隔离措施。

### 5. 检疫出证和处理

对检疫结果的判定应严格按照我国与输出国签订的双边检疫议定书或协议中的规定执行,并参考国际标准和国家标准。对实验阳性的动物应出具动物卫生证书。根据现场检疫、隔离检疫和实验室检疫的结果,对符合议定书或协议规定的动物出具《入境货物检验检疫合格证明》,准予入境。对不符合议定书或协议规定的动物按规定实施检疫处理;对检出患传染病、寄生虫病的动物,须实施检疫处理。

### 6. 总结归档工作

对检验检疫中的临诊记录、原始实验记录、文字记载和声像资料要及时归档。

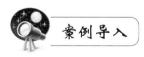 案例导入

鱼粉厂于 2017 年 11 月 6 日在未依法办理进境动植物检疫审批手续的情况下,与香港某国际贸易公司签订了从肯尼亚进口吞拿鱼粉的合同。该批吞拿鱼粉于同年 12 月 3 日在肯尼亚蒙巴沙港装船,12 月 4 日离港启运,2018 年 1 月 25 日运抵甲港。在货物运输途中,A鱼粉厂从代理报检人员处得知该批货物进口需向海关办理检疫审批手续,于是向 B 海关提出进境动植物检疫许可申请。2 月 4 日,该厂获得了海关总署签发的《中华人民共和国进境动植物检疫许可证》。2 月 14 日,该厂委托 C 货运代理有限公司向甲海关报检了该批吞拿鱼粉,货物总值 129017.60 美元。A 鱼粉厂的上述行为违反了《进出境动植物检疫法》第十

条和《进出境动植物检疫法实施条例》第十一条的规定,根据《进出境动植物检疫法》第三十九条第一项和《动植物检疫法实施条例》第五十九条第一项的规定,应当对该厂处以人民币5000元以下的罚款。

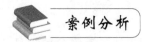 **案例分析**

    本案中,A鱼粉厂作为与外商签订贸易合同进口鱼粉的货主和收货人,是《进境动植物检疫审批管理办法》规定的检疫审批手续的法定申请单位,有在签订贸易合同前向海关提出进境动植物检疫许可申请并取得检疫许可证的义务。但该厂由于对检验检疫法律法规不了解,在未申请检疫审批并取得检疫许可证的情况下,就与外商签订了进口贸易合同并发货,其行为违反了《进出境动植物检疫法》第十条"输入动物、动物产品、植物种子、种苗等其他繁殖材料的,必须事先提出申请,办理检疫审批手续"和《动植物检疫法实施条例》第十一条"检疫审批手续应当在贸易合同或者协议签订前办妥"的规定。从其主观方面来看,应属于过失。未依法办理动植物检疫审批手续的风险后果极其严重,主观上故意或过失都可构成违法,只要行为人实施了故意逃避进境动植物检疫审批的作为或因疏忽大意等原因过失而未办理检疫审批手续的不作为,均可认定为违法。因此,A鱼粉厂的行为破坏了正常的进境动植物检疫审批管理秩序,可能造成疫病入境、重大动植物疫情蔓延等严重后果,给国家安全和人民健康带来极大危险,因此,应当根据《进出境动植物检疫法》第三十九条"违反本法规定,有下列行为之一的,由口岸海关处以罚款:(一)未报检或者未依法办理检疫审批手续的"和《进出境动植物检疫法实施条例》第五十九条第一款"有下列违法行为之一的,由口岸动植物检疫机关处5000元以下的罚款:(一)未报检或者未依法办理检疫审批手续或者未按检疫审批的规定执行的"的规定承担相应的法律责任。

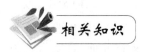 **相关知识**

## 一、报检范围

### (一)入境动物

    根据《动植物检疫法》规定,"动物"是指饲养、野生的活动物,如畜、禽、兽、蛇、龟、虾、蟹、贝、蚕、蜂等。

### (二)入境动物产品

    "动物产品"是指来源于动物未经加工或者虽经加工但仍有可能传播疫病的产品,如生皮张、毛类、肉类、脏器、油脂,动物水产品、奶制品、蛋类、血液、精液、胚胎、骨、蹄、角等。

### (三)其他检疫物

    "其他检疫物"是指动物疫苗、血清、诊断液、动植物性废弃物等。

## 二、检疫审批

《动植物检疫法》第十条规定:输入动物、动物产品、植物种子、种苗及其他繁殖材料的,必须事先提出申请,办理检疫审批手续。因此,进口商在签订动物、动物产品的进口合同时应注意:

(1)在签订外贸合同前应到海关办理检疫审批手续,取得准许入境的《进境动植物检疫许可证》后再签外贸合同。

(2)在合同或者协议中订明中国法定的检疫要求,并订明必须附有输出国家或者地区政府动植物检疫机关出具的检疫证书。

(3)输入国家规定的禁止或限制入境的动植物、动植物产品及其他检疫物等,还需持特许审批单报检。

(4)输入动物产品进行加工的,货主或者代理人需申请办理注册登记。经出入境检验检疫机构检查考核其用于生产、加工、存放的场地,符合规定防疫条件的发给注册登记证,并应向海关提出申请办理检疫审批手续。

(5)输入活动物的,海关总署确定是否需要进行境外产地检验。需要进行境外检疫的要在进口合同中加以明确。

(6)输入我国的水生动物,必须来自输出国家或地区官方注册的养殖场。输往我国之前,必须在输出国家或地区官方机构认可的场地进行不少于14天的隔离养殖。

(7)进口种用/观赏水生动物、种畜禽以及国家质检总局批准进境的其他动物,须在临时隔离场实施隔离检疫的,申请单位应在办理检疫审批初审前,向海关申请《进境动物临时隔离检疫场许可证》。

(8)输入动物遗传物质的,输出国家或地区的国外生产单位须经海关注册登记。输入动物遗传物质的使用单位应当到所在地海关备案。

以下动物产品风险较低,无需申请办理检疫审批手续:蓝湿(干)皮、已鞣质皮毛、洗净羽绒、洗净毛、碳化毛、毛条、贝壳类、水产品、蜂产品、蛋制品(不含鲜蛋)、奶制品(鲜奶除外)、熟制肉类产品(如香肠、火腿、肉类罐头、食用高温炼制动物油脂)。

## 三、报检时限、要求

(1)货主或其代理人应在货物入境前或入境时向口岸海关报检,约定检疫时间。

① 输入种畜、禽及其精液、胚胎的,应在入境前30日报检;

② 输入其他动物的,应在入境前15日报检;

③ 输入上述以外的动物产品在入境时报检。

(2)经现场检疫合格的,允许卸离运输工具,对运输工具、货物外包装、污染场地进行消毒处理并出具放行指令,将货物运往指定存放地点。该批货物未经海关实施检验检疫,不得加工、销售、使用。报检后,经检验检疫合格的,签发《入境货物检验检疫证明》,准予加工、销售、使用;经检验检疫不合格的,签发《检验检疫处理通知书》,在海关的监督下,作退回、销毁或者无害化处理。

### 四、报检地点

货主或其代理人应在检疫审批规定的地点向海关报检。在检疫审批单中对检疫地点规定的一般原则为：

（1）输入动物、动物产品和其他检疫物，向入境口岸海关报检，由口岸海关实施检疫。

（2）入境后需办理转关手续的检疫物，除活动物和来自动植物疫情流行国家或地区的检疫物由入境口岸检疫外，其他均在指运地海关报检并实施检疫。

（3）涉及品质检验且在目的港或到达站卸货时没有发现残损的，可在合同约定的目的地向海关报检并实施检验。

### 五、提供的单据

货主或其代理人在办理进境动物、动物产品及其他检疫物报检手续时，除填写入境货物报关单外，还需按检疫要求出具下列有关证单：

（1）外贸合同、发票、装箱单、海运提单或空运单、原产地证等（外贸单证）。

（2）输出国家或地区官方出具的检疫证书（正本）。

（3）输入动物、动物产品的需提供《中华人民共和国进境动植物检疫许可证》，分批进口的还需提供许可证复印件进行核销。

（4）输入活动物的应提供隔离场审批证明。

（5）输入动物产品的应提供加工厂注册登记证书。

（6）以一般贸易方式进境的肉鸡产品，需提供由外经贸部门签发的《自动登记进口证明》。外商投资企业进境的肉鸡产品，需提供外经贸主管部门或省级外资管理部门签发的《外商投资企业特定商品进口登记证明》复印件；

（7）以加工贸易方式进境的肉鸡产品，应提供由外经贸部门签发的《加工贸易业务批准证》。

（8）输入国家（地区）规定禁止或限制入境的动物产品，须持有特许审批单报检。

# 任务三　办理入境植物及植物产品报检

为了保护我国农、林、牧、渔业生产和人民身体健康，维护对外贸易信誉，履行国际间的义务，防止危害动植物的病、虫、杂草及其他有害生物由国外传入和由国内传出，加强进出口动植物检疫工作，对进出中华人民共和国国境和过境的贸易性/非贸易性的动植物、动植物产品及其运载工具实施检验检疫。

出入境动植物检疫的主要程序有：

（1）检疫审批：凡输入、携带、邮寄动物和动物产品、植物种子、种苗及其他繁殖材料、特定的植物产品，货主、物主或代理必须事先申请办理检疫审批手续。

（2）报检：输入、输出应检物，货主或代理应按要求填写报检单，向口岸海关报检。

（3）检疫：包括现场检疫、实验室检疫、隔离检疫。现场检疫：输入、输出应检物抵达口岸时，检疫人员登机、登轮、登车或到货物停放场所实施检疫；实验室检疫：检疫人员按有关规定或要求对输入、输出的检疫物作植物病害的实验室检测；隔离检疫：入境植物种子、种苗及其他繁殖材料需作隔离检疫的，应在指定的隔离圃隔离种植，经过至少一个生长周期的隔离检疫。

（4）检疫处理：对经检疫不合格的检疫物，由口岸海关签发《检疫处理通知单》，通知货主或其代理分别作除害、退回或销毁处理。

（5）签证放行：经检疫合格或经除害处理合格的入境检疫物，由口岸海关签发《检疫放行通知单》、检疫证书或在报关单上加盖印章，准予入境。

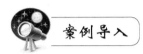 案例导入

2019年12月8日，张某从甲地口岸入境，入境时携带了总重约13千克的行李，A海关工作人员发现其行李可疑，遂依法对其行李进行了检查，在行李中查获了龙虾、奶酪、水果等禁止入境物。A海关工作人员于当日做出了销毁上述违禁物品的处理决定，并现场向张某出具了《出入境人员携带物留验/处理凭证》，但没有要求张某签字确认，也没有现场征求其意见。张某不服A海关的处理决定，以A海关处理决定于法无据、违反法定程序为由，于2020年1月29日向A海关的上一级机关B海关提起行政复议申请，要求撤销A海关的处理决定，并赔偿经济损失等。张某认为：

（1）根据《进出境动植物检疫法》第五条"国家禁止下列各物进境：（一）动植物病原体（包括菌种、毒种等）、害虫及其他有害生物；（二）动植物疫情流行的国家和地区的有关动植物、动植物产品和其他检疫物"和第十五条"输入动植物、动植物产品和其他检疫物，经检疫合格的，准予进境；其所携带物品不属于上述禁止携带之列，也不是来自疫区，不应给予销毁。

（2）根据《进出境动植物检疫法实施条例》第四十三条"携带植物、动植物产品和其他检疫物进境，经现场检疫合格的，当场放行；需要作实验室检疫或者隔离检疫的，由口岸海关签发截留凭证。截留检疫合格的，携带人持截留凭证向口岸海关领回；逾期不领回的，作自动放弃处理"。A海关现场仅凭肉眼观看就确定其所携带物品属于禁止携带的物品，没有法律和事实依据。

（3）A海关工作人员现场未征求其意见，也未告知其诉讼权利和复议时效，违反法定程序，根据《行政复议法》第三条，该处理决定无效，应当予以撤销。

B海关局于2月4日依法受理张某的申请，对该案件进行了认真审理后，根据《行政复议法》第二十八条第一款第一项的规定，作出了维持A海关原具体行政行为的行政复议决定。

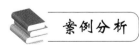 案例分析

（1）对复议申请人复议理由的分析。《进出境动植物检疫法》第五条明确规定"国家禁

止下列各物进境:(一)动植物病原体(包括菌种、毒种等)、害虫及其他有害生物;(二)动植物疫情流行的国家和地区的有关动植物、动植物产品和其他检疫物;……口岸海关发现有前款规定的禁止进境物的,作退回或者销毁处理……本条第一款第二项规定的禁止进境物的名录,由国务院农业行政主管部门制定并公布"。根据该条,农业部制定了《中华人民共和国禁止携带、邮寄进境的动物、动物产品和其他检疫物名录》《中华人民共和国进境植物检疫禁止进境物名录》,名录中明确要求,入境人员不得携带水果、水生动物产品、奶酪等。申请人张某所携带的龙虾、奶酪、水果等均在上述规定中的禁止进境物之列,A海关做出上述销毁处理的决定于法有据,并无不妥。申请人张某所引用的《进出境动植物检疫法》第五条法律规定的内容是不完整的,上述内容仅属于该条规定中的一部分,是该条第一款第一、第二项的内容;第五条规定中还包括"口岸海关发现有前款规定的禁止进境物的,作退回或者销毁处理……本条第一款第二项规定的禁止进境物的名录,由国务院农业行政主管部门制定并公布"。张某断章取义,仅仅摘取了该条第一款第一、第二项的内容,而没有对整个条款以及相关规定进行全面认识,属于对第五条上述内容的错误理解。申请人张某提出的第十五条"输入动植物、动植物产品和其他检疫物,经检疫合格的,准予进境;旅客携带物作为较为特殊的入境物品,由《进出境动植物检疫法》第五章进行调整,并不在该法条调整范围之列,申请人张某要求对旅客携带物参照进境贸易性商品进行管理,属于扩大法律适用范围,诉求明显不当。《进出境动植物检疫法实施条例》第四十三条规定"携带植物、动植物产品和其他检疫物进境,经现场检疫合格的,当场放行;需要作实验室检疫或者隔离检疫的,由口岸海关签发截留凭证。截留检疫合格的,携带人持截留凭证向口岸海关领回;逾期不领回的,作自动放弃处理",其调整的范围是允许进口的商品,由于申请人张某所携带物品已经被明确列入了禁止进境物名录中,属于不允许进口的商品,并不适用该条规定。况且,申请人亦未进行申报,从程序上也无进行实验室检疫甚至隔离检疫的必要,A海关依照法律规定的禁止携带物目录查处有关物品,于法有据,于情合理,事实依据确凿、充分,并无不当之处。

(2)本案中程序问题分析。《行政复议法实施条例》第十七条规定"行政机关作出的具体行政行为对公民、法人或者其他组织的权利、义务可能产生不利影响的,应当告知其申请行政复议的权利、行政复议机关和行政复议申请期限"。A海关做出销毁处理决定的行政行为对张某的权利产生了不利影响,应当履行告知义务,即应当在作出销毁处理决定时明确告知张某所享有的救济权利,但A海关在作出处理决定后,没有履行告知当事人所享有的行政复议权利,程序上存在违法之处。没有履行上述告知义务所产生的后果就是导致当事人的行政复议时效延迟,根据相关法律规定,这种情况下当事人行使行政复议权利的时效并不自该具体行政行为作出之日起,应当顺延至其知道享有行政复议权利时开始计算。A海关做出的处理决定于法有据,法律实体上并无疏漏,但程序上存在一定瑕疵,该瑕疵一定程度上影响了当事人行政复议权利的行使,但并不足以导致该行政行为无效的后果。张某在向A海关上一级主管部门B海关提出行政复议申请后,并没能提供新的足以推翻原认定事实的证据,故B海关在充分调查整个案件后,最终作出了维持A海关具体行政行为的决定。

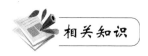相关知识

## 一、报检范围

### （一）入境植物

"植物"是指栽培植物、野生植物及其种子、种苗及其他繁殖材料等。

### （二）入境植物产品

"植物产品"是指来源于植物未经加工或者虽经加工但仍有可能传播病虫害的产品,如粮食、豆、棉花、油、麻、烟草、籽仁、干果、鲜果、蔬菜、生药材、木材、饲料等。

### （三）其他检疫物

"其他检疫物"包括植物废弃物：垫舱木、芦苇、草帘、竹篓、麻袋、纸等废旧植物性包装物、有机肥料等。

## 二、种子、苗木等植物繁殖材料

### （一）检疫审批

（1）输入植物繁殖材料的,必须事先办理检疫审批手续,并在贸易合同中列明检疫审批提出的检疫要求。

（2）因科学研究、教学等特殊原因,需从国外引进《中华人民共和国进境植物检疫禁止进境物名录》植物繁殖材料的,引进单位、个人或其代理人须按照有关规定向海关总署申请办理特许检疫审批手续。

（3）引进禁止进境以外的种子、种苗和其他植物繁殖材料,货主或其代理人应按照我国引进种子的审批规定,事先向农业部、国家林业局、各省植物保护站、林业局等有关部门申请办理《引进种子、苗木检疫审批单》或《引进林木种子、苗木和其他繁殖材料检疫审批单》。带有土壤或生长介质的还须向国家质检总局办理土壤和生长介质的特许审批。转基因产品需到农业部申领许可证。

### （二）报检要求

（1）输入植物、种子、种苗及其他繁殖材料的,货主或其代理人应在入境前 7 天持有关资料向海关报检,预约检疫时间。

（2）在植物种子、种苗入境前,经海关实施现场检疫或处理合格的,出具放行指令。

（3）入境后需要进行隔离检疫的,还要向海关申请隔离场或临时隔离场。从事进境种苗花卉生产经营企业要向所在地海关备案。

引种单位、个人或其代理人应在植物繁殖材料进境前 10～15 日,将《进境动植物检疫许

可证》或《引进种子、苗木检疫审批单》《引进林木种子、苗木和其他繁殖材料检疫审批单》送入境口岸海关办理备案手续。

### （三）提供的单据

货主或其代理人报检时应填写《入境货物报关单》，并随附合同、发票、提单、《进境动植物检疫许可证》或《引进种子、苗木检疫审批单》或《引进林木种子、苗木和其他繁殖材料检疫审批单》及输出国官方植物检疫证书、产地证等有关文件。

## 三、水果、烟叶和茄科蔬菜

### （一）检疫审批

进口水果、烟叶和茄科蔬菜（主要有番茄、辣椒、茄子等）须在签订进境水果贸易合同或协议前提出申请，办理检疫审批手续，取得《进境动植物检疫许可证》。转基因产品需到农业部申领许可证。

我国对进口水果的原产国有明确的规定，因科研、赠送、展览等特殊用途需要进口国家禁止进境水果的，货主或其代理人须事先向海关总署或海关总署授权的检验检疫机构申请办理特许检疫审批手续。

### （二）报检要求

货物入境前货主或其代理人应持有关资料向口岸海关报检，约定检疫时间，经口岸海关检疫合格的，出具放行指令。

### （三）提供的单据

货主或其代理人报检时应填写《入境货物报检单》并随附合同、发票、提单、《进境动植物检疫许可证》及输出国官方植物检疫证书、产地证等有关文件。

## 四、粮食和植物源性饲料

### （一）检疫审批

（1）海关总署对入境粮食和饲料实行检疫审批制度。需要办理进境动植物检疫许可证的，货主或者其代理人应在签订贸易合同前办理检疫审批手续。

（2）无需进行入境检疫审批的植物产品有：粮食加工品（大米、面粉、米粉、淀粉等）、薯类加工品（马铃薯细粉、冷冻马铃薯条、马铃薯淀粉、木薯淀粉等）、植物源性饲料添加剂、乳酸菌、酵母菌、陶瓷土粉、植物生长营养液（不含动物成分或未经加工的植物成分和有毒有害物质）等。

（3）货主或其代理人应将《进境动植物检疫许可证》规定的入境粮食和饲料的检疫要求在贸易合同中列明。转基因产品需到农业部申领许可证。

## （二）报检要求

（1）报检地点：货主或其代理人应当在入境前向入境口岸海关报检。

（2）需要办理并取得农业部《进口饲料和饲料添加剂产品登记证》的产品还应提供《进口饲料和饲料添加剂产品登记证》(复印件)。

## （三）提供的单据

报检时应填写《入境货物报关单》并随附合同、发票、提单、约定的检验方法标准或成交样品、产地证及按规定应当提供的其他有关单证，并根据产品的不同要求提供《进境动植物检疫许可证》、输出国家或者地区检验检疫证书。

## 五、其他植物产品

（1）进口原木须附有输出国家或地区官方检疫部门出具的植物检疫证书，证明不带有中国关注的检疫性有害生物或双边植物检疫协定中规定的有害生物和土壤。进口原木带有树皮的应当在输出国家或地区进行有效的除害处理，并在植物检疫证书中注明除害处理方法、使用药剂、剂量、处理时间和温度；进口原木不带树皮的，应在植物检疫证书中作出声明。

（2）进口干果、干菜、原糖、天然树脂、土产类、植物性油类产品等，货主或其代理人应当根据这些货物的不同种类进行不同的报检准备。需要办理检疫审批的，如干辣椒等，在货物入境前事先提出申请，办理检疫审批手续，取得许可证。在进口上述货物前应当持合同、输出国官方出具的植物检疫证书向海关报检，约定检疫时间。经海关实施现场检疫、实验室检疫合格或经检疫处理合格的，签发《入境货物检验检疫证明》，准予入境销售或使用。

## 六、转基因产品

### （一）报检范围

"转基因产品"是指国家《农业转基因生物安全管理条例》规定的农业转基因生物及其他法律法规规定的转基因生物与产品，包括通过各种方式(包括贸易、来料加工、邮寄、携带、生产、代繁、科研、交换、展览、援助、赠送以及其他方式)进出境的转基因产品。

### （二）进境的报检要求

（1）海关总署对进境转基因动植物及其产品、微生物及其产品和食品实行申报制度。

（2）货主或其代理人在办理进境报检手续时，应当在《入境货物报关单》的货物名称栏中注明是否为转基因产品。申报为转基因产品的，除按规定提供有关单证外，还应当提供法律法规规定的主管部门签发的《农业转基因生物安全证书》和《农业转基因生物标识审查认可批准文件》。

（3）国家对农业转基因生物实行标识制度。对于《实施标识管理的进境转基因产品》，检验检疫机构核查标识，符合《农业转基因生物标识审查认可批准文件》的，准予进境；不按规定标识的，重新标识后方可进境；未标识的，不得进境。

（4）对列入《实施标识管理的农业转基因生物目录》的进境转基因产品，如申报是转基因的，海关实施转基因项目的符合性检测；如申报是非转基因的，海关进行转基因项目抽查检测；对实施标识管理的农业转基因生物目录以外的进境动植物及其产品、微生物及其产品和食品，海关可根据情况实施转基因项目抽查检测。

（5）海关按照国家认可的检测方法和标准进行转基因项目检测。

经转基因检测合格的，准予进境。如有下列情况之一的，海关通知货主或其代理人作退货或者销毁处理：

① 申报为转基因产品，但经检测其转基因成分与批准文件不符的；

② 申报为非转基因产品，但经检测其含有转基因成分的。

（6）进境供展览用的转基因产品，须获得法律法规规定的主管部门签发的有关批准文件后方可入境，展览期间应当接受海关的监管。展览结束后，所有转基因产品必须作退回或者销毁处理。如因特殊原因，需改变用途的，须按有关规定补办进境检验检疫手续。

（三）过境的报检要求

过境的转基因产品，货主或其代理人应当事先向海关总署提出过境许可申请，并提交以下资料：

（1）《转基因产品过境转移许可证申请表》；

（2）输出国家或者地区有关部门出具的国（境）外已进行相应的研究证明文件或者已允许作为相应用途并投放市场的证明文件；

（3）转基因产品的用途说明和拟采取的安全防范措施；

（4）其他相关资料。

海关总署自收到申请之日起 20 日内作出答复，对符合要求的，签发《转基因产品过境转移许可证》并通知进境口岸海关；对不符合要求的，签发不予过境转移许可证，并说明理由。

过境转基因产品进境时，货主或其代理人须持规定的单证和过境转移许可证向进境口岸海关申报，经海关审查合格的，准予过境，并由出境口岸海关监督其出境。对改换原包装及变更过境线路的过境转基因产品，应当按照规定重新办理过境手续。

# 任务四　办理入境机电产品报检

依据《中华人民共和国进出口商品检验法》《中华人民共和国进出口商品检验法实施条例》《进出口商品报验的规定》《出口商品检验放行管理试行办法》《进出口商品检验签证管理办法》，入境机电产品报检业务及相关程序如下：

（1）准备报检材料：入境货物报检单、贸易合同、国外发票、提货单、装箱单、进口货物通知单、国外品质证书、使用说明书、相关标准和技术资料、口岸理货记录（申请残损鉴定时提供）、铁路商务记录、空运事故记录、海关报告等（申请残损鉴定时提供）、重（数）量明细单、理货清单(申请重/数量鉴定时提供)、原产地证明书(必要时)、其他有关单证。

(2) 收货人或代理人在卸货口岸向海关报检,海关受理报检后,对来自疫区的、可能传播动植物疫情及可能夹带害物质的运输工具或包装进行必要的检疫、消毒、卫生除害后,出具放行指令。

(3) 货物通关后,收货人或代理人需要在规定的时间内向目的地海关联系对货物实施检验检疫。经检验检疫合格,签发《入境货物检验检疫证明》放行;不合格的,签发检验检疫处理通知书,需要索赔的签发检验检疫证书。

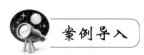 案例导入

2017年6月18日,A公司委托B代理报检公司代理报检进口一批旧机电设备,共23台,价值2880000美元。经C海关审核报检证单及查验货物后发现,该23台设备进境日期(2017年5月14日)反而在报检资料所附的《进口旧机电产品装运前检验证书》出具日期(2017年6月1日)之前,时间上存在着逻辑矛盾。同时,报检资料所附的《进口旧机电产品装运前预检验备案书》中产品清单上规格型号栏目有涂改痕迹(将DDL-8700N7涂改为DDL-8700N),而且《进口旧机电产品装运前检验证书》中所描述的设备与实际报检进口设备部分不一致(报检资料所附带的备案书中单针平车型号为DDL-8700N,装运前检验证书中为DDL8700-7)。经调查,A公司于2017年5月14日从境外进口23台旧制衣设备,在B公司代理报检时被C海关告知缺少《进口旧机电产品装运前检验证书》而不予受理;A公司为了取得《进口旧机电产品装运前检验证书》,没有按规定将存放在海关监管仓的拟进口设备退运到境外进行装运前预检验,而是在境外找到了与拟进口设备类似规格型号的23台设备后联系了中国检验有限公司进行了装运前检验,并出具了《进口旧机电产品装运前检验证书》。随后,A公司将《进口旧机电产品装运前检验证书》交给了B公司再次向C海关报检,企图蒙混过关。据此,C海关认为A公司进口旧机电设备涉案货值巨大,变造《进口旧机电产品装运前检验证书》,情节严重,根据《进出口商品检验法实施条例》第五十三条第三款进行处罚,决定按照国家有关规定予以退货,并处罚款30000元。

案例分析

(1) 案件责任人的认定。案件调查过程中,A公司辩称违法行为是该公司具体经办人员在没有请示公司领导同意的情况下自作主张的行为,请求海关予以谅解。但在调查中,A公司经办人员徐某反映该批货物进口报检时所有事项都及时汇报给了A公司领导,所有操作也都是在A公司领导的直接指示下进行的,不存在A公司所说的自作主张的情况。A公司是该违法行为的责任主体,应该承担有关法律责任。(2) B公司是否应当承担法律责任问题。B公司人员赵某辩称,她在开展代理报检工作时,只负责告诉委托人A公司缺少《进口旧机电产品装运前检验证书》,至于A公司如何办理她并不知情,不应该承担法律责任。办案人员认为,代理报检单位应当对委托人所提供情况的真实性进行合理审查是《进出口商品检验法实施条例》的明确要求。A公司拟进口货物并没有按规定退运到境外办理装运前预

检验,而是一直存放在海关监管仓库,不可能按规定取得真实有效的《进口旧机电产品装运前检验证书》,B公司明知道这种情况却仍然凭A公司提供的《进口旧机电产品装运前检验证书》向海关报检,这显然没有履行代理报检企业对委托人提供情况的真实性进行合理审查的义务,违反了《进出口商品检验法实施条例》的要求,应当承担有关法律责任。但对于B公司对A公司提供的报检资料没有尽到真实性合理审查的义务的法律责任,在法律适用上存在不同意见。一是适用《进出口商品检验法实施条例》第四十八条第三款,但是该款要求有"导致骗取海关有关证单的结果的……",而本案中没有发生证单被骗取的情况,故不能适用该条款。二是适用《进出口商品检验法实施条例》第五十八条第二款、第三款关于扰乱报检秩序的规定对该公司及其报检员进行处罚,但也有观点认为扰乱报检秩序主要包括超出其业务范围进行报检活动;提供不真实情况,导致代理报检的货物不能落实检验检疫;泄露代理报检中所知悉的商业秘密;借海关名义向委托人收取额外费用;出让其名义供他人代理报检业务等行为,并不包括本案所述的行为。

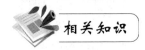相关知识

## 一、报检范围

入境机电产品(包括所有的旧机电产品):

(1) 机电产品(含旧机电产品)是指机械设备、电气设备、交通运输工具、电子产品、电器产品、仪器仪表、金属制品等及其零部件、元器件。

(2) 所谓"旧机电产品",是指具有下列情形之一的机电产品:

① 已经使用(不含使用前测试、调试的设备),但仍具备基本功能和一定使用价值的;

② 未经使用,但超过质量保证期(非保修期)的;

③ 未经使用,但存放时间过长、部件产生明显有形损耗的;

④ 新旧部件混装的;

⑤ 经过翻新的,如旧压力容器类、旧工程机械类、旧电器类、旧车船类、旧印刷机械类、旧食品机械类、旧农业机械类等。对于进口旧机电产品,进口单位需向海关总署或其授权机构申请办理进口检验。

## 二、强制性产品认证

### (一) 报检要求

国家对涉及人类健康、动植物生命和健康以及环境保护和公共安全的产品实行强制性认证制度。凡列入《中华人民共和国实施强制性产品认证的产品目录》内的商品,必须经过指定的认证机构认证合格、取得指定认证机构颁发的认证证书并加施认证标识后,方可出厂、销售、进口或者在其他经营活动中使用。

（二）提供的单据

实施强制性产品认证商品的收货人或其代理人在报检时除填写《入境货物报检单》并随附有关外贸证单外，还应提供认证证书复印件并在产品上加施认证标识。

## 三、民用商品入境验证

### （一）报检要求

民用商品入境验证是指对国家实行强制性产品认证的民用商品，在通关入境时由海关核查其是否已取得必须的证明文件。在《法检目录》内检验检疫类别中，标有"L"标记的进口商品的口岸海关对其认证文件进行验证，必要时对其货证的相符性以及认证标记进行查验。

### （二）提供的单据

办理进口报检时，应当提供有关进口许可的证明文件。

## 四、旧机电产品

### （一）报检要求

（1）国家允许进口的旧机电产品的收货人在签订对外贸易合同前，应当向海关总署或者直属海关办理备案手续。

按海关总署规定，有的旧机电产品可在直属海关备案，而有的则须由直属海关审核合格后再到海关总署进行备案。

① 凡列入《海关总署办理备案的进口旧机电产品目录》的进口旧机电产品，经所在地直属海关初审后，报海关总署备案。目录外的进口旧机电产品由所在地直属海关受理备案申请。

② 列入《不予备案的进口旧机电产品目录》的进口旧机电产品，除国家特殊需要并经海关总署批准之外，进口旧机电产品备案机构一律不予受理备案申请。

（2）进口旧机电产品的单位，在签署合同或有约束力的协议时，必须按照国家安全、卫生、环保等法律、行政法规的规定订明该产品的检验依据及各项技术指标等的检验条款。对于价值较高，涉及人身财产安全、健康、环境保护项目的高风险进口旧机电产品，应当按照国家有关规定实施装运前检验，进口时，收货人应当提供直属海关或者经海关总署指定的检验机构出具的装运前检验证书。

### （二）提供的单据

（1）报检时应提供商务部或地方、部门机电办签发的注明为旧机电的相关机电进口证明。

（2）列入《强制性产品认证目录》的旧机电产品，用于销售、租赁或者专业维修等用途的，备案申请人在提交规定的备案申请资料的同时，还必须提供相应的"CCC认证"证明文件。国家特殊需要并经海关总署批准的除外。

（3）须经装运前检验的产品,应提供《进口旧机电产品装运前检验备案书》（正本）、《进口旧机电产品装运前预检验证书》（正本）、《进口旧机电产品装运前检验报告》（正本）；无须装运前检验的产品,须提供《进口旧机电产品免装运前预检验证明书》（正本）。

## 五、进口电池产品

### （一）报检要求

自 2001 年 1 月 1 日起,进出口电池产品汞含量由海关实施强制检验。进出口电池产品实行备案和汞含量年度专项检测制度。汞含量专项检测由海关总署核准实施进出口电池产品汞含量检测的实验室实施并出具《电池产品汞含量检测合格确认书》。确认书的有效期为一年,受理备案申请的海关凭该确认书审核换发《进出口电池产品备案书》。

### （二）提供的单据

进口电池产品的收货人或其代理人在报检时应提供《进出口电池产品备案书》。

## 六、成套设备

### （一）报检范围

成套设备是指完整的生产线、成套装置设施,包括工程项目和技术改造项目中的成套装置设施和与国产设备配套组成的成套设备中的进口关键设备。成套设备是一项特殊的法定检验检疫商品,很难与商品编码一一对应,但因成套设备结构复杂、技术含量高,直接影响其生产的产品质量、操作人员人身安全和环境状况,检验检疫相关法律法规将其列入法定检验检疫商品进行严格管理。

### （二）报检要求

（1）对大型成套设备,应当按照对外贸易合同约定监造、装运前检验或者监装。收货人保留到货后最终检验和索赔的权利。

海关可以根据需要派出检验人员参加或者组织实施监造、装运前检验或者监装。

（2）海关对检验不合格的进口成套设备及其材料,签发不准安装使用通知书。经技术处理,并经海关重新检验合格的,方可安装使用。

（3）成套设备中涉及旧机电产品的,应按旧机电产品的相关规定办理,并提供相应的证明文件。

### （三）报检地点

需结合安装调试进行检验的成套设备、机电仪产品以及在口岸开件后难以恢复包装的商品,应在收货人所在地海关报检并检验。

# 任务五　办理入境食品报检

对进口食品进行报检,需按下列程序:

(1) 进口普通预包装食品,其进口商/经销商可直接在进境口岸海关申报,无报检资格的单位可委托持有效《代理报检单位注册登记证书》的代理报检单位报检。

货物首次进境报检时,需提供下列资料:

贸易合同/信用证、发票、装箱清单、标签备案申请资料(3份)[标签审核申请表、中文标签样张、原标签及中文翻译件、原产地证/自由销售证明原件、卫生证/健康证],必要时报检人还应提供:

① 输出国家或地区官方的检疫证书(有规定的动植物源性食品);

② 输出国(地区)官方的卫生证明文件或第三方检测机构出具的合格检测报告原件;

③ 相应的检测报告(标签上有具体标注值的);

④ 输出国(地区)所使用的农兽药、添加剂、熏蒸剂等相关资料和检验报告;

⑤ 输出国品质证书或质量保证书、产品使用说明书及有关标准和技术资料(申请品质证书的);

⑥ 海关要求的其他单证。

报检后接受检验检疫,合格后获得合格《卫生证书》方可销售使用。

(2) 进口已是定型包装,但不直接交付消费者食/使用的食品[如食品工业原料、使领馆自用食品、展品、样品(不含少量进口试销的食品,须提供详细证明材料)、免税店经营的食品],其进口商/经销商须在货物进境前,到海关食品检验司办理中文标签审核豁免手续。进境时在入境口岸海关报检,报检时需提供已办理获得的中文标签豁免凭证、货物发票、贸易合同/信用证、装箱清单,必要时提供其他需要的文件(同上款)。

(3) 进口特殊食品,其进口商/经销商须在货物进境前,到海关食品检验司办理获得《进出口特殊食品预审证明》。详情请登录海关网站查询。同时办理中文标签审核备案。详情请登录海关网站查询。中文标签样张按 GB7718-2004(预包装食品标签通则)、GB13432-2004(特殊膳食用食品标签通则)要求制作。

货物进境时在入境口岸海关报检,报检时需提供已备案的中文标签样张、货物发票、贸易合同/信用证、装箱清单,必要时提供其他需要的资料(同上款)。

(4) 进口食品添加剂,除按普通食品提供相关资料外,还需提供收货人出具的用途申明,进口复配食品添加剂(不包括香基、香精)的,生产企业还应提供复配成分目录表,按添加剂含量递减顺序列出复配成分清单,进口特定用途的食品添加剂,还应提供相关产品入境后使用的目的及其流向说明。

(5) 进口商/经销商获得合格的《卫生证书》后方可销售使用该批食品。

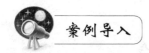 **案例导入**

2019年以来,南宁海关实施进口预包装食品标签检验集中审核模式改革,推进预包装食品标签审核集约化、规范化、标准化、协同化,以适应海关业务发展和口岸快速通关的需要。

11月11日,记者在南宁海关了解到,南宁海关隶属水口海关近日在龙州县那花互市点查获一批以边民互市贸易形式入境的越南桂圆肉,共27件,重量0.88吨。通过标签集中审核中心实验室检测,其所含二氧化硫超标。根据相关法律法规,水口海关将这批桂圆肉判定为不合格食品,作退运处理。

南宁海关动植食处相关负责人介绍,近5年来,南宁关区标签备案数量约以每年8%的速度增长,2018年关区新备案预包装食品标签1128个,涵盖糕点饼干、饮料、酒类、膨化食品、糖果、其他食品等6大类。

据悉,不同品种的食品涉及的标准规定、审核技术要点不同,标签审核项目多、工作量大、耗时长。针对现场海关资源分散、监管人员和实验室鉴定能力不均衡等情况,南宁海关率先探索实施进口预包装食品标签检验集中审核模式改革,设立了标签集中审核中心,组建进口预包装食品标签审核队伍,整合现有标签检验专业技术人才,统一收集标准、统一标签备案尺度,对标签检验工作集约化管理,为现场标签检验"即决式"判定提供技术支持。

自改革以来,标签集中审核中心通过标签信息电子数据传递,减少样品寄送检验时间,当天备案系统提交的预包装食品标签当天办结,预包装食品标签检验时长从原来的3个工作日压缩到1个工作日。

2019年上半年,关区口岸进口预包装食品4022批次、货值2亿美元,同比分别增长14%、33%,形成了钦州港进口红酒、东兴和凭祥口岸进口东盟特产的特色业务。

为严防不合格食品流入,2019年上半年,标签集中审核中心为各隶属海关复审预包装食品标签160个,共检出不合格食品标签47批次,其中涉及超范围使用食品添加剂、食品品质不合格等严重危害消费者食用安全的不合格食品5批,避免不合格食品流入国内,有力维护了人民群众舌尖上的安全。

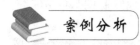 **案例分析**

按照规定,各地海关在对进出口食品、化妆品实施检验检疫时要对进出口食品、化妆品标签内容是否符合法律法规和标准规定要求以及与质量有关内容的真实性、准确性进行检验,经检验合格的,在按规定出具的检验证明文件中加注"标签经审核合格"。

因此,很明显,中文食品标签在到货检验时已经加贴,在口岸检验检疫时,中文标签和食品的品质一样,都是强制检验的项目。该份卫生证书的关于食品标签检验的描述,显然不符合食品安全法及其实施条例以及海关总署相关文件的要求。

目前从该批货物的证书用语中,没有明确地注明标签是否审核合格,对这个问题有明确的要求。

进口食品、化妆品标签检验经历了一次变化：2006 年第 44 号公告公布实施之前，标签必须在进口食品、化妆品之前经过海关总署备案，备案合格的，发给"备案证书"，进口时凭证书报检。这样做有其合理性——进口食品在进口时必须加贴中文标签，事先审核可以避免加贴之后因为查验不合格重新清除改正再重新加贴带来的时间和经济成本。第 44 号公告发布后，这个问题就凸现出来了：收货人往往不愿意在查验前主动加贴标签，而是拿标签样张与食品一起检验，检验合格后再加贴，不合格的改正之后再加贴。但是由此也可能带来一些消极后果，收货人在查验后，无论合格不合格，可能中文标签没有加贴上去就流向了国内市场，由此带来了进口食品标签问题。

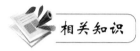

## 一、报检范围

### （一）食品

　　食品是指各种供人食用或者饮用的成品和原料，以及按照传统既是食品又是药品的物品，但不包括以治疗为目的的物品。

### （二）食品添加剂

　　食品添加剂是指为改善食品品质和色、香、味，以及为防腐和加工工艺的需要而加入食品中的化学合成或者天然物质。

### （三）食品相关产品

　　食品相关产品指用于食品的包装材料、容器、洗涤剂、消毒剂和用于食品生产经营的工具、设备。

## 二、报检要求

　　（1）标签审核。
　　食品标签是指在食品包装容器上货附于食品包装容器上的一切附签、吊牌、文字、图形、符号说明物。预包装食品是指预先定量包装或者制作在包装材料和容器中的食品。《食品安全法》规定预包装食品的包装上应当有标签。
　　标签应当标明下列事项：
　　① 名称、规格、净含量、生产日期；
　　② 成分或者配料表；
　　③ 生产者的名称、地址、联系方式；
　　④ 保质期；
　　⑤ 产品标准代号；
　　⑥ 贮存条件；

⑦ 所使用的食品添加剂在国家标准中的通用名称；

⑧ 生产许可证编号；

⑨ 法律、法规或者食品安全标准规定必须标明的其他事项；

⑩ 专供婴幼儿和其他特定人群的主辅食品，其标签还应当标明主要营养成分及其含量。

食品和食品添加剂的标签、说明书，不得含有虚假、夸大的内容，不得涉及疾病预防、治疗功能。生产者对标签、说明书上所载明的内容负责。食品和食品添加剂的标签、说明书应当清楚、明显，容易辨识。食品和食品添加剂与其标签、说明书所载明的内容不符的，不得上市销售。

进口预包装食品应当有中文标签、中文说明书。标签、说明书应当符合《中华人民共和国食品安全法》以及我国其他有关法律、行政法规的规定和食品安全国家标准的要求，载明食品的原产地以及境内代理商的名称、地址、联系方式。预包装食品没有中文标签、中文说明书或者标签、说明书不符合《中华人民共和国食品安全法》规定的，不得进口。

（2）目前，海关对食品的标签审核与进口食品检验检疫结合进行。

凡以保健食品名义报检的进口食品必须报国家食品药品监督管理局审批合格后方准进口。凡取得保健食品批号的进口保健食品，在进口时须增做功能性复核实验项目，否则一律不予签发《卫生证书》。

（3）进口尚无食品安全国家标准的食品，或者首次进口食品添加剂新品种、食品相关产品新品种，进口商应当向国务院卫生行政部门提出申请并提交相关的安全评估材料。

（4）向我国境内出口食品的出口商或者代理商应当向海关备案。

向我国境内出口食品的境外生产企业应当向海关注册。

（5）进口商应当建立食品进口和销售记录。食品进口和销售记录应当真实，保存期不得少于两年。

## 三、提供的单据

（1）报检人按规定填写《入境货物报检单》并提供合同、发票、装箱单、提（运）单等相关外贸单据。

（2）进口食品原产地证书。

## 四、进口食品换证

（1）进口食品经营企业（指进口食品的批发、零售商）在批发、零售进口食品时应持有当地海关签发的进口食品卫生证书。

（2）进口食品经口岸检验合格取得卫生证书后再转运内地销售时，持口岸海关签发的进口食品卫生证书正本或副本到当地海关换取卫生证书。填写《入境货物报关单》，并在合同其他要求一栏中注明需换领证书的份数。

五、进口食品包装容器、包装材料

（一）报检范围

进口食品包装容器、包装材料（以下简称食品包装）是指已经与食品接触或预期会与食品接触的进口食品内包装、销售包装、运输包装及包装材料。海关总署对食品包装进口商实施备案管理，对进口食品包装产品实施检验。

（二）报检地点

作为商品直接进口的与食品接触的材料和制品及已盛装进口食品的食品包装，应向到货地口岸海关报检。

（三）报检要求及提供的单据

（1）报检时应填写《入境货物报关单》，同时随单提供提单、合同、发票、装箱单等，还应提交《出入境食品包装备案书》（复印件）。经检验合格出具《入境货物检验检疫证明》。

（2）盛装进口食品的食品包装，在进口食品报检时列明包装情况。海关在对进口食品检验的同时对食品包装进行抽查检验。对未能提供《出入境食品包装备案书》的，在检验检疫机构予以受理报检时，进口商可按备案管理规定及时办理相关手续。进出口食品包装备案不是行政许可的，对未经备案企业进口或生产的食品包装应实施批批检验检测。

（3）对已列入《法检商品目录》的进口食品包装，如用于盛装出口食品，可凭《入境货物检验检疫证明书》换发《出入境货物包装性能检验结果单》，必要时应对安全、卫生项目进行检测。

对未列入《法检商品目录》的进口食品包装，按照非法定检验检疫商品监督抽查管理规定实施抽查检验，如用于盛装出口食品，应按照出口食品包装有关规定办理《出入境货物包装性能检验结果单》。

# 任务六　办理入境人类食品和动物饲料添加剂及原料产品报检

为加强人类食品和动物饲料添加剂及原料产品的进出口检验检疫监管，根据《中华人民共和国进出口商品检验法》的有关规定，将包括凡士林、石蜡、甘蔗糖蜜等124种人类食品和动物饲料添加剂及原料产品列入《出入境检验检疫机构实施检验检疫的进出境商品目录》，由海关进行监管。

企业在进出口本公告所列产品时，依法须向进出境口岸的海关申报：

（1）对申报用于人类食品或动物饲料添加剂及原料的产品，由海关进行检验检疫，办理放行手续。

（2）对申报仅用于工业用途，不用于人类食品和动物饲料添加剂及原料的产品，企业须提交贸易合同及非用于人类食品和动物饲料添加剂及原料产品用途的证明,经海关查验无误后,不再进行检验检疫,办理放行手续。

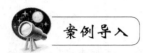 **案例导入**

　　近日,爱尔兰惊爆毒猪肉事件,猪肉中二恶英含量超标 200 倍。猪肉怎么会含毒? 这些毒从何而来? 该事件引起国际社会高度关注。事实上,二恶英污染食品的事件并非首次出现。1999 年 2 月,比利时养鸡业者发现饲养的母鸡产蛋率下降,蛋壳坚硬,肉鸡出现病态反应,因而怀疑饲料有问题。

　　调查结果显示,有的鸡体内二恶英含量高于正常限值的 1000 倍,危害极大。而究其原因,是荷兰 3 家饲料原料供应厂商提供了含二恶英成分的脂肪给比利时的韦尔克斯特饲料厂。该事件当时在世界上掀起了轩然大波,并最终导致比利时内阁集体辞职。二恶英、苏丹红、三聚氰胺,人们对于添加进食品的非食用物质的知识面一次又一次得到丰富。随着国际食品贸易越来越稀松平常,食品安全,尤其是对食品中违法添加非食用物质的调查和防范,成了世界各国最为关切的国际问题之一。12 月 6 日,爱尔兰官方公布,该国猪肉产品可能受到二恶英的污染,受污染的猪肉可能已销往 25 个国家和地区。该国农业部门官员证实,生猪和猪饲料取样中的二恶英成分,达到欧盟二恶英含量安全上限的 80 至 200 倍。二恶英是一种无色无味、毒性严重的脂溶性物质,对人体健康有极大危害,可致癌和不孕不育等。国家质检总局对此事高度关注,紧急约见爱尔兰驻华使节,戴克澜大使通报爱尔兰有关机构近期例行检查中,发现 1 家饲料厂发生二恶英污染,涉及 48 家饲养场,包括 10 家养猪场。根据中爱双边协议,中国国家质检总局紧急通知各地检验检疫机构迅速采取临时性保护措施:自即日起暂停直接或间接进口爱尔兰猪肉产品和饲料;召回和退运 9 月 1 日后生产的爱尔兰输华猪肉产品。

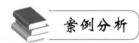 **案例分析**

　　随着世界食品工业以及健康食品工业的发展,一些原来被认为无害的食品添加剂近年来也被发现可能存在对机体的潜在危害。故世界各国对此给予充分的重视。目前国际、国内对待食品添加剂均持严格管理、加强评价和限制使用的态度。近年来,中国也加强了对外国输华食品的检测。根据《中华人民共和国进出口商品检验法》的有关规定,海关将包括凡士林、石蜡、甘蔗糖蜜等 124 种人类食品和动物饲料添加剂及原料产品列入《实施检验检疫的进出境商品目录》,由海关进行监管。

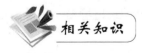 **相关知识**

## 一、报检范围

　　入境人类食品和动物饲料添加剂及原料产品是指根据中华人民共和国国家质量监督检

验检疫总局、中华人民共和国商务部、中华人民共和国海关总署 2007 年第 70 号联合公告须纳入进出口检验检疫监管的 124 种产品。2018 年 11 月 21 日经海关总署署务会议审议通过。

### 二、报检要求及提供的单据

货主或其代理人应当在入境前向入境口岸海关办理报检手续。报检时除提供合同、发票、提（运）单和装箱单等资料外，还应该注意：

（1）对申报用于人类食品或动物饲料添加剂及原料的产品，报检时须注明用于人类食品加工或用于动物饲料加工，由海关进行检验检疫，办理放行手续。

（2）对申报仅用于工业用途，不用于人类食品或动物饲料添加剂及原料的产品，企业须递交非用于人类食品和动物饲料添加剂及原料产品用途的证明，经海关查验无误后，对检验检疫类别仅为 R 或 S 的，直接出具放行指令；检验检疫类别非 R 或 S 的，按规定实施品质检验。

（3）进口 124 种入境人类食品和动物饲料添加剂及原料产品时，外包装上须印明产品用途（用于食品加工或动物饲料加工或仅用于工业用途），所印内容必须与向海关申报用途一致。

# 任务七　办理入境化妆品报检

进口化妆品必须经过标签审核，取得《进出口化妆品标签审核证书》后方可报检。入境化妆品报检流程如下：

（1）填写《入境货物报关单》，并附所需资料。

（2）进出口食品安全局在流程单上签字。

（3）检务处受理报检。

（4）进出口食品安全局派员抽样与现场监督、向检测部门提供样品。

（5）检验检疫技术中心对样品实施检测并出具检测报告。

（6）进出口食品安全局审核检测结果、拟制证稿。

（7）检务处出具相关证书证单。海关实施检验，对经检验合格的进出口化妆品出具合格证单，加贴检验检疫标识。如安全卫生指标不合格，须在海关监督下进行销毁或退货。如其他项目不合格，须在海关监督下进行技术处理，不能进行技术处理或重新检验后仍不合格的，出具不合格单证。

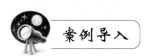

案例导入

西安某进出口公司从美国进口一批化妆品，货物欲从天津新港入境，目的地为西安，试描述该公司应如何办理货物的进境报检手续。

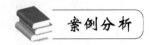 **案例分析**

本案中的进口化妆品为法定检验货物,必须要经过标签审核,取得进出口化妆品标签审核证书或标签审核受理证明后方可报检。又由于通关地(天津)与目的地(西安)不属于同一辖区,须在口岸清关转异地进行检验检疫,所以可申请进境流向报检。即由西安某进出口公司首先持合同、发票、装箱单、提单、入境货物报检单等主要单证及进口前由海关总署签发的进口化妆品标签审核证书等在卸货口岸向口岸海关报检,通关后只是由进境口岸检验检疫机构进行必要的检疫处理,货物调往目的地后再申请异地施检报检,即在规定的时间内向目的地海关申请进行检验检疫。

(案例来源:福步外贸论坛)

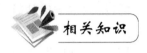 **相关知识**

## 一、报检范围

化妆品指以涂、擦散布于人体表面任何部位(皮肤、毛发、指甲、口唇等)或口腔黏膜,以达到清洁、护肤、美容和修饰目的的产品。

## 二、报检要求

(1)海关总署对进出口化妆品实施分级监督检验管理制度,按照品牌、品种将进出口化妆品的监督检验分为放宽级和正常级,并根据日常监督检验结果,动态公布《进出口化妆品分级管理类目表》。海关对10%的报检批次的放宽级化妆品实施全项目检验,其余报检批次的仅检验标签、数量、重量、规格、包装、标记等项目;对所有报检批次的正常级化妆品均实施全项目检验。

(2)检验检疫机构对进口化妆品生产企业实施卫生注册登记管理。

(3)进口化妆品由进境口岸海关实施检验。经检验合格的进口化妆品须在海关监督下加贴检验检疫标识。

(4)进口化妆品的标签内容必须符合中国法律法规和强制性标准的规定,须对与质量有关内容的真实性、准确性进行检验,对化妆品的标签审核,海关与进口化妆品检验检疫结合进行。经检验合格的,在按规定出具的检验证明文件中加注"标签经审核合格"。

(5)化妆品标签审核,是指对进出口化妆品标签中标示的反映化妆品卫生质量状况、功效成分等内容的真实性、准确性进行符合性检验,并根据有关规定对标签格式、版面、文字说明、图形、符号等进行审核。

(6)化妆品标签审核的内容包括:

① 标签所标注的化妆品卫生质量状况、功效成分等内容是否真实、准确;

② 标签的格式、版面、文字说明、图形、符号等是否符合有关规定;

③ 进口化妆品是否使用正确的中文标签；

④ 标签是否符合进口国使用要求。

### 三、报检地点

报检人应在入境前或入境时向海关报关地海关报检。

### 四、提供的单据

按规定填写《入境货物报关单》并提供合同、发票、装箱单、提（运）单、进口化妆品标签检验相关资料（化妆品中文标签样张和外文原标签及翻译件及化妆品成分配比等）、卫生部进口化妆品卫生许可批件（备案证书）等相关外贸单据。

# 任务八　办理入境玩具报检

我国对进口玩具实行加施检验检疫标识管理。

（1）进口玩具的收货人或者其代理人在办理报检时，应当按照《出入境检验检疫报检规定》如实填写入境货物报关单，提供有关单证。对列入强制性产品认证目录的进口玩具还应当提供强制性产品认证证书复印件。

（2）海关对列入强制性产品认证目录内的进口玩具，按照《进口许可制度民用商品入境验证管理办法》的规定实施验证管理。

对未列入强制性产品认证目录内的进口玩具，报检人已提供进出口玩具检测实验室（以下简称玩具实验室）出具的合格检测报告的，海关对报检人提供的有关单证与货物是否符合进行审核。

（3）对未能提供检测报告或者经审核发现有关单证与货物不相符的，应当对该批货物实施现场检验并抽样送玩具实验室检测。

（4）进口玩具经检验合格的，海关出具检验证明。

进口玩具经检验不合格的，由海关出具检验检疫处理通知书。涉及人身财产安全、健康、环境保护项目不合格的，由海关责令当事人退货或者销毁；其他项目不合格的，可以在海关的监督下进行技术处理，经重新检验合格后，方可销售或者使用。

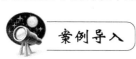 案例导入

为进一步加强强制性产品认证目录内玩具产品行政监管工作，日前，上海海关联合上海市质量技术监督局，奔赴上海多个玩具卖场和大型儿童用品经营场所，对进口 CCC 认证玩具销售和使用情况进行现场检查。

玩具的危害有些是快速显现的，比如儿童的手指被金属小汽车的边缘割伤，从摇马上摔

下,被电动火车烫伤;有些危害是慢性的,比如儿童因长期接触含铅的玩具导致智力障碍;有些危害甚至是致命的,最常见的是儿童因吞入玩具上的小零件而导致窒息。

我国自 2007 年 6 月 1 日起对童车类、电玩具、塑胶玩具、金属玩具、弹射玩具、娃娃玩具等六大类玩具产品实施强制性产品认证制度(布绒和木制等种类玩具暂未列入),简称 CCC 认证。

我国的出入境检验检疫机构对童车类、电玩具、塑胶玩具、金属玩具、弹射玩具、娃娃玩具等六大类玩具实施 CCC 认证入境验证。据统计,去年上海海关共检验进口玩具 1928 批,共 3290.3 万美元,其中 8 批、9.9 万美元的玩具检验不合格,主要原因是进口商对我国玩具安全标准的具体条款缺乏了解,造成包装塑袋厚度小于标准、无中文标识或中文标识不完整、无与电池相关的安全说明,致使玩具不符合我国有关强制性标准。

在日前的检查中,执法部门发现一些商家在出售未获得强制性产品认证的儿童玩具,有的不适合 14 岁以下儿童使用的玩具年龄组标识不清,有的商家在经营场所提供未获得 CCC 认证的进口玩具。执法部门在要求有关商家将不合格的玩具下架的同时,对有关违法行为进行了查处。

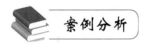 案例分析

在选购玩具时可以留意玩具的标识,CCC 的标识有两种:一种是印刷的,可注意下面的工厂编号;一种是贴纸的,注意背面的系列号,可以到认监委的网站(www.cnca.gov.cn)上查询真伪:产品上标注的信息,如生产商、产品名称、型号,应与查到的一致。进口玩具经过海关检验,根据海关总署公布的《进出口玩具检验监督管理办法》规定,进入我国国内市场的进口玩具存在缺陷的,进口玩具的经营者和品牌商应当主动召回;不主动召回的,由国家质检总局责令召回;擅自销售未经检验的进口玩具或者擅自销售应当申请进口验证而未申请的进口玩具的,由海关没收违法所得,并处货值金额 5% 以上 20% 以下罚款。擅自销售经检验不合格的玩具的,海关将没收违法所得,并处货值等额以上三倍以下罚款。

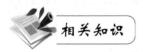 相关知识

一、报检范围

列入《目录》以及法律、行政法规规定必须经海关检验的进口玩具。海关对目录外的进口玩具按照海关总署的规定实施抽查检验。

二、报检要求及提供的单据

(1)提供外贸合同、发票、装箱单、提(运)单等有关单证。

(2)对列入强制性产品认证目录的进口玩具还应当提供强制性产品认证证书复印件。

(3)未列入强制性产品认证目录内的进口玩具,报检人应提供进出口玩具检测实验室

（以下简称"玩具实验室"）出具的合格检测报告。

（4）未能提供检测报告或者经审核发现有关单证与货物不相符的，应当对该批货物实施现场检验并抽样送玩具实验室检测。在国内市场销售的进口玩具，其安全、使用标识应当符合我国玩具安全的有关强制性要求。

### 三、报检地点

进口玩具的收货人或者其代理人应在入境前或入境时向报关地海关报检。

# 任务九　办理入境汽车报检

大批量进口的汽车，应在对外贸易合同中约定在出口国进行装运前预检验、监造或监装，海关可根据需要派出检验人员参加或者组织实施在出口国的检验。经检验合格的进口汽车，由口岸海关签发《入境货物检验检疫证明》，并一车一单签发《进口机动车辆随车检验单》；用户在国内购买进口汽车时必须取得海关签发的《进口机动车辆随车检验单》和购买发票。在办理正式牌证前到所在地海关登检、换发《进口机动车辆检验证明》，作为到车辆管理机关办理正式牌照的依据。

（1）进口汽车的收货人或其代理人应持有关证单在进境口岸或到达站办理报检手续，口岸海关审核后出具放行指令。

（2）进口汽车入境口岸海关负责进口汽车入境检验工作。

（3）经检验合格的进口汽车，由口岸海关签发《入境货物检验检疫证明》，并一车一单签发《进口机动车辆随车检验单》。

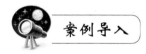

2012 年 10 月 9 日，国家质检总局发布《关于进口丰田汽车的风险警示通报》（质检检函〔2012〕405 号），通报称：日本丰田汽车公司生产的进口丰田 RAV4 汽车（生产区间为 2005年 7 月 21 日至 2008 年 11 月 28 日，共 13474 辆）和进口丰田汉兰达汽车（生产区间为 2007年 2 月 26 日至 2009 年 1 月 29 日，共 12356 辆）的车窗主控开关存在缺陷，可能出现卡滞、动作不良，特定条件下会出现开关内部局部溶损，存在一定风险。

经国家质检总局调查，2009 年广汽丰田汽车有限公司和天津一汽丰田汽车有限公司因同类缺陷召回国产丰田汽车共计 68.8 万辆，虽然日本丰田汽车公司调查认为造成缺陷的原因不同，但此事反映日本丰田汽车公司的产品缺陷管理机制还存在不足，其产品还存在一定风险。

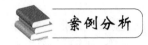 **案例分析**

检验检疫机构在进口汽车检验中发现安全质量问题,海关总署将根据规定发出公告,要求制造商召回有缺陷的产品,尽快采取措施,消除安全隐患,禁止进口;各地海关停止办理报检和相关检验检疫手续。

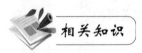 **相关知识**

## 一、报检范围

列入《实施检验检疫的进出境商品目录》的汽车,以及虽未列入目录,但国家有关法律法规明确由海关负责检验的汽车。运输工具的动植物检疫和卫生检疫不属于入境汽车的报检范围。进口机动车辆必须先报检,经检验合格后发给证明,才能向当地公安部门的交通车辆管理机构申报领取行车牌照。

## 二、报检要求

(1) 各有关单位在办理进口机动车的有关事宜时,按《进口机动车辆制造厂名称和车辆品牌中英文对照表》规定的进口汽车、摩托车制造厂名称和车辆品牌中文译名进行签注和计算机管理。对未列入《进口机动车辆制造厂名称和车辆品牌中英文对照表》的进口机动车制造厂商及车辆品牌,在申请汽车产品强制认证时,进口关系人应向国家指定的汽车产品认证机构提供进口机动车制造厂商和(或)车辆品牌的中文译名。经指定认证机构认证审核后,报海关总署备案并通报各有关单位。

(2) 如果海关在进口汽车检验中发现安全质量问题,海关总署将根据规定发出公告,要求制造商召回有缺陷的产品,尽快采取措施,消除安全隐患,禁止进口;各地检验检疫机构停止办理报检和相关检验检疫手续。

例如,A 国产 W 牌 CXH50S 和 CXH50T 底盘存在安全隐患,海关总署责令相关认证机构吊销 A 国产 W 牌 CXH50S 及 CXH50T 强制性产品认证证书(证书号 2003011101039752中 CXH50S/CXH50T 两款车),禁止进口;各地海关停止办理上述两种车型的报检和相关检验检疫手续。要求中国境内的 A 国 W 牌 CXH50S 及 CXH50T 底盘车的用户尽快进行安全检查。对已发生使用中转向系存在干涉现象的车辆,立即停止使用,以避免安全事故的发生。

(3) 对进口汽车实施品质检验的,《入境货物检验检疫证明》须加附《品质检验报告》。经检验不合格的,海关出具检验检疫证书,供有关部门对外索赔。

(4) 进口汽车必须获得国家强制性产品认证证书,贴有认证标识,并须经海关验证及检验合格。

(5) 2008 年 3 月 1 日起,检验检疫机构对进口机动车实施车辆识别代号(简称 VIN)入境验证管理。进口机动车的车辆识别代号(VIN)必须符合国家强制性标准《道路车辆识别代号(VIN)》的要求。对 VIN 不符合上述标准的进口机动车,检验检疫机构将禁止其进口,公安机关不予办理注册登记手续,因国家特殊需要并经批准的,以及常驻我国的境外人员、我国驻外使馆人员自带的除外。

(6)为便利进口车产品报检通关,在进口前,强制性产品认证证书(CCC 证书)的持有人或其授权人可向签发 CCC 证书的认证机构提交拟进口的全部机动车 VIN 和相关结构参数资料进行备案,认证机构在对上述资料进行核对、整理后上报海关总署及认监委,以便口岸海关对进口机动车产品的 VIN 进行入境验证。

### 三、报检提供的单据

直接从国外进口汽车的收货人或其代理人在入境口岸报检时,应提供《入境货物报关单》、合同、发票、提(运)单、装箱单、进口安全质量许可证复印件、非 CFC-12 为制冷工质的汽车空调器压缩机的证明以及海关出具的《进口货物证明》正本及复印件等证单及有关技术资料。

通过国内渠道购买进口汽车的用户在报检时应提供《入境货物报关单》或进口机动车辆报检单、口岸海关签发的《进口机动车辆随车检验单》正本和海关出具的《进口货物证明》的正本及复印件。单位用车需提供企业代码或营业执照复印件;个人自用的进口机动车辆报检时须提供车主的身份证及复印件或户口簿及复印件。

罚没的进口汽车的用户报检时应提供《入境货物报关单》或进口机动车辆报检单、罚没证正本、商业发票等。单位用车需提供企业代码或营业执照复印件;个人用车需提供使用人的身份证、户口簿复印件。

## 练 习 题

**一、单项选择题**

1. 贵州一饮料生产厂从英国进口一批设备零配件(检验检疫类别为 R/),在上海入境,在上海口岸卸货时发现部分包装破损,该饮料厂应向(　　)海关报检,申请残损鉴定。

    A. 上海　　　　　　B. 贵州　　　　　　C. 上海和贵州　　　　D. 上海或贵州

2. 进口化妆品由(　　)实施检验。

    A. 进境口岸海关　　　　　　　　　　B. 出境口岸海关

    C. 进境口岸药监局　　　　　　　　　D. 货物最终销售地海关

3. 对未能提供检测报告或者经审核发现有关单证与货物不相符的进口玩具,应当(　　)。

    A. 由海关查验后放行

    B. 对该批货物实施现场检验并抽样送玩具实验室检测

    C. 由海关验证放行

    D. 对该批货物扣留,并实施退运处理

4. 凡列入《中华人民共和国实施强制性产品认证的产品目录》(以下简称《强制性产品

认证目录》)内的商品,(　　　)。

　　A. 必须经查验合格方可进口

　　B. 必须取得科技部认可方可进口

　　C. 必须经过指定的认证机构认证合格、取得指定认证机构颁发的认证证书、并加施认证标志后,方可进口

　　D. 必须经海关总署认可方可进口

　　5. 实施强制性产品认证的进口商品,报检时应提供(　　　)颁发的认证证书。

　　A. 国家海关总署

　　B. 国家认证认可监督管理委员会

　　C. 国家海关总署指定的认证机构

　　D. 国家认证认可监督管理委员会指定的认证机构

　　6. 进口旧机电产品,申请人凭检验检疫部门签发的下列证书办理报检手续(　　　)。

　　A. 进口旧机电产品免装船前预检验备案书

　　B. 入境货物通关单

　　C. 进口商品许可证

　　D. 进口商品安全质量许可证

　　7. 进口烟叶应由(　　　)实施检疫审批。

　　A. 海关总署　　　　　　　　　　　　B. 本省、自治区、直辖市农业管理部门

　　C. 各地海关　　　　　　　　　　　　D. 本地区县级农业管理部门

　　8. 某公司拟进口一批奶牛,以下描述正确的是(　　　)。

　　A. 该公司应在签订合同前办妥检疫审批手续

　　B. 该公司在签订合同前应确定进境口岸并且不能随意变更

　　C. 海关需审核输出国官方检疫证书

　　D. 检验检疫机构派员到出口国进行预检疫后,可不审核输出国官方检疫证书

　　9. 对于报关地与目的地不同的进境货物,应向报关地海关申请办理(　　),向目的地海关申请办理(　　　)。

　　A. 进境流向报检;异地施检报检　　　　B. 进境一般报检;进境流向报检

　　C. 异地施检报检;进境流向报检　　　　D. 进境一般报检;异地施检报检

　　10. 以下货物进境时,应按进口旧机电产品的要求办理报检手续的是(　　　)。

　　A. 旧钢制石油管道　　　　　　　　　B. 翻新过的印刷机

　　C. 旧铁制家具　　　　　　　　　　　D. 废电机

　　11. 办理从日本进口的瓶装辣酱的报检手续时,无须提供的单据是(　　　)。

　　A. 动植物检疫许可证　　　　　　　　B. 关于包装的声明或证书

　　C. 食品标签审核证书　　　　　　　　D. 原产地证书

　　12. 在填制"入境货物报检单"时,不能在"贸易方式"一栏中填写的是(　　　)。

　　A. 来料加工　　　　B. 无偿援助　　　　C. 观赏或演艺　　　D. 外商投资

　　13. 进口商品需对外索赔出证的,货主或其代理人应在索赔有效期前不少于(　　　)日向到货口岸或货物到达地的海关申请检验。

A. 7 B. 10 C. 15 D. 20

14. 报检单填写货物用途有 9 个选项,以下哪一个不是( )。

A. 种用 B. 食用 C. 奶用 D. 工业用

15. 某公司与美国某公司签订外贸合同,进口一台原产于意大利的印刷机械(检验检疫类别为 M/),货物自意大利运至天津口岸后再运至西安使用。报检时,"入境货物报检单"中的贸易国别、原产国、启运国家和目的地应分别填写( )。

A. 美国、意大利、美国、天津 B. 意大利、美国、美国、天津
C. 美国、意大利、意大利、西安 D. 意大利、意大利、天津、西安

16. 珠海某公司委托深圳某公司进口一批设备,拟从广州口岸入境,最终运至东莞某加工厂。该批设备申请检验的地点是( )。

A. 广州 B. 深圳 C. 珠海 D. 东莞

17. 报检下列进口货物时,不需提供《进境动植物检疫许可证》的是( )。

A. 烟叶 B. 肉骨粉 C. 番茄 D. 大米

18. 某公司进口一批已使用过的食品灌装设备,合同中的品名是"灌装机"。《入境货物报检单》的"货物名称"应填写( )。

A. 灌装机 B. 灌装机(旧)
C. 食品灌装设备 D. 食品灌装设备(旧)

19. 上海某贸易公司为昆明某企业进口一批货物,货物使用地为南昌,《入境货物报检单》的"目的地"和"收货人"应分别填写( )。

A. 上海;昆明企业名称 B. 昆明;昆明企业名称
C. 南昌;上海贸易公司名称 D. 昆明;上海贸易公司名称

20. 根据有关法律、法规规定,输入动植物、动植物产品和其他检疫物,应当在( )实施检疫。未经检验检疫机构同意,不得卸离运输工具或递运。

A. 进境口岸 B. 卸货地 C. 使用地 D. 报关地

21. 进境动物或动物产品,无有效地检疫证书或未依法办理检疫审批手续的,海关可以根据具体情况作( )处理。

A. 扣押 B. 没收 C. 拍卖 D. 退回或销毁

二、多项选择题

1. 以下进口商品,根据新《中华人民共和国进出口商品检验法实施条例》规定,应在卸货口岸或海关总署指定地点检验的有( )。

A. 大宗散装商品 B. 易腐烂变质商品
C. 可用作原料的固体废物 D. 已发生残损、短缺的商品

2. 进境报检的方式包括( )。

A. 一般报检 B. 特许报检
C. 进境流向报检 D. 异地施检报检

3. 办理进境检疫审批手续后,应重新申请办理检疫审批手续的情况有( )。

A. 变更进境物的品种或者数量

B. 变更输出国家或者地区

C. 变更进境口岸

D. 超过检疫许可证有效期

4. 关于法定检验的进口商品(检验检疫类别为 M/N),以下表述正确的有(　　)。

A. 应向报关地海关报检

B. 应在目的地申请检验

C. 海关放行后,即可销售、使用

D. 未经检验合格的,不准销售、使用

5. 需报检的进口食品包括(　　)。

A. 食品包装容器　　　　　　　　　B. 食品包装材料

C. 食品容器　　　　　　　　　　　D. 食品用工具及设备

6. 某公司从欧盟进口番茄,报检时应提供的单据有(　　)。

A. 入境货物报检单　　　　　　　　B. 合同、发票、提单

C. 进境动植物检疫许可证　　　　　D. 输出国官方植物检疫证书

7. 从美国进口一批生牛皮,报检时应提供以下哪些单据(　　)。

A. 产地证书　　　　　　　　　　　B. 有关包装情况的证书或声明

C. 官方检疫证书(正本)　　　　　　D. 进境动植物检疫许可证

8. 从巴西进口大豆,报检时须提供(　　)。

A. 进境动植物检疫许可证

B. 原产地证

C. 巴西政府的植物检疫证书

D. 贸易文件约定的检验方法标准或成交样品

9. "入境货物报检单"上的报检单填写应(　　)。

A. 完整、无漏项　　　　　　　　　B. 字迹清楚

C. 不得涂改　　　　　　　　　　　D. 中英文内容一致

10. 北京某贸易公司从美国进口一批"安利"牌钙片(保健品、预包装),则这批货物入境报检时须出示(　　)。

A. 保健食品进口批件　　　　　　　B. "进出口食品标签审核证书"

C. "进口安全质量许可证"　　　　　D. "品质检验证书"

### 三、判断题

1. 法定检验检疫的进口货物的货主或其代理人应当在海关规定的时间和地点向报关地的海关报检,未经检验检疫的,不准销售、使用。(　　)

2. 入境货物的检验检疫工作程序是先放行通关,后实施检验检疫。(　　)

3. 食品进口和销售记录应当真实,保存期限不得少于三年。(　　)

4. 我国规定禁止或限制入境的动物、动物产品及其它检疫物等,即使持需持特许审批单也不允许报检。(　　)

5. 海关对进口化妆品生产企业实施卫生注册登记管理。(　　)

6. 进口商在签订进口合同后应到海关办理检疫审批手续,取得准许入境的《进境动植物检疫许可证》。(    )

7. 海关受理备案申请后,经审核,对不含汞的电池产品,可直接签发《进出口电池产品备案书》;对含汞的必须通过检测才能确定其是否含汞的电池产品,须进行汞含量专项检测。
(    )

8. 因科研等特殊需要,输入禁止入境物的,必须提供入境口岸海关签发的特许审批证明。(    )

9. 法定检验检疫的入境货物转异地检验的,口岸海关不作检疫处理。(    )

10. 输入植物种子、种苗及其他繁殖材料的,应当在进境前14天报检。(    )

11. 入境货物在运抵目的地后发现有残损、短少的,收货人可向入境口岸海关申请鉴定。(    )

12. 入境货物报检单的编号由报检员填写。(    )

13. 在填制入境货物报检单时,如果合同、发票中所列的币种不是美元,申请人可以将货值换算成美元,也可以直接填制合同、发票中所列的货值和币种。(    )

14. 在填写报检单时,报检日期应填写检验检疫机构实际受理报检的日期,由海关报检受理人员填写。(    )


### 四、综合实务题

例1　山西星运肉类加工厂与新西兰诺顿肉类联合制造厂签订合同进口一批冷冻鹿肉(检验检疫类别为 PR/Q. S),海运集装箱运输,入境口岸为青岛。货物拟进入青岛保税区并由青岛保税区食品加工厂进行加工,然后再由汽车运输至山西太原。对该批货物,有关单位已按规定办理了检疫审批手续,货到口岸后,委托青岛月光报检公司负责报检。

1. 该批货物的《进境动植物检疫许可证》的"申请单位"应该是(    )。

A. 山西星运肉类加工厂　　　　　　　B. 新西兰诺顿肉类联合制造厂

C. 青岛保税区食品加工厂　　　　　　D. 青岛月光报检公司

2. 以下所列资料在报检时须提供的是(    )。

A. 新西兰官方出具的允许出口的文件　B. 新西兰官方出具的兽医卫生证书

C. 原产地证书　　　　　　　　　　　D. 海运提单

3.《入境货物报检》的"收货人"和"目的地"应分别填写(    )。

A. 山西星运肉类加工厂;太原　　　　B. 青岛保税区食品加工厂;青岛

C. 山西星运肉类加工厂;青岛　　　　D. 青岛保税区食品加工厂;太原

4. 该批货物进境时应实施(    )。

A. 商品检验　　　　　　　　　　　　B. 动植物检疫

C. 食品卫生监督检验　　　　　　　　D. 集装箱检疫

5. 对于该批货物,以下表述正确的是(    )。

A. 该批货物不得直接运至太原进行加工

B. 该批货物在加工完毕运出保税区之前无须实施检验检疫

C. 新西兰诺顿肉类联合制造厂必须是经海关总署注册的境外企业

D. 山西星运肉类加工厂必须向青岛海关办理自理报检单位备案手续

例 2　上海凯达贸易公司从英国(疯牛病疫区)进口一条二手的汽车零件生产线,使用单位为湖北振兴机械制造公司(该公司无进出口经营权)。该生产线包含 10 个组成部件,其中有 7 个部件对应的 H.S. 编码未列入《实施检验检疫的进出境商品目录》。货物由中英远洋运输公司承运,运输过程中使用了木托,进境口岸为上海。货到口岸后,委托上海顺志代理报检公司报检。

6. 关于该批货物的旧机电产品备案,以下表述错误的是(　　)。

A. 来自疫区的货物不能申请进口旧机电产品备案书

B. 应在货到口岸后及时办理旧机电产品备案手续

C. 未列入《法检目录》的 7 个部件无需办理旧机电产品备案

D. 如果该批货物实施了装运前检验,则无需办理旧机电产品备案

7. 上海顺志代理报检公司报检时,须提交以下所列单据中的(　　)。

A. 振兴机械制造公司的报检委托书

B. 装运前检验相关证书或证明

C. 进口机动车辆随车检验单

D. 进境动植物检疫许可证

8. 《入境货物报检单》的"收货人"一栏不能填写(　　)。

A. 上海凯达贸易公司　　　　　　　　B. 中英远洋运输公司

C. 湖北振兴机械制造公司　　　　　　D. 上海顺志代理报检公司

9. 关于该批货物的报检,以下表述正确的是(　　)。

A. 生产线的 10 个部件都应报检

B. 未列入《法检目录》的 7 个部件无需报检

C. 运输过程中使用的木托应报检

D. 运输过程中使用的木托无需报检

10. 关于该批货物报检的地点和时限,以下表述正确的是(　　)。

A. 应向上海海关报检

B. 应向湖北海关申请检验

C. 应在海关放行 20 日后申请检验

D. 应在海关放行 20 日内申请检验

# 参 考 答 案

一、单项选择题

1. A　　2. A　　3. B　　4. C　　5. D　　6. A　　7. A　　8. A

9. A　　10. B　　11. A　　12. C　　13. D　　14. D　　15. C　　16. D

17. D　　18. B　　19. C　　20. A　　21. D

## 二、多项选择题

1. ABCD    2. ACD    3. ABCD    4. ABD    5. ABCD
6. ABCD    7. ABCD    8. ABCD    9. ABCD    10. ABCD

## 三、判断题

1. √    2. √    3. ×    4. ×    5. √    6. ×    7. √    8. ×
9. ×    10. ×    11. ×    12. ×    13. ×    14. √

## 四、综合实务题

1. A    2. BCD    3. C    4. BCD    5. AC
6. ABCD    7. B    8. BCD    9. AC    10. ABD

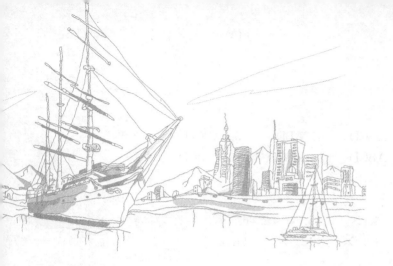

# 项目四
# 办理出境货物的检验检疫

## 项目介绍

通过本项目的学习,使学生能够掌握出境货物报检的基本知识,能够根据海关的相关规定了解出境动植物及其产品、出境食品、机电产品、饲料和饲料添加剂、化妆品、玩具以及出境危险货物报检的基本规定和一般程序。

## 项目导入

随着安徽省经济的快速发展,对外贸易量在不断增加,合肥B货运代理公司外贸业务量也随之不断增加,在近两个月内接受了多家外贸公司委托办理国际货运业务,包括代理报检业务。公司决定将报检业务分配给张虹、李明和王力,由三人共同负责。李明负责在合肥注册的乙公司的订单——从合肥空运至英国伦敦的两单货物,分别是 2019 年 3 月和 6 月的冷冻猪肉和真空包装的即食豆腐干;张虹负责在芜湖注册的甲生产型外贸公司的订单——从上海口岸出运至美国纽约的三单货物,分别是 2019 年 5 月的电风扇、2019 年 10 月的打火机以及 2019 年 8 月的汽车模型玩具;王力负责将生产基地设在上海的丙公司分别于 2019 年 7 月和 9 月出口至委内瑞拉的作为饲料使用的骨粉和润肤霜的报检业务。

任务一:选择适当的出境货物报检方式;
任务二:办理出境动物及动物产品的报检;
任务三:办理出境植物及植物产品的报检;
任务四:办理出境机电产品的报检;
任务五:办理出境食品的报检;
任务六:办理出境饲料和饲料添加剂的报检;
任务七:办理出境化妆品的报检;

任务八：办理出境玩具的报检；

任务九：办理出境危险货物的报检。

# 任务一 选择适当的出境货物报检方式

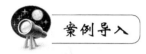

2019 年 8 月，苏州海关在执法稽查中发现，苏州某外贸公司在 2018 年 2 月至 2019 年 2 月间先后出口了 5 批女式服装，这 5 批服装均属法定检验商品，是该外贸公司在苏州市内服装企业采购的，但却均未办理商检手续。经进一步核实，该外贸公司是委托外地服装企业报检并取得检验换证凭单，在上海报关出口的。这 5 批服装货值总额为 417347 元。

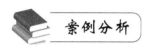

《商检法》及其实施条例规定，出口商品应当在商品的生产地检验。该外贸公司委托外地服装企业报检取得检验证单的行为实际上导致这 5 批出口服装未经检验即擅自出口，属于对法定检验的出口商品不予报检、逃避进出口商品检验的行为。苏州海关依据《商检法实施条例》第四十八条第一款的规定，对该外贸公司处以罚款。对于外地服装企业不如实报检的违法行为，苏州海关依法移交当地海关查处。

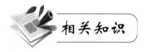

## 一、出境货物报检的范围

根据检验法律、行政法规的规定和目前我国对外贸易的实际情况，出境检验检疫的报检范围可以概括为五个方面：

（1）法定检验范围内的，即国家法律、行政法规规定必须由海关实施检验检疫的出境货物。

（2）输入国家和地区规定必须凭海关出具的证书方可入境的出境货物。

（3）有关国际条约规定必须经检验检疫的出境货物。

（4）对外贸易合同约定的必须凭海关签发的证书进行交接和结算的出境货物。

（5）申请签发一般原产地证书和普惠制原产地证书的出境货物。

## 二、出境货物报检的分类

出境货物报检可以分为出境一般报检、出境换证报检和出境预检报检。

**1. 出境一般报检（产地出境地属于同一直属关区）**

出境一般报检是指法定检验检疫出境货物的货主或其代理人，持有关单证向产地海关报检以取得出境放行证明及其他单证的报检。在产地完成报检和检疫。

**2. 出境换证报检（产地出境地不属于同一直属关区）**

出境换证报检是指经产地检验检疫机构检验检疫合格的法定检验检疫出境货物的货主或其代理人，持《出境货物换证凭单》或"换证凭条"向报关地的海关申请出具放行指令的报检。对于出境换证报检的货物，报关地海关按照规定的抽查比例进行查验。

**3. 出境预检报检**

出境预检报检是指货主或其代理人，持有关单证向产地海关构申请对暂时不能出口的货物预先实施检验检疫的报检。预检报检的货物经检验检疫合格的，海关签发标明"预检"字样的《出境货物换证凭单》。货物在检验检疫有效期内正式出口时，货主或其代理人可持此单向海关申请办理换证放行手续。申请预检报检的出境货物必须是经常出口的、非易腐烂变质、非易燃易爆的商品。

## 三、出境货物报检的时间与地点

在检验检疫通关一体化下，实现了全国各海关间的互联互通，符合条件的出口货物，按照"企业自愿、便捷为先"的原则，"就近报检、属地施检、就近放行"。符合条件的出口企业可根据需要自愿选择一个海关办理报检、领取证单等手续。一般出境货物在报关前或装运前7天报检。对于个别检验检疫周期较长的货物，应留有相应的检验检疫时间。法定检验检疫货物除活动物需由口岸检验检疫机构检验检疫外，原则上都实施产地检验检疫。

## 四、出境货物报检的单据

出境货物报检时应提供外贸合同（销售确认书或函电）、信用证、发票、装箱单、厂检结果单、《出境货物报检单》等必要的基本单据以及其他检验检疫机构要求提供的特殊单据。例如凭样品成交的须提供样品；预检报检的若尚无合同，需在报检单上注明检验检疫的项目和要求，在向海关办理换证放行手续时，应提供《出境货物换证凭单》；出口危险货物时，必须提供《出境货物运输包装性能检验结果单》和《出境危险货物运输包装使用鉴定结果单》等按照检验检疫要求所需的特殊单据。

## 五、出境货物报检单的填制

出境货物报检单的填制如表4.1所示。

（1）报检单位登记号：在海关的备案登记号（共10位数，如1401000090,1401600007）。

（2）编号：报检单位向海关申报一批货物，海关接受后产生的正式编号（共15位数，如140100206000323。应注意，在电子申报方式下，企业能收到一个后面带E的编号，这是一个临时编号，不能填在报检单上，必须填正式编号）。

## 表 4.1 中华人民共和国海关出境货物检验检疫申请

电子底账数据号：

申请单位(加盖公章)： *编号：

申请单位登记号： 联系人： 电话： 申请日期： 年 月 日

| 发货人 | (中文) | |
|---|---|---|
| | (外文) | |
| 收货人 | (中文) | |
| | (外文) | |

| 货物名称(中/外文) | HS 编码 | 产地 | 数/重量 | 货物总值 | 包装种类及数量 |
|---|---|---|---|---|---|
| | | | | | |
| | | | | | |
| | | | | | |

| 运输工具名称号码 | | 贸易方式 | | 货物存放地点 | |
|---|---|---|---|---|---|
| 合同号 | | 信用证号 | | 用途 | |
| 发货日期 | | 输往国家(地区) | | 许可证/审批号 | |
| 启运地 | | 到达口岸 | | 生产单位注册号 | |

集装箱规格、数量及号码

| 合同、信用证订立的检验<br>检疫条款或特殊要求 | 标 记 及 号 码 | 随附单据(画"√"或补填) | |
|---|---|---|---|
| | | □合同 | □包装性能结果单 |
| | | □信用证 | □许可/审批文件 |
| | | □发票 | □其他单据 |
| | | □换证凭单 | □ |
| | | □装箱单 | □ |
| | | □厂检单 | □ |

| 需要证单名称(画"√"或补填) | | * 检验检疫费 | |
|---|---|---|---|
| □品质证书 __正__副 | □植物检疫证书 __正__副 | 总金额<br>(人民币元) | |
| □重量证书 __正__副 | □熏蒸/消毒证书 __正__副 | | |
| □数量证书 __正__副 | □出境货物换证凭单 __正__副 | | |
| □兽医卫生证书 __正__副 | □电子底账 __正__副 | 计费人 | |
| □健康证书 __正__副 | □ | | |
| □卫生证书 __正__副 | □ | 收费人 | |
| □动物卫生证书 __正__副 | □ | | |

| 申请人郑重声明：<br> 1. 本人被授权申请检验检疫。<br> 2. 上列填写内容正确属实,货物无伪造或冒用他人的厂<br>名、标识、认证标识,并承担货物质量责任。<br> 签名：_____ | 领取证单 | |
|---|---|---|
| | 日期 | |
| | 签名 | |

注:有"＊"号栏由海关填写。

（3）申请单位：指向海关申报检验、检疫、鉴定业务的单位。海关单位应加盖公章。经允许，可以使用"报检专用章"。

（4）发货人：根据不同的情况填写，预验时，可以填写生产单位，出口（一般）报检时，应填写外贸合同中的卖方或信用证受益人。

（5）收货人：指外贸合同中的买方。根据情况，也可以不填，用"＊＊＊"封掉。

（6）货物名称：填写货物具体名称。

（7）HS编码：按海关商品分类目录填写，是10位数编码。

（8）产地：货物的实际生产地。

（9）数/重量：根据所申报货物的实际数/重量填写。填写重量时，一般以货物的净重作为申报重量。若合同或信用证提出以毛重计净重时，可填写毛重。

（10）货物总值：按本批货物合同或信用证所列的总值填写（以美元计）。如果是大合同项下分批发运，可按本批商业发票所列的总值填写（注：如申报货物总值与国内、国际市场价格有较大差异，海关保留核价权利）。

（11）包装种类及数量：指运输包装的种类和数量。应注明包装的材质，如木质包装。

（12）贸易方式：指填写货物的实际贸易方式，包括一般贸易、三来一补、边境贸易、进料加工、其他贸易、互市贸易。

（13）货物存放地点：指本批货物的存放地点。

（14）合同号/信用证号：指本批货物所对应的合同和信用证的编号。

（15）用途：指本批货物的用途，如种用、食用、奶用、观赏或演艺、实验、药用、饲用、加工等。

（16）发货日期：指出口装运日期，预验时可不填。

（17）输往国家（地区）：指贸易合同中买方（进口方）所在国家或地区，或合同注明的最终输往国家或地区。

（18）许可证/审批号：对已实施许可制度/审批制度管理的货物，报检时填写质量许可证编号或审批编号。

（19）启运地：指装运本批货物离境的交通工具的启运口岸/地区城市。

（20）到达口岸：最终抵达目的地停靠口岸名称（在填此栏项目时，须填写具体口岸名称，如长滩。若不知道或在合同、箱单和发票上找不到具体口岸，可填写国家名称。若知道口岸英文名称而不会翻译，可直接填写口岸的英文名称。若在电子申报的企业端软件上加不上英文名称，可手填，然后签名确认）。

（21）生产单位注册号：指生产/加工本批货物的单位在海关的卫生注册登记编号。

（22）集装箱规格、数量及号码：指进口货物由集装箱装载运抵目的地，或出口货物由集装箱装载离厂，须在此栏填写规格、数量及号码。

（23）合同、信用证订立的检验检疫条款或特殊要求：指贸易合同或信用证中贸易双方对本批货物特别订立的质量、卫生等条款和申请单位对本批货物检验检疫的特别要求。

（24）随附单据：按实际提供的单据，在对应的"□"打"√"（若选项里没有的还可补加或补填，包括两个"声明"和报检委托书也须补上）。

（25）需要证单名称：根据所需由海关出具的证单，在对应的"□"打"√"，并注明所需证单的正副本数量(涉及计费,须填准确)。

(26)报检人郑重申明:报检人必须亲笔签名。

(27)领取证单:由领证人填写实际领证日期并签名。

### 六、出境货物检验检疫程序

一般流程:报检(电子申报)—受理报检—检验检疫—合格评定—(转)通关放行。

产地和报关地相同时,海关施检产品合格签发电子底账数据号,不合格品签发《出境货物不合格通知单》;产地和报关地不同时,产地报检施检,合格签发《出境货物换证凭单》或发送电子数据给口岸商检并签发《出境货物换证凭条》;口岸验证,出具放行指令。

《出境货物换证凭单》可以分批核销出口,口岸海关签注使用量后留存复印件,直到单下货物全部出口才收回核销完毕的《换证凭单》;预检项下的《换证凭单》不能到口岸换单使用,在确定了具体出口口岸和进口商后,必须在产地换成一般项下的《换证凭单》或者《换证凭条》;《出境货物换证凭条》项下货物不能分批出口,该换证凭条必须一次性使用。

# 任务二　办理出境动物及动物产品的报检

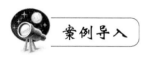 案例导入

2019年9月27日14时56分,宁波某货运代理有限公司受温州某集团有限公司的委托,通过CIQ2000系统向宁波海关电子报检了一批出口日本的冻车虾,报检号为380000202056519,该批冻车虾共15228公斤,货值25.8683万美元。经宁波海关计算机确认,该批货物为查验货物,当即通过回执方式通知了该货运代理有限公司。该公司为逃避检验检疫,抱着侥幸心理,于当日15时50分又以该批货物为名通过电子报检方式向宁波海关申报,报检号为380000202056630,经宁波海关CIQ2000系统确认为验证放行,将货物通关出境。

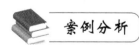 案例分析

该公司为掩盖其逃避检验检疫的事实,以第一次报检货物到上海出境为由向宁波海关申请撤单。该货运代理有限公司的行为已违反了《中华人民共和国进出商品检验法》及其实施条例的有关规定,宁波海关依法对该货运代理有限公司进行了处罚。

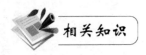

**相关知识**

### 一、出境动物报检

**1. 报检范围**

根据《动植物检疫法》的规定,实施检疫的出境动物是指饲养、野生的活动物,如畜、禽、兽、蛇、龟、鱼、虾、蟹、贝、蚕、蜂等。

**2. 报检规定与要求**

(1)国家对出口动物实行生产企业注册制度。所有出口的动物都必须来自经海关注册的生产加工企业。

(2)除捕捞后直接出口的野生捕捞水生动物外,出境水生动物必须来自注册登记的养殖场或中转场。水生动物指活的鱼类、软体类、甲壳类及其他在水中生活的无脊椎动物等,包括其繁殖用的精液、卵、受精卵。养殖场指水生动物的孵化、育苗、养殖场所。中转场指用于水生动物出境前期集中、存放、分类、加工整理、包装等用途的场所。

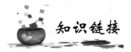

**知识链接**

#### 出境水生动物养殖场、中转场的注册登记

一、注册申请

出境水生动物养殖场、中转场企业向所在地直属海关办理注册登记手续时应提交注册登记申请表、工商营业执照、养殖许可证、场区平面示意图及彩色照片、水生动物卫生防疫和疫情报告制度、从场外引进水生动物的管理制度、养殖、药物使用、饲料使用、包装物料管理制度、经海关确认的水质检测报告、专业人员资质证明、废弃物、废水处理程序等材料一式三份。

二、审核与批准

直属海关对申请材料进行审查,并进行现场评审。企业的场地面积、作业环境、设施、水质、从业人员及管理等方面必须符合规定方可予以注册登记,颁发《出境水生动物养殖场/中转场检验检疫注册登记证》,并上报海关总署。经评审不合格的,出具《出境水生动物养殖场/中转场检验检疫注册登记未获批准通知书》。

三、有效期与变更

《出境水生动物养殖场/中转场检验检疫注册登记证》有效期为5年,可在有效期满前30日申请延续。若出境水生动物养殖场、中转场变更企业名称、法定代表人、养殖品种、养殖能力等,应当在30日内向所在地直属海关提出书面申请,办理变更手续。

四、监督管理

海关对辖区内取得注册登记的出境水生动物养殖场、中转场实行日常监督管理和

**3. 报检时间与地点**

（1）需隔离检疫的动物，应于出境前 60 天向启运地海关预报检，隔离前 7 天正式报检。

（2）出境观赏动物（观赏鱼除外），应在出境前 30 天到口岸海关报检。

（3）出境野生捕捞水生动物，应在出境前 3 天到口岸海关报检。

（4）出境养殖水生动物（含观赏鱼），应在出境前 7 天到注册养殖场、中转场所在地的海关报检。

**4. 报检时提供的单据**

出境动物报检时除应提供《出境货物报检单》、合同（销售确认书、形式发票、信用证）、发票、箱单等基本单据外，还应根据货物的具体情况提供相应的特殊单据，如表 4.2 所示。

表 4.2　报检应提供单据

| 出境动物情况 | 特　殊　单　据 |
| --- | --- |
| 观赏动物 | 应提供产地检疫证书、展出合约或贸易合同 |
| 国家规定的保护动物 | 国家濒危物种进出口管理办公室出具的《出口许可证》 |
| 非供屠宰用 | 农牧部门出具的《品种审批单》 |
| 实验动物 | 国家生物工程开发中心出具的《实验动物审批单》，国家濒危物种进出口管理办公室出具的《允许进出口证明书》 |
| 实行检疫监督的动物 | 生产企业的《输出动物检疫许可证》 |
| 野生捕捞水生动物 | 所在地县级以上渔业主管部门出具的《捕捞船舶登记证》和《捕捞许可证》，捕捞船只负责人签字的供货协议、捕捞海域声明（进口国或地区有要求）和规定的其他单证 |
| 养殖水生动物 | 《注册登记证》复印件 |

## 二、出境动物产品的报检

**1. 报检范围**

根据《动植物检疫法》的规定，海关对出境动物产品和其他检疫物实施检疫。这里的动物产品指来源于动物未经加工或者虽经加工但仍有可能传播疫病的动物产品，如生皮张、毛类、肉类、脏器、油脂、动物水产品、奶制品、蛋类、血液、精液、胚胎、骨、蹄、角等。"其他检疫物"是指动物疫苗、血清、诊断液、动植物性废弃物等。

**2. 报检规定与要求**

国家对生产出境动物产品的企业（包括加工厂、屠宰场、冷库、仓库）实施生产企业备案制度。出境动物产品企业向直属海关办理备案手续。出境动物产品必须产自经备案的生产企业并存放与经注册登记的冷库或仓库。

**3. 报检时间与地点**

(1) 出境动物产品的货主或代理人应在出境前 7 天报检,须做熏蒸消毒处理的应在出境前 15 天报检。

(2) 出境肉类产品在启运前向出口肉类产品生产企业所在地海关报检。一般情况下,出口冷冻肉类产品应在生产加工后 6 个月内出口,冰鲜肉类产品应在生产加工后 72 小时内出口。

**4. 报检应提供的特殊单据**

(1) 出境动物产品生产企业(包括加工厂、屠宰场、冷库、仓库)的卫生注册登记证。

(2) 如果出境动物产品来源于国内某种属于国家级保护或濒危物种的动物、濒危野生动植物种国际贸易公约中的中国物种的动物,报检时必须提供国家濒危物种进出口管理办公室出具的《允许进出口证明书》。

### 三、出境水产品的报检

**1. 报检范围**

出境水产品包括供人类食用的水生动物产品及其制品,包括水母类、软体类、甲壳类、棘皮类、头索类、鱼类、两栖类、爬行类、水生哺乳类动物等其他水生动物产品以及藻类等海洋植物产品及其制品,不包括活水生动物及水生动植物繁殖材料。

**2. 报检时间与地点**

出口水产品生产企业或其代理人应在出口前向产地海关报检。

**3. 报检时提供的特殊单据**

在办理报检手续时,除须提供报检基本单据外,还需提供生产企业检验报告(出厂合格证明),出货清单,所用原料中药物残留、重金属、微生物等有毒有害物质含量符合输入国家或地区以及我国相关要求的书面证明。

**4. 水产品检验检疫有效期**

冷却(保鲜)水产品:7 天;干冻、单冻水产品:4 个月;其他水产品:6 个月。

# 任务三　办理出境植物及植物产品的报检

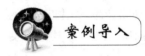

2018 年 12 月 27 日,A 公司向乙海关报检。品名:有机茶;HS 编码:0902209000;105 箱,1570 千克,7410.4 美元。2019 年 1 月 5 日,乙海关签发《出境货物换证凭条》。该批货物在 C 口岸出境,《出口货物报关单》上显示品名为有机茶,HS 编码为 0902109000,105 箱,1570 千克,7400 美元。A 公司为开发新客户之目的,拟在 2019 年 1 月出口两批有机茶到日本用于样品试销。计划第一批发运有机绿茶 105 箱,计划第二批发运有机红茶 49 箱和有机杜仲茶 5 箱,但实际发运第一批货物时,错发为有机绿茶 51 箱、有机红茶 49 箱、有机杜仲茶 5 箱,总计仍为 105 箱。2019 年 7 月,错发的有机红茶 49 箱、有机杜仲茶 5 箱退运入境,A公司按照《出口货物报关单》的信息提交相关报检资料进行报检,导致报检内容与货物实际情况不符。

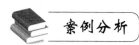

A 公司向乙海关虚假报检进境植物产品的行为构成《中华人民共和国进出境动植物检疫法实施条例》(简称《动植物检疫法实施条例》)第五十九条规定的"报检的植物产品与实际不符"的违法行为。应根据《中华人民共和国动植物检疫法》第四十条、《动植物检疫法实施条例》第五十九条之规定,由口岸海关处以 5000 元以下的罚款。

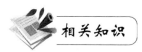

**1. 报检范围**

根据《动植物检疫法》的规定,出境植物及植物产品的报检范围包括:贸易性出境植物、植物产品及其他检疫物;作为展出、援助、交换、赠送等用途的非贸易性出境植物、植物产品及其他检疫物;进口国家(或地区)有植物检疫要求的出境植物产品;以上出境植物、植物产品及其他检疫物的装载容器、包装物及铺垫材料等。

根据《动植物检疫法》的规定,"植物"指栽培植物、野生植物及其种子、种苗及其他繁殖材料等;"植物产品"指来源于植物未经加工或者虽经加工但仍有可能传播病虫害的产品,如粮食类、豆类、棉花、油类、麻类、烟草、果蔬类、生药材、木材、饲料等;"其他检疫物"包括植物废弃物、垫舱木、芦苇、草帘、竹篓、麻袋、纸灯、废旧植物性包装物、有机肥料等。

**2. 报检规定与要求**

(1) 国家对出境种苗实施花卉基地注册登记制度,推行"公司＋基地＋标准化"管理。未获得注册登记的企业不得从事出境种苗花卉生产经营业务,来自未经注册登记生产经营企业的种苗花卉不准出口。

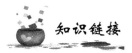

### 出境种苗花卉生产经营企业的注册登记

一、出境种苗花卉生产经营企业的注册登记范围

出境种苗花卉生产经营企业的注册登记管理包括海关对种植基地、加工包装厂及储存库的注册登记要求、申请程序和监督管理措施。

二、注册及审核程序

从事出境种苗花卉生产经营的企业应向所在地海关申请注册登记,填写《出境种苗花卉生产经营企业注册登记申请表》,并按照种植基地要求和加工包装厂及储存库要求提供相关证明材料。海关对企业提交的申请材料进行审核,并按照有关要求组织考核。经考核合格的,颁发《出境种苗花卉生产经营企业检疫注册登记证书》,注册登记证书有效期为3年。申请人凭该证书办理报检手续。

(2) 出口水果应在包装厂所在地海关报检。来自非注册果园、包装厂的水果以及出境水果来源不清楚的,不准出口。

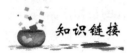 知识链接

## 出境水果果园和包装厂注册登记

一、出境水果果园和包装厂注册登记范围

果园指没有被障碍物(如道路、沟渠和高速公路)隔离开的单一水果的连续种植地。包装厂指水果采收后进行挑选、分级、加工、包装、储藏等一系列操作的固定场所,一般包括初选区、加工包装区、储藏库等。

二、注册登记程序

申请注册登记的果园应向所在地海关提出书面申请,并提交申请材料,包括《出境水果果园注册登记申请表》,合法经营、管理果园的有效证明文件及果园示意图、平面图,果园质量管理体系文件,植保员有关资格证明或相应技术学历证书复印件。申请注册登记的包装厂应提交材料包括《出境水果包装厂注册登记申请表》,营业执照复印件,包装厂厂区平面图,包装厂工艺流程及简要说明,提供水果货源的果园名单及包装厂与果园签订的有关水果生产、收购合同复印件,包装厂卫生质量管理体系文件。

三、审核及监管

海关受理申请后,应在自受理申请之日起20个工作日内作出是否予以注册登记的决定。若予以注册登记则颁发注册登记证书,证书有效期为3年,有效期满前3个月果园、包装厂应当向所在地海关申请换证。海关每年水果采收季节前对注册登记的果园、包装厂进行年度审核,对年审不合格的果园、包装厂限期整改。

(3) 对输往智利的水果,所有水果包装箱应统一用英文标注"水果种类、出口国家、产地(区或省)、果园名称或其注册号、包装厂及出口商名称"等信息。承载水果包装箱的托盘货物外表应加贴"输往智利共和国"英文标签。

(4) 对输往秘鲁的柑橘包装箱上应用英文标出产地(省份)、果园名称或其注册号、包装厂名称或注册号、"中国输往秘鲁"的字样。

(5) 国家对供港澳蔬菜种植基地和供港澳蔬菜生产加工企业实施备案管理。种植基地和生产加工企业应当向所在地海关备案。

**3. 报检时间与地点**

出境植物及植物产品的货主或其代理人应在出境前 10 天向规定的海关报检。出口水果应向包装厂所在地海关报检。

**4. 报检时提供的特殊单据**

出境植物及植物产品在报检时除应提供基本单据外,还须提供如下单据:

(1)出境濒危和野生植物资源的须出示国家濒危物种进出口管理办公室或其授权的办事机构签发的允许出境证明文件。

(2)输往欧盟、美国、加拿大等国家或地区的出境盆景应提供《出境盆景场、苗木种植场检疫注册证》。

(3)出境水果来自注册登记果园、包装厂的应提供《注册登记证书》(复印件);来自本辖区以外其他注册登记果园的,由注册登记果园所在地海关出具水果《产地供货证明》。

(4)供港澳蔬菜报检时应提供港澳蔬菜加工原料证明文件、出货清单及出厂合格证明。

# 任务四 办理出境机电产品的报检

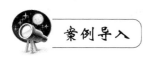

2019 年 5 月,某海关接到海关总署通报,要求调查辖区内某企业出口到欧盟的真空吸尘器因市场抽查不合格被通报召回的事件。随即,该海关组成工作组对相关情况进行了调查。被通报召回的真空吸尘器共 1050 台,出口合同金额为 30030 美元,是该辖区内某公司于 2017 年 12 月生产并于 2018 年 1 月出口至希腊的。被召回的原因是在希腊市场上抽检中发现吸尘器卷线器的持电部件 750℃ 灼热丝试验没通过,不符合 IEC 标准 IEC60335-1:2002 第 30.2.2 条的要求。

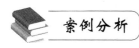

吸尘器产品属于小家电的范畴,自 2000 年 1 月 1 日列入出口法定检验范围以来,海关总署发布了一系列的检验监管规范要求,确立"出口小家电产品检验监管方式"(即"出口产品型式试验＋对出口批次的抽批检验＋对工厂质量体系的监督"的检验监管方式)。而且出口小家电产品作为与日常消费者密切接触的重点敏感产品,是专项整治和检验监管的重点。目前,根据海关总署要求,进一步加大了出口产品型式试验有效性核查和出口产品型式试验一致性核查,充分利用"扩展检测""差异检测"和"周期检测"三种检测,进一步加强检验监管的有效性。

## 一、出口小家电产品

### 1. 报检范围

小家电产品是指人们日常生活使用、具有独立功能、与人身有直接或间接接触、将电能转化为功能或热能的产品。如健康及康复器械、功率在 125 V 的风扇、厨卫电器、吸尘器、美容美发电器、热水器。我国对出口小家电实施法定检验。如表 4.3 所示。

**表 4.3　列入法定检验范围的出口小家电产品**

| HS 编码 | 商品名称 | HS 编码 | 商品名称 |
| --- | --- | --- | --- |
| 84145110 | 功率≤125 瓦的吊扇 | 85162990 | 电气空间加热器 |
| 84145120 | 功率≤125 瓦的换气扇 | 85163100 | 电吹风机 |
| 84145130 | 功率≤125 瓦具有旋转导风轮的风扇 | 85163200 | 其他电热理发器具 |
| 84145191 | 功率≤125 瓦的台扇 | 85163300 | 电热干手器 |
| 84145192 | 功率≤125 瓦的落地扇 | 85164000 | 电熨斗 |
| 84145193 | 功率≤125 瓦的壁扇 | 85165000 | 微波炉 |
| 84145199 | 功率≤125 瓦的其他风机、风扇 | 85166010 | 电磁炉 |
| 84212110 | 家用型过滤或净化水用的机器及装置 | 85166030 | 电饭锅 |
| 84213910 | 家用型气体过滤、净化机器及装置 | 85166040 | 电炒锅 |
| 84213990 | 其他气体过滤、净化机器及装置 | 85166090 | 其他电热炉 |
| 84221100 | 家用型洗碟机 | 85167110 | 滴液式咖啡机 |
| 84248910 | 家用型喷射、喷雾机械器具 | 85167120 | 蒸馏渗滤式咖啡机 |
| 85081100 | 电动真空吸尘器 | 85167130 | 泵压式咖啡机 |
| 85098010 | 地板打蜡机 | 85167190 | 其他电热咖啡机和茶壶 |
| 85098020 | 厨房废物处理器 | 85167210 | 家用自动面包机 |
| 85094090 | 食品研磨机、搅拌器及蔬菜水果榨汁机 | 85167220 | 片式烤面包机 |
| 85098090 | 其他家用电动器具 | 85167290 | 其他电热烤面包器 |
| 85101000 | 电动剃须刀 | 85167910 | 电热饮水机 |
| 85102000 | 电动毛发推剪 | 85167990 | 其他电热器具 |
| 85103000 | 电动脱毛器 | 90191010 | 按摩器具 |
| 85161000 | 电热水器 | 95069111 | 跑步机 |
| 85162100 | 电气储存式散热器 | 95069119 | 其他健身及康复器械 |

### 2. 报检规定与要求

（1）国家对出口小家电产品实行生产企业登记制度。出口小家电产品生产企业登记时应提交《出口小家电生产企业登记表》，并提供相应的出口产品质量技术文件，如产品企业标准、国内外认证证书、出口质量许可证书、型式试验报告及其他有关产品获证文件。

（2）对出口小家电产品实施型式试验管理。首次报检或登记的企业由当地的海关派人从生产批中随机抽取样品并封存，由企业送至海关总署指定的实验室进行型式试验。凡型式试验不合格的产品一律不准出口。合格产品的型式试验报告有效期为1年，逾期须重新进行型式试验。

**3. 报检时间与地点**

货主或其代理人最迟应于装运前10天向所在地海关申请报验，对于个别检验周期较长的出口机电产品，申请报检时间还应相应提前。

**4. 报检时提供的特殊单据**

除基本单据外，出境小家电产品在报检时还应提供如下单证：型式试验报告正本，列入强制产品认证目录的还应提供强制认证证书和认证标识。

## 二、出口电池

**1. 报检范围**

HS编码为8506、8507品目下所有子目的商品（含专用电器具配置的电池）。

**2. 报检时提供的单据**

除按规定填写《出境货物报检单》，提供合同、信用证、发票和装箱单等有关外贸单证外，还应提供《进出口电池产品备案书》正本及复印件。

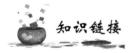
**知识链接**

### 进出口电池产品备案

一、申请及受理

国家对出口电池产品实行备案和汞含量专项检测制度。出口电池产品的制造商在电池产品出口前应向所在地海关申请备案，并提交《进出口电池产品备案申请表》（表4.4）、企业法人营业执照等海关要求提供的相关资料。海关受理备案申请后，对进出口电池产品是否属于含汞电池产品进行审核。经审核，对不含汞的电池产品直接签发《进出口电池产品备案书》。对含汞的以及必须通过检测才能确定其是否含汞的电池产品必须进行汞含量专项检测。受理备案申请的海关凭"汞含量检测实验室"出具的《电池产品汞含量检测合格确认书》换发《进出口电池产品备案书》。

二、证书有效期及备案管理

《进出口电池产品备案书》有效期为1年，到期前1个月备案申请人到原签发机构核发下一年度的《进出口电池产品备案书》。

## 表 4.4  进出口电池产品备案申请表

编号_____

| | | | | | | | |
|---|---|---|---|---|---|---|---|
| 申请人 | 名称 | | | | | | |
| | 地址 | | | | | | |
| | 法人代表 | | | | 联系人 | | |
| | 电话 | | | 传真 | | 邮政编码 | |
| | 营业执照编号 | | | | | | |
| 制造商 | 名称 | | | | | | |
| | 地址 | | | | | | |
| | 法人代表 | | | | 联系人 | | |
| | 电话 | | | 传真 | | 邮政编码 | |
| | 营业执照编号 | | | | | | |
| 备案产品 | 名　称 | | | | | | |
| | 品　牌 | | | | | | |
| | 型号规格 | | | | | | |
| | HS编码 | | | | | | |
| | 含汞量 | | | | | | |
| | 产　地 | | | | | | |

| 随附单据（划"√"） | 申请人郑重声明： |
|---|---|
| □申请人营业执照 | 1. 本人被授权申请备案 |
| □授权委托书 | 2. 上列填写内容及随附单据正确属实 |
| □制造商营业执照(复印件) | |
| □制造商声明 | |
| □产品描述 | 签名_____ |
| 备注： | |

以上由申请人填写　　以下由检测实验室、检验检疫机构填写

| | |
|---|---|
| 电池种类审核:□含汞<br>　　　　　　□不含汞<br>电池含汞量检测结果：<br>检测合格确认书编号：<br>检测实验室：<br><br><br>（审核部门）<br><br>年　　月　　日 | 检验检疫机构意见：<br><br><br><br><br><br>备案书编号：<br><br><br>（签、章）<br><br>年　　月　　日 |

# 任务五　办理出境食品的报检

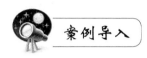

案例导入

2020年4月,A公司向南通海关报检出口一批奶糖,货值3600美元,申报该批货物为B公司生产。经调查发现,该批奶糖的实际生产厂家为C公司,B公司出具虚假的《出口食品生产企业备案证明》给A公司,A公司用以报检并取得甲海关签发的《出境货物换证凭条》。

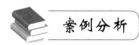

案例分析

在中华人民共和国境内的出口食品生产企业须经备案后方可出口食品。A公司、B公司的行为构成了不如实提供商品真实情况而取得海关证单的违法行为,南通海关依据《商检法实施条例》第四十八条第一款的规定对其进行了行政处罚。

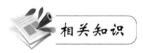

相关知识

**1. 报检范围**

报检范围为一切出口食品(包括各种供人食用、饮用的成品和原料以及按照传统习惯加入药物的食品)和用于出口食品的食品添加剂等。这里的食品添加剂是指为改善食品品质和色、香、味以及防腐和加工工艺的需要而加入食品中的化学合成或天然物质。

**2. 报检时提供的特殊单据**

(1)生产企业(包括加工厂、冷库、仓库)的《出口食品生产企业备案证明》。

(2)出口预包装食品的还应提供与标签检验有关的标签样张和翻译件。所有经海关检验合格的出口食品,必须在运输包装上注明生产企业名称、卫生注册登记号、产品品名、生产批号和生产日期,并加施检验检疫标识。检验检疫标识应牢固加施在运输包装上的正侧面左上角或右上角,加施标识规格应与运输包装的大小相适应。

(3)对申报仅用于工业用途、不用于人类食品添加剂及原料的产品,需提交贸易合同及非用于人类食品和动物饲料添加剂及原料产品用途的证明。对申报用于人类食品添加剂及原料的产品,在报检时须注明用于人类食品加工。

(4)对于出口至韩国的水产品,包装上应有进口国文字及英文标识,标识内容包括品名、出口国家名称、注册登记加工厂名称及注册编号,所有标识内容应清晰、醒目、持久。

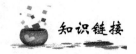

## 出口食品生产企业备案

**一、备案范围**

出口食品生产企业备案适用于在中华人民共和国境内的出口食品生产企业,但不包括出口食品添加剂、食品相关产品的生产、加工、储存企业。

**二、备案程序**

海关总署统一管理全国出口食品生产企业备案工作。国家认监委组织实施全国出口食品生产企业备案管理工作。出口食品生产企业应向所在地海关提交书面申请和相关材料如营业执照、组织机构代码证,企业承诺符合出口食品生产企业卫生要求和进口国要求的自我声明和自查报告,企业生产条件等基本情况,建立和实施食品安全卫生控制体系基本情况,食品生产卫生许可等。海关自受理之日起 10 日内组成评审组进行审核。评审组应在 5 日内完成评审报告,海关自收到评审报告之日起 10 日内作出是否备案的决定。若符合要求则颁发《出口食品生产企业备案证明》,不予备案的应书面告知并说明理由。

**三、后续监管**

《出口食品生产企业备案证明》有效期为 4 年,应在有效期届满前 3 个月向所在地直属海关提出延续备案申请,经复查符合要求的则予以换发。若出口食品生产企业的企业名称、法人代表、营业执照等备案事项发生变更,应当自变更之日起 15 日内向所在地直属海关办理变更手续。

出口食品生产企业出现下列情况之一的,直属海关应当注销其备案证明,予以公布,并向国家认监委报告:备案证明有效期届满,未申请延续的或经复查不符合延续备案要求的;出口食品生产企业依法终止的;2 年内未出口食品的;法律法规规定的应当注销的其他情形。

出口食品生产企业出现下列情况之一的,直属海关应当撤销其备案证明,予以公布,并向国家认监委报告:出口食品发生重大安全卫生事故的;不能持续符合我国食品有关法定要求和进口国法律法规标准要求的;以欺骗、贿赂等不正当手段取得备案证明的;向海关隐瞒有关情况、提供虚假材料或拒绝提供其他活动的真实材料;出租、出借、转让、倒卖、涂改《备案证明》的;拒不接受监管的;出口食品生产、加工过程中非法添加非食用物质、违规使用食品添加剂以及采用不适合人类食用的方法生产、加工食品等行为。

# 任务六　办理出境饲料和饲料添加剂的报检

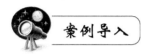

## 案例导入

2019年珠海市查获了一批有毒化学元素砷超标的出口饲料添加剂，在珠海海关的监督下，销毁了这批不合格饲料添加剂。这批不合格的饲料添加剂，是某企业向珠海海关九洲办事处报检时查获的，总重量达20吨，货值8740美元，检测结果总砷含量超标。

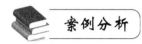

## 案例分析

砷属于一种化学元素，它跟铅、汞一样，是对人体有毒有害的一种物质，一旦摄入，是不可能通过动物或者人体正常的新陈代谢排出体外的，这批不合格的饲料添加剂如果流入市场，将会通过动物的食物链使超标的砷摄入人体，危害人类健康。

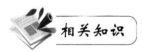

## 相关知识

**1. 报检范围**

饲料是指经种植、养殖、加工、制作的供动物食用的产品及其原料。饲料添加剂是指饲料加工、制作、使用过程中添加的少量或微量物质，包括营养性饲料添加剂和一般饲料添加剂，不包括药物性饲料添加剂。

**2. 报检规定与要求**

（1）国家对出口饲料及饲料添加剂生产企业实施注册登记制度。未经注册的生产企业生产的产品一律不得出口。

（2）出口饲料的包装、装载容器和运输工具应当符合安全卫生要求。标签应符合进口国家或地区的有关规定。包装或标签上应注明生产企业名称或注册登记号。

（3）企业在出口食品和动物饲料添加剂及原料产品时，外包装上须印明产品用途，即用于食品加工或动物饲料加工或仅用于工业用途，所印内容须与向海关申报内容一致。

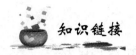

## 出口饲料生产企业的注册登记管理

海关总署对出口饲料的出口生产企业实施注册登记制度,出口饲料应当来自注册登记的出口生产企业。

**一、申请条件**

申请注册的生产企业厂址应当避开工业污染源,与养殖场、屠宰场、居民点保持适当距离;厂房车间布局合理,生产区与生活区、办公区分开;工艺设计合理,符合安全生产要求;具备与生产能力相适应的厂房、设备及仓储设施;具备有害生物防控设施;具有与所生产产品相适应的管理机构和专业技术人员;具有与安全卫生控制相适应的检测能力;具有完善的管理制度。

**二、申请及审批程序**

申请注册登记的饲料出口生产企业应向所在地直属海关申请注册登记,提交出口饲料生产、加工、存放企业检验检疫注册登记申请表(表4.5),工商营业执照,组织机构代码证,管理制度,生产工艺流程图(标明必要的工艺参数),厂区平面图及彩色照片,申请注册登记的产品及原料清单。涉及环保的还须提供县级以上环保部门出具的证明文件。国家饲料主管部门有审查、生产许可、产品批准文号等要求的,须提供获得批准的相关证明文件。

直属海关对申请材料进行审查,在5日内做出受理与否的决定。予以受理的应自受理申请后10日内组成评审组对申请企业进行现场评审。海关收到评审报告后10日内做出是否予以注册登记的决定。经评审合格的予以注册,颁发出口饲料生产、加工、存放企业检验检疫注册登记证,并自做出注册登记决定之日起10日内送达申请人。经评审不合格的,出具出口饲料生产、加工、存放企业检验检疫注册登记未获批准通知书。

**三、监督管理**

注册登记证书有效期为5年,需要延期的应在有效期届满前3个月提出延期申请。每一注册登记出口企业使用一个注册登记编号,实行专厂专用。出口生产企业变更企业名称、法人代表、产品品种、生产能力等,应自变更之日起30日内向所在地直属海关提出书面申请,办理变更手续。海关对注册登记企业实施年审。

直属海关撤回已注册企业注册登记的情况:已注册登记企业所依据的客观情况发生重大变化,达不到注册登记要求的;注册登记内容发生变更,未办理变更手续的;年审不合格的。直属海关注销已注册企业注册登记的情况:注册登记有效期届满未办理延期的;出口生产企业依法终止的;企业因停产、转产、倒闭等原因不再从事出口饲料业务的;注册登记被依法撤销、撤回或吊销的;因不可抗力导致注册登记事项无法实施的;法律、法规规定的其他应当注销注册登记情况。

### 表 4.5　出口饲料生产、加工、存放企业检验检疫注册登记申请表

□ 注册登记　　□ 换证

| 企业名称 | （中文名） | | | | | |
|---|---|---|---|---|---|---|
| | （英文名） | | | | | |
| 法定地址 | | | | | | |
| 法人代表 | | 职务 | | 联系电话 | | |
| 传　真 | | | | | | |
| 组织机构代码 | | | 企业法人营业执照编号 | | | |
| 生产厂库地址 | | | 联系人 | | 职务 | |
| 邮政编码 | | | 联系电话 | | | |
| 厂区面积（平方米） | | | 厂区建筑面积（平方米） | | | |
| 饲料生产企业检测机构名称 | | | 主要检测项目 | | | |

| 检验技术人员情况 | 姓名 | 技术专业 | 岗位职责 |
|---|---|---|---|
| | | | |
| | | | |
| | | | |
| | | | |

| 委托检测机构名称 | | 主要检测项目 | |
|---|---|---|---|
| 生产许可证编号 | | 添加剂和添加剂预混合饲料产品批准文号 | |
| 注册登记类型 | □ 生产　　□加工　　□存放 | | |
| 企业类别 | □ 国营　　□集体　　□私营　　□合资　　□独资　　□其他 | | |
| 出口饲料品牌及代　　　　　码 | | | |
| 出口饲料种类 | | | |
| 出口饲料名称 | | | |
| 年生产能力(吨) | | | |

| | | |
|---|---|---|
| 申请出口注册登记饲料的主要成分 | 饲料主要成分及含量 | |
| | 药物添加剂名称及含量 | |
| | 其他添加剂名称及含量 | |
| 提供附件材料名称 | | |
| 申请企业声明 | 本企业自愿申请出口饲料生产、加工、存放企业检验检疫注册登记,保证提供的资料真实有效,并自觉遵守海关总署的相关规定,接受海关的监督和管理。<br><br>法定代表人:　　　　　　　(签名、企业公章)<br><br>　　　　　　　　　　年　　月　　日 | |
| 以下由出入境检验检疫机构填写 | | |
| 考核组意见 | 考核组组长(签名)<br>参加考核人员(签名)<br>年　　月　　日 | |
| 直属局主管部门意见 | 负责人(签名)<br>单位盖章<br>年　　月　　日 | |

| 直属局意见 | 负责人(签名)<br>单位盖章<br>年　月　日 |
| --- | --- |
| 注册登记编号 | |

**3. 报检时间与地点**

饲料及饲料添加剂出口前货主或其代理人应向产地海关报检。

**4. 报检时提供的单据**

除基本单据外,出境饲料和饲料添加剂还应提供出口饲料生产、加工、存放企业注册登记证、出厂合格证明等单证。对于申报用于动物饲料添加剂及原料的产品,在报检时须注明用于动物饲料加工,对于申报仅用于工业用途的,须提交贸易合同及非用于动物饲料添加剂和原料产品用途的证明。

# 任务七　办理出境化妆品的报检

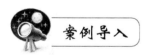 案例导入

义乌是浙江化妆品输出重要基地,据统计,浙江省出口化妆品90%集中在义乌。目前在义乌局备案登记的出口化妆品生产企业有40余家。为加强对出口化妆品检验监管,义乌局以分级管理为抓手,建立风险评估机制,对出口欧美日等高风险地区以及质量控制体系不健全的高风险企业,实施重点监管;以原料备案为手段,对出口化妆品实施追溯管理;以标签审核为突破口,做好标签文字、图案等内容的审核,确保出口产品质量安全。2008年上半年,义乌局共受理出口化妆品检验1127批,货值2401.3万美元,共检出不合格产品5批,不合格率为0.4%。

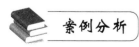 案例分析

为维护正常的检验检疫秩序,依法严厉打击违法违规行为,确保出口商品质量安全,义

乌局严把敏感性商品出口关,将涉及安全、卫生、环保等敏感性商品作为检验检疫工作重点,明确"低、中、高"三个风险等级及相应的抽样比例,严禁不合格商品出口。在促进地方外贸企业守法经营、实现地方外贸良性出口等方面产生了较有力的推动作用。

**1. 报检范围**

我国及国际上许多国家对化妆品实施检验管制,对安全和卫生要求很高,特别是对含有汞、铅等有害金属加以严格的限制。我国对出口化妆品实施法定检验。出口化妆品的报检范围见表4.6。

表 4.6　出口化妆品报检范围

| HS 编码 | 商品名称 | HS 编码 | 商品名称 |
| --- | --- | --- | --- |
| 33030000 | 香水及花露水 | 3304990099 | 其他美容品或化妆品 |
| 33041000 | 唇用化妆品 | 3305100010 | 含濒危植物成分的洗发剂 |
| 33042000 | 眼用化妆品 | 3305100090 | 其他洗发剂(香波) |
| 33043000 | 指(趾)用化妆品 | 33052000 | 烫发剂 |
| 3304910001 | 痱子粉、爽身粉 | 33053000 | 定型剂 |
| 3304910090 | 粉(不论是否压紧) | 33059000 | 其他护发品 |
| 3304990010 | 护肤品(包括防晒油或晒黑油,但药品除外) | 3304990091 | 其他含濒危植物成分美容品或化妆品 |

**2. 报检规定与要求**

(1)出口化妆品标签必须标注如下内容:产品名称、制造者的名称和地址、生产者的名称和地址、内装物量、生产日期和保质期或生产批号和限期使用日期、净含量、全成分表、企业所执行的国家标准、行业标准号或经备案的企业标准号、生产许可证标识和编号。

(2)来料加工全部复出口的化妆品,来料进口时能够提供符合拟复出口国家(地区)法规或标准的证明性文件的,可免于按照我国标准检验;加工后的产品按照进出国家(地区)的标准检验检疫。

(3)化妆品卫生许可或备案用样品、企业研发和宣传用的非试用样品、进口报检时应当由收货人或其代理人提供样品的使用和处置情况说明以及非销售使用承诺书,入境口岸海关进行审核备案,数量在合理使用范围内的可免于检验。收货人应如实记录化妆品流向,记录保存期限不得少于2年。

(4)携带、邮寄进境的个人自用化妆品包括礼品,需要在入境口岸实施检疫的应当实施检疫。

(5)外国及国际组织驻华官方机构进口自用化妆品,进境口岸海关实施查验。符合外国及国际组织驻华官方机构自用物品进境检验检疫相关规定的免于检验。

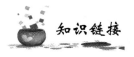

## 出境化妆品生产企业卫生注册登记

在我国国家对境内生产、销售或者在经营活动中使用的化妆品实施生产许可管理。任何企业不得生产、销售或在经营活动中使用未取得生产许可证的化妆品。海关总署统一管理化妆品生产许可工作,海关总署指定的检验机构负责化妆品生产许可发证检验工作。

一、化妆品生产许可的申请条件

化妆品生产企业申请生产许可的条件主要有:营业执照;与产品相适应的专业技术人员;与产品相适应的生产条件和检验手段;有独立使用权的生产产所、生产设备和检验设备;与生产相适应的技术文件和工艺文件;健全有效的企业质量管理制度和责任制度;产品质量符合国家标准、行业标准以及保障人体健康和人身、财产安全的要求;不存在国家明令淘汰和禁止投资建设的落后工艺、高耗能、高污染等浪费资源的情况;符合法律、行政法规的其他规定。

二、化妆品生产许可的申请程序

企业申请办理生产许可证应向所在地省级质量技术监督局提交申请材料。省级质量技术监督局收到企业申请后对申请材料的完整性和真实性进行审查。符合要求的应受理申请,并自收到申请材料5日内向企业发出《行政许可申请受理决定书》;申请材料不符合要求但可通过补正达到要求的,应一次性告知企业需要补正的内容,并且当场或在5日内向企业发出《行政许可申请材料补正告知书》,逾期未告知企业的视为受理申请;对于材料不符合规定不予受理的,应在收到申请之日起5日内向企业发出《行政许可申请不予受理决定书》。

省级质量技术监督局相关部门在实地核查前5日内通知企业。经实地核查合格的,审查组应对核查化妆品进行抽样、封样,由企业在封存样品之日起7日内送达检验检疫机构进行检验。

检验机构应当在收到企业样品之日起15个工作日内完成检验工作,并出具《检验报告》一式三份。企业产品检验合格的,书面上报海关总署审批。

海关总署自受理申请之日起60个工作日内作出是否准予生产的决定。准予生产的应当自作出准予生产决定之日起10个工作日内向企业发放《生产许可证书》;不准生产的,应自作出决定之日起10个工作日内向企业发放《不予行政许可决定书》。

三、化妆品生产许可的管理

1. 生产许可证书的变更

《生产许可证书》有效期为3年,有效期届满5个月前向所在地省级质量技术监督局重新提出生产许可申请。若企业名称、生产地址发生变化而企业生产条件、检验手段、生产技术或工艺未发生变化的,企业《生产许可证书》遗失或毁损的,企业应当在变更名称、遗失或毁损证书后1个月内向所在地省级质量技术监督局提出变更或补领证书申请。如果生产条件、检验手段、生产技术或工艺发生较大变化的,须重新申请生产许可。

2. 生产许可证书的注销

企业在证书有效期内不再从事该产品生产的,应到所在地省级质量技术监督局办理注销手续。省级质量技术监督局按规定收回企业《生产许可证书》,以书面形式报审查中心备案,并抄报审查机构。海关总署统一向社会公布注销企业名录。

## 三、报检时提供的特殊单据

国家对出口化妆品实施法定检验。货主或其代理人应按照规定的时间和地点进行报检,依法提供《出境货物报检单》、发票、合同、装箱单及进出口化妆品标签审核证书。出口预包装化妆品的,还应提供与标签有关的标签样张和翻译件。

首次出口的化妆品还必须提供出口化妆品企业的营业执照、生产卫生许可证、生产许可证书、企业备案材料等法律法规规定的相关证明,企业自我声明,产品配方,卫生许可批件,安全性评价资料和产品成分表等以供海关备案。

海关对出口化妆品检验合格的出具合格证书。不合格的出具不合格证书,若安全卫生指标不合格的应在海关监督下销毁;其他项目不合格的应在海关监督下进行技术处理,经重新检验合格的可出口;不能进行技术处理或经处理后仍不合格的不准出口。

# 任务八　办理出境玩具的报检

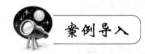

2019年6月,苏州新区A公司向苏州海关申报一批价值7618.92美元的塑料玩具,苏州海关检务人员在审单时发现报检编码是许可证管理商品。后经向报检人员询问,了解到该批货物先前已由A公司于2019年6月14日向上海外港海关报关出口,申报时,将商品品名申报为塑料板,HS编码申报为3921909090(非法检目录)。上海外港海关查验时认定,该批商品为智力玩具,H苏州编码应为95036000000(法检目录)。因该批货物的报关单内容与实际商品不符,且不能提供海关出具的放行指令,上海外港海关扣留了该批货物,A公司转而向产地苏州海关报检。了解此情况后,苏州海关即对A公司涉嫌违法行为立案进行调查。

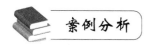 案例分析

根据调查结果,智力玩具为法定检验商品,且须获得注册登记后方可出口,但A公司出口上述商品,既未获得注册登记,也未报经检验。此行为同时违反了《商检法》第五条和《商检法实施条例》第三十一条规定。根据《商检法》第三十三条和《商检法实施条例》第五十一条规定,苏州海关对A公司实施违法货物总值20%的罚款。

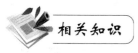 相关知识

**1. 报检范围**

国家对列入《实施检验检疫的进出境商品目录》和法律、行政法规规定必须经海关检验的进出口玩具实施法定检验。出口玩具的报检范围见表4.7。

表 4.7 出口玩具报检范围

| HS 编码 | 商品名称 | HS 编码 | 商品名称 |
|---|---|---|---|
| 95010000 | 三轮车、踏板(汽)车和类似带轮玩具,玩偶车 | 95034900 | 其他玩具动物 |
| 95021000 | 玩偶(无论是否着装) | 95035000 | 玩具乐器 |
| 95031000 | 玩具电动火车(包括轨道、信号及其他附件) | 95036000 | 智力玩具 |
| 95033000 | 其他建筑套件及建筑玩具 | 95038000 | 其他带动力装置的玩具及模型 |
| 95034100 | 填充的玩具动物 | 95039000 | 其他未列明的玩具 |
| 95032000 | 缩小(按比例缩小)的全套模型组件(不论是否活动,但编号950310货品除外) | 95037000 | 组装成套的其他玩具 |

**2. 报检规定与要求**

(1)禁止在玩具的材料中使用有毒有害物质。

(2)出口可充电类玩具产品时,出口企业除按照要求提供产品检测报告和安全项目检测报告外,还需提供所使用电池的安全性能检测报告或该玩具的型式试验报告,以供海关对充电电池的安全性进行检测。

(3)海关对出口玩具生产企业按照《出口工业产品生产企业分类管理办法》实施分类管理。

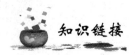

## 出口工业产品企业分类管理

**一、适用范围**

海关对列入《法检目录》的出口工业产品的生产企业（出口食品、动植物产品生产企业除外），根据企业信用、质量保证能力和产品质量状况进行分类，按照一类企业、二类企业、三类企业、四类企业四种类别采取不同检验监管方式。

**二、申请程序**

出口工业产品企业应向当地海关提出分类申请，并提供相关文件。申请一类企业的由直属海关组织考核，考核合格的，直属海关提出初审意见，将有关材料报送海关总署。海关总署对符合一类企业条件的申请进行核准，并对外公布企业名单。申请二类企业的由所在地海关组织考核，考核合格的，海关提出初审意见，将有关材料报送直属海关。直属海关对符合二类企业条件的申请进行核准，并对外公布企业名单。

**三、监督管理**

对出口工业产品企业实施分类管理的有效期为3年。自海关公布之日起计算。对于愿意继续实施分类管理的企业，应当在有效期满前60日重新办理申请手续。

对实施分类管理的出口工业产品生产企业的产品，海关按照不同类别实施抽批检验或批批检验。对一类企业抽查批次不大于申请报验总批次的30％；对二类企业抽查批次不大于申请报验批次的50％；对属于三类企业生产的出口商品实行批批检验。

对于一类企业，抽查批次发现一批不合格（一次检验不合格），即降为二类企业管理。对于二类企业，抽查连续发现二批不合格，即降为三类企业管理。降类的企业必须在6个月后才能申请恢复原来的分类管理类别，并且必须经过重新考核、核准、公布。

不同检验监管方式一览表

| 企业类别＼监管方式＼产品风险 | 高 风 险 | 较 高 风 险 | 一 般 风 险 |
|---|---|---|---|
| 一类企业 | 信用或验证监管 | 信用监管 | 信用监管 |
| 二类企业 | 一般监管 | 一般或验证监管 | 验证监管 |
| 三类企业 | 严密监管 | 严密或一般监管 | 一般监管 |
| 四类企业 | 特别监管 | | |

**3. 报检时间与地点**

出口玩具应在规定的时间内报检，由产地海关实施检验。经检验合格的出具出境货物换证凭单或电子底账数据号；经检验不合格的出具不合格通知单。

**4. 报检时提供的特殊单据**

（1）该批货物符合输入国家或地区标准及技术法规要求的声明。输入国家或地区的技术法规和标准无明确要求的须提供符合我国国家技术规范的强制性要求的声明。

（2）玩具实验室出具的检测报告。

（3）出口日本的玩具须同时提供安全项目检测合格报告和能证明其产品满足日本玩具法规要求特别是化学品项目要求的检测报告。

（4）生产中使用油漆的玩具产品，须同时提供所使用油漆的检测合格报告。

（5）出口玩具注册登记证书（复印件）。

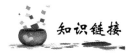

**知识链接**

### 出境玩具的注册登记

一、适用范围

海关对列入必须实施检验的进出口商品目录及法律、行政法规规定必须经海关检验的出口玩具实施注册登记。出口未经注册登记的玩具，由海关没收违法所得，并处以货值金额 10％ 以上 50％ 以下的罚款。

二、申请程序

出口玩具生产企业应向所在地海关提出注册登记申请，并提供以下书面材料：出口玩具注册登记申请书；企业营业执照；申请注册登记玩具的产品名称、相片、货号、检测报告、使用的原材料、生产工艺以及玩具拟出口国家或地区等资料；企业基本情况；质量管理体系文件；产品符合拟出口国家或地区有关法律、法规、标准、要求的声明以及海关要求的其他材料。

玩具质量许可的模式为型式试验＋企业审核＋跟踪检查和日常监督。对于首次申请注册登记的玩具企业，其产品经型式试验合格后由海关组织有关管理人员和专家实施现场考核。在完成产品检测和工厂审查之日起 10 日内对申请人作出是否批准的决定。予以批准的自批准之日起 10 日内向申请人出具《出口玩具质量许可证书》；不予批准的书面通知申请人，并说明理由。

三、监督管理

《出口玩具质量许可证书》有效期为 3 年，海关对获证企业实施年度监督检查。申请人需延期使用证书的，应在证书有效期届满前 90 日内向所在地海关提出延期申请。

出口玩具生产企业违反出口质量许可编号及证书专厂、专号、专用管理规定的，海关将吊销其玩具质量许可，并且企业一年内不得重新申请。若获证企业产品在国外出现质量安全问题，造成不良影响的，将被吊销许可证书；获证企业连续 12 个月未向有关国家或地区出口注册产品的，应在恢复出口前 30 日内向所在地直属海关申请复查。经复查合格的企业方可向有关国家或地区出口相关产品。

# 任务九　办理出境危险货物的报检

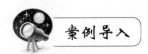

**案例导入**

2019年10月9日上午9时,饶河海关接到口岸通知,俄入境车辆901号退运126件打火机和化妆品进境。接到通知后,海关党组和省局督办组对此事高度重视,立即组织人员对该车进行调查。经查,该车退运货物为饶河外运公司2018年10月份报检出境的非法检商品中夹带的法检商品打火机和化妆品。海关马上组织工作人员将该批货物封存于海关监管库内,并开始调查此事。外运公司代理该批货物的货主到现场对货物进行核实。货主对在出口非法检商品中夹带法检商品打火机和化妆品一事供认不讳,承认自己为了追求利益而擅自出口未经检验的法检商品,并表示愿意接受处罚。

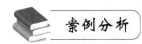

**案例分析**

依据《中华人民共和国进出口商品检验法》有关规定,海关对当事人做出了行政处罚的决定。通过对该案件的处罚,进一步规范了饶河口岸的通关环境,提高了饶河海关的执法执行力。

危险货物是指具有燃烧、爆炸、腐蚀、毒害以及放射性、辐射性等危害生命、财产、环境的物质和物品。目前国家对出口危险货物包括烟花爆竹、出口打火机和点火枪类商品、出口危险化学品实施法定检验。

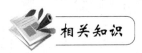

**相关知识**

## 一、出口烟花爆竹

**1. 报检范围**

我国海关依法对HS编码为3604100000的烟花爆竹产品实施法定检验。

**2. 报检规定与要求**

(1)各地海关对出口烟花爆竹的生产企业实施登记管理制度。

(2)对出口烟花爆竹的检验严格执行国家法律法规规定的标准。对于首次出口或原材料、配方发生变化的烟花爆竹,海关将实施烟火药剂安全稳定性能检测。对长期出口的烟花爆竹产品,海关每年将进行不少于一次的烟火药剂安全稳定性能的检测。

(3)盛装出口烟花爆竹的运输包装应标有联合国规定的危险货物包装标记和出口烟花爆竹生产企业的登记代码标记。凡经检验合格的出口烟花爆竹应在其运输包装明显部位加贴海关的验讫标识。

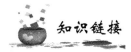

**3. 报检时提供的特殊单据**

出口烟花爆竹报检时除应提供出境货物报检基本单据外,还需提供出境货物运输包装性能检验结果单;出境危险货物运输包装使用鉴定结果单;生产企业对出口烟花爆竹的质量和安全做出承诺的声明。出口规格为 6 英寸及以上的礼花弹产品在口岸查验时还需提供海关出具的分类定级实验报告和 12 米跌落试验合格报告。

## 二、出境打火机、点火枪类商品

**1. 报检范围**

出口打火机、点火枪类商品,包括 HS 编码为 96131000 的一次性袖珍气体打火机、96132000 的可充气袖珍气体打火机、96133000 的台式打火机、96138000 的其他类型打火机(包括点火枪类)等。

**2. 报检规定与要求**

(1) 海关对出口打火机、点火枪类商品的生产企业实施登记管理制度。

(2) 对于出口打火机、点火枪类商品的检验严格执行国家法律法规规定的标准。

(3) 出口打火机、点火枪类商品上应铸有海关颁发的登记代码,其外包装须印有登记代码和批次,在外包装的明显部位要贴有海关的验讫标识。

(4) 海关对出口打火机、点火枪类商品的检验监管坚持型式试验和常规检验相结合的原则,对出口打火机、点火枪类商品的检验实施批批检验,同时对其包装实施性能检验和使用鉴定。

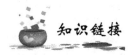

## 出境打火机、点火枪类商品生产企业的登记管理

**一、登记条件**

出口打火机、点火枪类商品的生产企业须具有工商营业执照、税收登记证和公安机关颁发的生产安全许可证,质量手册或质量管理的有关文件,完整的生产技术文件,专用成品仓库。

**二、申请及审批程序**

申请登记的生产企业应向所在地海关提交书面登记申请,并提交有关生产、质量、安全等方面的有关资料以及《出口打火机、点火枪类商品生产企业自我声明》。根据申请,各直属海关按照规定对申请登记企业进行考核。对考核合格的企业由直属海关颁发《出口打火机、点火枪类商品生产企业登记证》和专用的登记代码,考核不合格的企业整改后可申请复核,经复核仍不合格的企业,半年后才能重新申请登记。

**3. 报检时提供的特殊单据**

出口打火机、点火枪类商品报检时除应提供出境货物报检基本单据外,还需提供出境货物运输包装性能检验结果单,出境危险货物运输包装使用鉴定结果单,出口打火机、点火枪类商品生产企业自我声明,出口打火机、点火枪类商品生产企业登记证,出口打火机、点火枪类商品的型式试验报告。

## 三、出口危险化学品

2011 年 3 月 2 日,国务院颁布了《危险化学品安全管理条例》,明确规定自 2011 年 12 月 1 日起,海关对进出口危险化学品及其包装实施检验,并将部分危险化学品列入《实施检验检疫的进出境商品目录》,并自 2012 年 2 月 1 日起实施检验监管。

**1. 报检范围**

受理报检的出口危险化学品应是我国《危险化学品目录》中的品种。

**2. 报检时提供的单证**

出口危险化学品报检时除提供基本单据外,还应提供出口危险化学品生产企业符合性声明,出境危险货物包装容器性能检验结果单(散装货物除外),危险特性分类鉴别报告,安全数据单,危险公示标签样本。对需要添加抑制剂或稳定剂的产品,还应提供实际添加抑制剂或稳定剂的名称、数量等情况说明。

# 练 习 题

**一、单项选择题**

1. 下列单据不是出口打火机报检时应当提供的是（　　　）。

A. 出口打火机、点火枪类商品生产企业登记证

B. 出口打火机、点火枪类商品生产企业自我声明

C. 出口打火机、点火枪类商品的质量许可证

D. 出口打火机、点火枪类商品的型式试验报告

2. 生产食品包装的企业应到（　　　）海关申请对该出口食品包装的检验检疫。

A. 出口食品生产企业所在地　　　　　　B. 销售企业所在地

C. 出口口岸　　　　　　　　　　　　D. 食品包装生产企业所在地

3. 以下出口商品中,经海关检验合格后,应加贴验讫标识的是（　　　）。

A. 食品　　　　　B. 输美日用陶瓷　　　C. 电动剃须刀　　　D. 点火枪

4. 郑州某肉联厂向澳门出口一批冻猪肉,该公司应在出境前（　　　）日报检。

A. 5　　　　　　　B. 15　　　　　　　C. 10　　　　　　　D. 7

5. 生产危险货物出口包装容器和生产出口危险货物的企业,必须分别向海关申请包装容器的（　　　）。

A. 使用检验、性能鉴定　　　　　　　B. 使用鉴定、性能检验

C. 性能鉴定、使用检验　　　　　　　D. 性能检验、使用鉴定

6. 动物产品,应在出境前（　　　）天报检;需作熏蒸消毒处理的,应在（　　　）天前报检。

A. 15,30　　　　　B. 7,30　　　　　　C. 14,15　　　　　　D. 7,15

7. 对出口危险货物包装容器实行出口质量（　　　）制度,危险货物包装容器须经海关进行性能鉴定和使用鉴定后,方能生产和使用。

A. 许可　　　　　　B. 登记　　　　　　C. 备案　　　　　　D. 验证

8. 为提高我国打火机、点火枪类商品的质量,促进贸易发展,保障运输及消费者人身安全,自2001年6月1日起,对出口打火机、点火枪类商品实行（　　　）。

A. 抽查检验　　　　　　　　　　　B. 凭货主申请检验

C. 法定检验　　　　　　　　　　　D. 强制性产品认证

9. 出口食品加施检验检疫标识应牢固加施在运输包装上的（　　　）,加施标识规格应与运输包装的大小相适应。

A. 正侧面左上角或右上角　　　　　　B. 正侧面左下角或右上角

C. 正侧面左上角或右下角　　　　　　D. 正侧面左下角或右下角

10. 进口国家或者地区对捕捞海域有特定要求的,报检时应当申明（　　　）。

A. 捕捞时间　　　B. 捕捞船只　　　　C. 捕捞种类　　　　D. 捕捞海域

11. 需隔离检疫的出境动物应在出境前（　　　）天预报,隔离前（　　　）天报检。

A. 90,7　　　　　　B. 30,14　　　　　　C. 60,7　　　　　　D. 15,15

12. 下列关于进出口化妆品表述正确的是( )。

A. 出口化妆品应在口岸检验

B. 进口化妆品由目的地海关检验

C. 报检时不用提供《进出口化妆品标签审核证书》

D. 安全卫生指标不合格的化妆品,在检验检疫机构监督下进行技术处理,经重新检验合格后,方可销售、使用

**二、多项选择题**

1. 对于出口水果,下列正确的说法是( )。

A. 应在包装厂所在地海关报检

B. 注册果园不在本辖区的,不予受理报检

C. 对来自非注册果园、包装厂的水果,要提供产地供货证明

D. 出境水果来源不清楚的,不受理报检

2. 以下关于市场采购货物出口报检的要求,正确的有( )。

A. 市场采购出口货物的报检和检验检疫工作在货物产地进行

B. 市场采购出口货物的报检和检验检疫工作在货物采购地进行

C. 报检需提供正式的出口发票

D. 实施许可证管理的商品,不得以市场采购的形式出口

3. 检验检疫机构对生产出口( )的企业实施注册、登记或质量许可管理制度。

A. 食品 B. 木制家具 C. 玩具 D. 烟花爆竹

4. 某日用化工品进出口公司 2007 年 12 月向美国出口一批 HS 编码为 33030000 的香水,报检时,下列哪个资料是不需要的?( )

A. 生产企业卫生注册证 B. 进出口化妆品标签审核证书

C. 安全性评价资料 D. 卫生许可证

5. 向韩国出口家庭用微波炉(检验检疫类别为 L. M/N),报检时须提交( )。

A. 出口产品质量许可证 B. 厂检结果单

C. 有关型式试验的证明文件 D. 强制性产品认证证书

6. 出口食品包装检验监管的范围包括对出口食品包装的( )等生产经营活动的检验检疫和监管。

A. 生产 B. 加工 C. 贮存 D. 销售

7. 实施卫生注册登记制度的生产出境动物产品的企业包括( )。

A. 屠宰厂 B. 冷库 C. 仓库 D. 加工厂

8. 某公司向日本出口一批观赏鱼,报检时应提供的单据包括( )。

A. 动物检疫证书 B. 无木质包装证明

C. 养殖场供货证明 D. 合同、发票

9. 某公司 2008 年 4 月向新加坡出口一批速冻水饺,报检时应提供( )。

A. 生产企业卫生注册证 B. 进出口食品标签审核证书

C. 出入境食品包装及材料检验结果单 D. 生产企业卫生登记证

10. 以下关于出口食品运输包装及其加施检验检疫标识的描述正确的是(　　)。

A. 运输包装上必须注明生产企业名称、卫生注册登记号、产品品名、生产批号和生产日期,并加施检验检疫标识

B. 标识应牢固加施在运输包装上的正侧面左上角或右上角,加施标识规格应与运输包装的大小相适应

C. 应将加施标识的时间、地点、规格、流水号区段等信息登记在产品检验合格报告上,报检时提交产地检验检疫机构

D. 出入境检验检疫机构应在出具的证单中注明生产企业名称、卫生注册登记号、产品品名、生产批号和生产日期等,以确保货证相符,便于追溯

11. 首次出口的化妆品必须提供(　　)以供海关备案。

A. 生产、卫生许可证　　　　　　　　B. 进出口化妆品标签审核证书

C. 安全性评价资料　　　　　　　　　D. 产品成分表

12. 下列货物或物品需要向海关报检的有(　　)。

A. 出口到日本的 30 吨菠菜

B. 参加法国农业博览会的 100 克优良大豆样品

C. 通过快递方式向日本出口的 5 克种子

D. 供应香港的 10 吨蔬菜

13. 《出境货物运输包装使用鉴定结果单》具有以下用途(　　)。

A. 外贸经营部门凭海关出具的《使用鉴定结果单》验收危险货物

B. 是向港务部门办理出口装运手续的有效证件

C. 对同一批号、分批出口的危险货物运输包装容器在《使用鉴定结果单》有效期内,可凭该结果单在出口所在地海关办理分证手续

D. 危险货物生产企业凭此包装危险货物出境

14. 湖南某玩具厂向美国出口一批油漆智力玩具,货物从深圳口岸出境。该玩具厂向湖南海关报检时应提供的单证有(　　)。

A. 符合性声明　　　　　　　　　　　B. 出口玩具质量许可证

C. 出境货物换证凭单　　　　　　　　D. 油漆的检测合格报告

15. 出境野生捕捞水生动物的,应提供下列哪些资料?(　　)

A. 捕捞许可证　　　　　　　　　　　B. 注册登记证

C. 捕捞渔船与出口企业的供货协议　　D. 捕捞船舶登记证

16. 下列属于检验检疫报检范围内的动物产品的是(　　)

A. 貂皮　　　　　B. 猪肉　　　　　C. 鸡血清　　　　　D. 羊胚胎

17. 出口以下哪些国家的非法定检验检疫货物必须实施装运前检验?(　　)

A. 智利　　　　　B. 埃及　　　　　C. 塞拉利昂　　　　D. 埃塞俄比亚

### 三、判断题

1. 某出口公司在广州某鞋类批发市场批发 10000 双运动鞋出口到美国,报检时应提供该公司的正式出口发票。(　　)

2. 需隔离检疫的出境动物,应在出境前 60 天预报检,隔离前 7 天报检。(　　)

3. 用作展出、援助、交换、赠送等的非贸易性出境植物产品无需办理报检手续。(　　)

4. 新鲜蔬菜集中种植,分批出口,为了方便对外贸易,可以办理"预报检"手续。(　　)

5. 某出口公司从广州出口一批产自陕西、注册登记苹果园的优质苹果,应向广州海关提供陕西海关出具的产地供货证明。(　　)

6. 对市场采购货物的检验应在采购地实施检验。(　　)

7. 出口的动物产品必须产自经海关注册登记的生产企业。(　　)

8. 生产烟花爆竹的企业,在申请出口烟花爆竹的检验时,应向海关提交《出口烟花爆竹生产企业声明》,对出口烟花爆竹的质量和安全作出承诺。(　　)

9. 海关对获得《出口玩具质量许可证》企业出口的玩具实行验证管理。(　　)

10. 某生产企业专业生产干电池出口南美和非洲市场,2008 年 10 月将生产的同等型号和规格的 5 号电池分别出口至阿根廷和南非,该公司应对该型号的电池向海关统一办理出口电池备案手续,取得《进出口电池产品备案书》后,方可报检。(　　)

11. 报检出口食品或食品添加剂,应提供《进出口食品标签审核证书》。(　　)

12. 对出口小家电产品实行凭证报检,这里所说的证是指出口小家电产品型式试验确认书或型式试验报告,由各直属海关认可的实验室检测合格后签发。(　　)

13. 所有出口的动物产品都必须来自经海关备案的生产加工企业。(　　)

### 四、综合实务题

江苏 A 外贸公司向埃及出口一批价值 50000 美元的智力玩具,该批货物由浙江 B 工厂生产,包装数量为 1000 个纸箱,50 个木托盘。该批货物被装于一个 40 尺的集装箱,从上海口岸出口。出口前,A 外贸公司报检员张某把其中 10 个纸箱内的货物调换为埃及客户在中国市场采购的食品,被口岸海关查验发现。

1. 以下表述正确的有(　　)。

A. 该批货物应在江苏报检申请检验　　　B. 该批货物应在浙江报检申请检验

C. 该批货物应在上海报检申请检验　　　D. 货主可自行选择报检地点

2. 关于该批货物的木托盘,以下表述正确的有(　　)。

A. 应使用非针叶木制作　　　　　　　　B. 应经除害处理合格

C. 应加施 IPPC 标识　　　　　　　　　D. 应加施 CCC 标识

3. 该批货物报检时应提供的资料有(　　)。

A. 出口玩具注册登记证书　　　　　　　B. 玩具实验室出具的检测报告

C. 型式试验确认书　　　　　　　　　　D. 免于办理强制性产品认证的证明

4. 该批货物应由检验检疫机构实施(　　)。

A. 品质检验　　　　B. 价格核实　　　　C. 监督装载　　　　D. 民用商品验证

5. 对于报检员张某调换货物的行为,检验检疫机构将采取的措施有(　　)。

A. 暂停 B 工厂的出口资格　　　　　　　B. 对 A 公司进行处罚

C. 对张某进行处罚　　　　　　　　　　D. 调换的食品不允许出口

# 参 考 答 案

## 一、单项选择题

1. C    2. D    3. D    4. D    5. D    6. D    7. A
8. C    9. A    10. D    11. C    12. C

## 二、多项选择题

1. AD    2. BD    3. ABCD    4. AB    5. ABCD    6. ABCD
7. ABCD    8. ACD    9. AC    10. ABCD    11. ACD    12. ABCD
13. ABCD    14. ABD    15. ACD    16. ABCD    17. BCD

## 三、判断题

1. ×    2. √    3. ×    4. ×    5. √    6. √    7. √    8. √
9. ×    10. ×    11. ×    12. ×    13. ×

## 四、综合实务题

1. B    2. BC    3. AB    4. ABC    5. BCD

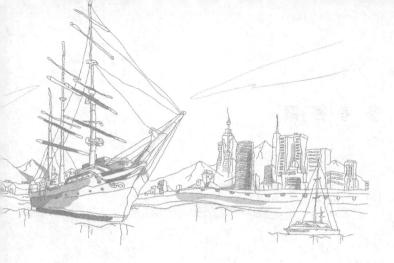

# 项目五
# 办理出入境货物包装的检验检疫

## 项目介绍

通过本项目的学习,应使学生了解出入境货物木质包装的检验检疫范围,掌握出入境货物木质包装的报检要求以及出入境货物木质包装检验监督管理,能够熟练完成进出境货物木质包装的报检工作。

## 项目导入

某产品制造有限公司进口一批产品生产设备,小张向口岸海关报检一批进口旧设备,但未经木质包装检疫和卫生处理就被擅自提运使用,违反了我国有关法律法规的规定。对此,海关依据《国境卫生检疫法实施细则》的规定,对该公司做出了罚款5000元的行政处罚决定。根据我国出入境检验检疫有关法律法规规定,小张须完成以下任务:

任务一:办理入境货物木质包装的检验检疫;

几个月后,该设备生产出的甲产品对外出口到加拿大,采用木质包装。加拿大食品检验署决定,自2009年4月1日起,加方对来自中国的货物木质包装仅查验IPPC专用标识,凡随附植物检疫证书的,加拿大将拒绝入境。为避免对贸易造成影响,所有出境货物木质包装须按规定进行检疫处理并加施IPPC专用标识。小张须完成以下任务:

任务二:办理出境货物木质包装的检验检疫;

另外,该设备生产出的乙产品对外出口到美国,在运输过程中需用运输包装容器进行包装,并按照商检要求进行检验检疫。小张须完成以下任务:

任务三:办理出境货物运输包装容器的检验检疫。

# 任务一　办理入境货物木质包装的检验检疫

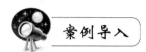

案例导入

2019年2月12日,C公司报检的一批进口韩国大理石板共计11847千克,货值2100美元,商品包装种类申报为其他。2月14日,检验检疫人员在港口现场发现大理石板由多个木桩固定。也就是说,该批货物含有木质包装,C公司未能如实报检。

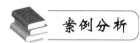

案例分析

C公司的行为违反了《中华人民共和国进出境动植物检疫法》第十二条"货主或者其代理人应当在动植物、动植物产品和其他检疫物进境前或者进境时持输出国家或者地区的检疫证书、贸易合同等单证,向进口岸海关报检"的规定。《中华人民共和国进出境动植物检疫法》及实施条例的相关规定予以行政处罚:(一)未按照规定向海关报检的;(二)报检与实际情况不符的;"和《中华人民共和国进出境动植物检疫法实施条例》第五十九条"有下列违法行为之一的,由口岸海关处5000元以下的罚款:(一)未报检或者未依法办理检疫审批手续或者未按检疫审批的规定执行的"的规定,对C公司实施了相应的行政处罚。本案C公司的违法行为值得我们深思:

(1) 木质包装是指用于承载、包装、铺垫、支撑、加固货物的木质材料,如木箱、木托盘、木轴、木楔、衬木等,而进口货的木质包装容易传带有害生物,是有害生物传播和扩散的重要途径,应引起我们检验检疫人员的高度重视,加强口岸监管,严防疫病疫情和有毒有害物传入传出。同时也提醒外贸企业:在进口商品时,要增强自我防范意识,比如在与外商签订贸易合同时,要明确提出木质包装检验检疫及除害处理的要求,约定相应的违约责任条款;及时了解木质包装的相关规定,如不清楚相关规定应及时向当地海关咨询,避免无意间造成违法,给社会、给企业造成不应有的损失。

(2) 随着电子执法工程建设的进展,进口商品木质包装不如实报检等违法行为将会呈现在视频监控图像及硬盘录像中,视频监控的视听资料将对检验检疫行政处罚具有辅助性的优势,这将会避免逃漏检行为的发生,确保国门安全。

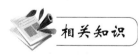

相关知识

为防止林木有害生物随进境货物木质包装传入我国,保护我国森林、生态环境及旅游资源,根据《中华人民共和国进出境动植物检疫法》及其实施条例,参照国际植物保护公约组织(IPPC)公布的国际植物检疫措施标准第15号《国际贸易中木质包装材料管理准则》,应该对入境货物木质包装进行检验检疫。

木质包装是指用于承载、包装、铺垫、支撑、加固货物的木质材料，如木板箱、木条箱、木托盘、木框、木桶、木轴、木楔、垫木、枕木、衬木等。

## 一、入境货物木质包装的检验检疫范围

### （一）列入《实施检验检疫的进出境商品目录》内的货物木质包装

凡是被列入《实施检验检疫的进出境商品目录》（以下简称目录）的进境货物使用木质包装的，海关对木质包装实施检疫。

### （二）未列入《目录》内的货物木质包装

凡是未被列入目录的进境货物使用木质包装的，海关放行后实施检疫。

以下情况除外：经人工合成或经加热、加压等深度加工的包装用木质材料，如胶合板、刨花板、纤维板等。薄板旋切芯、锯屑、木丝、刨花等木质材料以及厚度等于或小于 6 mm 的木质材料。

## 二、入境货物木质包装的除害处理方法和标识要求

进境货物使用的木质包装应当由输出国家或地区政府植物检疫机构认可的企业按中国确认的检疫除害处理方法处理，并加施政府植物检疫机构批准的 IPPC 专用标识。

### （一）木质包装材料检疫除害处理方法

**1. 热处理（HT）**

（1）必须保证木材中心温度至少达到 56℃，并持续 30 分钟以上。

（2）窑内烘干（KD）、化学加压浸透（CPI）或其他方法，只要达到热处理要求，就可以视为热处理。如化学加压浸透可通过蒸汽、热水或干热等方法达到热处理的技术指标要求。

**2. 溴甲烷熏蒸处理（MB）**

（1）常压下，按表 5.1 所示标准处理。

表 5.1　入境货物木质包装的熏蒸处理标准

| 温度 | 剂量（g/m³） | 最低浓度要求（g/m³） | | | |
|---|---|---|---|---|---|
| | | 2 小时 | 4 小时 | 12 小时 | 24 小时 |
| ≥21℃ | 48 | 36 | 31 | 28 | 24 |
| ≥16℃ | 56 | 42 | 36 | 32 | 28 |
| ≥11℃ | 64 | 48 | 42 | 36 | 32 |

（2）熏蒸温度不低于 10℃，熏蒸时间不少于 24 小时。熏蒸处理过程中应至少在第 2、4、24 小时时进行熏蒸浓度检测。

（3）来自松材线虫疫区国家或地区的针叶树木质包装暂按照表 5.2 所示要求进行溴甲

烷熏蒸处理。

表 5.2　入境特殊针叶树木质包装熏蒸处理标准

| 温　度 | 溴甲烷剂量（g/m³） | 24 小时最低浓度要求（g/m³） |
| --- | --- | --- |
| ≥21℃ | 48 | 24 |
| ≥16℃ | 56 | 28 |
| ≥11℃ | 64 | 32 |

注：最低熏蒸温度不应低于 10℃，熏蒸时间最低不应少于 24 小时。松材线虫疫区为日本、美国、加拿大、墨西哥、韩国、葡萄牙及中国台湾、中国香港地区。

待 IPPC 对溴甲烷熏蒸标准进行修订后，按照其确认的标准执行。

**3. 国际植物检疫措施标准或海关总署认可的其他除害处理方法**

依据有害生物风险分析结果，当上述除害处理方法不能有效杀灭我国关注的有害生物时，海关总署可要求输出国家或地区采取其他除害处理措施。

## （二）标识要求

（1）标识式样。如图 5.1 所示。

其中：

IPPC——《国际植物保护公约》的英文缩写；

XX ——国际标准化组织（ISO）规定的 2 个字母国家编号；

000——输出国家或地区官方植物检疫机构批准的木质包装生产企业编号；

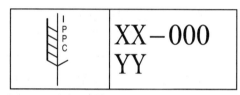

图 5.1　除害处理标识要求入境货物木质包装

YY——确认的检疫除害处理方法，如溴甲烷熏蒸为 MB，热处理为 HT。

（2）输出国家或地区官方植物检疫机构或木质包装生产企业可以根据需要增加其他信息，如去除树皮以 DB 表示。

（3）标识必须加施于木质包装显著位置，至少应在相对的两面，标识应清晰易辨、永久且不能移动。

（4）标识避免使用红色或橙色。

## 三、入境货物木质包装的报检要求

入境货物使用木质包装的，货主或其代理人应向海关报检，对于未报检的，海关依照有关法律规定进行处罚。

### （一）入境货物木质包装报检时间和地点

进境货物使用木质包装的，货主或其代理人在其入境时按规定时间向当地的海关办理报检手续。

（二）入境货物木质包装报检所需单证

货主或其代理人在向海关办理报检时，要如实填写入境货物报检单，并随附进口贸易合同、商业发票、装箱单、提单等有关单证。没有 IPPC 标识的木质包装的，还要提供非针叶木质包装声明或输出国家或地区官方检疫证书，如熏蒸证明、热处理证书和植物检疫证书等。

## 四、入境货物木质包装的检疫实施

（1）对已加施 IPPC 专用标识的木质包装，按规定抽查检疫，未发现活的有害生物的，立即予以放行；发现活的有害生物的，监督货主或者其代理人对木质包装进行除害处理。

（2）对未加施 IPPC 专用标识的木质包装，在检验检疫机构监督下对木质包装进行除害处理或者销毁处理。

（3）对报检时不能确定木质包装是否加施 IPPC 专用标识的，海关按规定抽查检疫。经抽查确认木质包装加施了 IPPC 专用标识，且未发现活的有害生物的，予以放行；发现活的有害生物的，监督货主或者其代理人对木质包装进行除害处理；经抽查发现木质包装未加施 IPPC 专用标识的，对木质包装进行除害处理或者销毁处理。

对于木质包装违规情况严重的，海关在报经海关总署批准同意后，监督货主或者其代理人连同货物一起作退运处理。对木质包装进行现场检疫时应当重点检查是否携带天牛、白蚁、蠹虫、树蜂、吉丁虫、象虫等钻蛀性害虫及其为害迹象，对有昆虫为害迹象的木质包装应当剖开检查；对带有疑似松材线虫等病害症状的，应当取样送实验室检验。

需要将货物运往指定地点实施检疫或者除害处理的，货主或者其代理人应当按照海关的要求，采取必要的防止疫情扩散的措施。集装箱装运的货物应当在检验检疫人员的监督下开启箱门，以防有害生物传播扩散。

需要实施木质包装检疫的货物，除特殊情况外，未经海关许可，不得擅自运递卸离运输工具及拆除、遗弃木质包装。

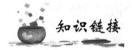
知识链接

进境船舶、飞机使用的垫舱木料卸离运输工具的，按照本办法规定执行；不卸离运输工具的，应当接受海关的监督管理，在监管过程中发现检疫性有害生物的，应当实施除害或者销毁处理。

海关应当加强与港务、海关、运输、货物代理等部门的信息沟通，通过联网、电子监管及审核货物载货清单等方式获得货物及包装信息，根据情况做出是否抽查的决定。

海关应当根据检疫情况做好进出口商和输出国家或者地区木质包装标识企业的诚信记录，对其诚信做出评价，实施分类管理。对于诚信好的企业，可以采取减少抽查比例和先行通关后在工厂或其他指定地点实施检疫等便利措施。对于诚信不良的企业，可以采取加大抽查比例等措施。对于多次出现问题的，海关可以向输出国家或地区发出通报，暂停相关标识加施企业的木质包装入境。

为便利通关,对于经港澳地区中转进境未使用木质包装的货物,货主或者其代理人可以向海关总署认定的港澳地区检验机构申请对未使用木质包装情况进行确认并出具证明文件。入境时,海关审核证明文件,不再检查木质包装,必要时可以进行抽查。

旅客携带物、邮寄物使用的木质包装未加施 IPPC 标识的,经检疫未发现活的有害生物的,准予入境;发现活的有害生物的,对木质包装进行除害处理。

### 五、入境货物木质包装检疫监督管理

海关总署设在各地的海关负责所辖地区进境货物木质包装的检疫监督管理工作。

(1) 有下列情况之一的,海关依照《中华人民共和国进出境动植物检疫法》及其实施条例的相关规定予以行政处罚:

① 未按照规定向海关报检的;

② 报检与实际情况不符的;

③ 未经海关许可擅自将木质包装货物卸离运输工具或者运递的;

④ 其他违反《中华人民共和国进出境动植物检疫法》及其实施条例的。

(2) 有下列情况之一的,由海关处以 3 万元以下罚款:

① 未经海关许可,擅自拆除、遗弃木质包装的;

② 未按海关要求对木质包装采取除害或者销毁处理的;

③ 伪造、变造、盗用 IPPC 专用标识的。

(3) 其他处罚情形。

海关总署认定的检验机构违反有关法律法规以及本办法规定的,海关总署应当根据情节轻重责令期限改正或者取消认定。检验检疫人员徇私舞弊、滥用职权、玩忽职守、违反相关法律法规和本办法规定的,依法给予行政处分;情节严重、构成犯罪的,依法追究刑事责任。

# 任务二　办理出境货物木质包装的检验检疫

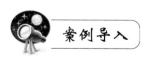
案例导入

2019 年 5 月 27 日,A 公司向甲海关申报了 3 个天然木制作的中木箱。2019 年 5 月 30 日中午,甲海关口岸查验部门在甲机场检验检疫监管库 D 库门口对申报的 3 个中木箱进行现场查验时,发现每个木箱上仅印有一个 IPPC 标识,且所印标识均不符合相关要求。因当时正值货物入库高峰期,甲海关人员及时记录下运单号,将该货物暂时监管并告知下午入库做进一步处理。下午,甲海关人员发现该批货物已经装车,且在每个木箱外侧多出两个合格

的 IPPC 标识。经仔细检查,该 IPPC 标识的墨迹未干,用手触摸标识有扩散现象,甲海关人员遂认定该 IPPC 标识有明显伪造嫌疑,于是迅速联系监管库库管人员调取了该批货物的入库信息,显示该批货物入库时木箱上仅有一个 IPPC 标识,库管人员做出了书面说明并签字、加盖监管库印章。随后,甲海关人员依法对该批货物的报检员进行了调查,该报检员承认了伪造 IPPC 标识的违法事实,甲海关于 6 月 2 日缴获了作案用的假 IPPC 印章。经过调查,该报检员伪造 IPPC 标识系个人行为,请分析:

(1) 对该报检员应做如何处理? 有何依据?

(2) 对其所属的报检单位是否应作处理? 如需要处理,应如何处理? 有何依据?

(3) 说明此 IPPC 标识上的各个代码的含义。并简述出口企业如何使用 IPPC 标识。

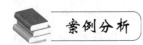 **案例分析**

(1) ① 处理。对该报检员给予取消报检资格的处罚。② 依据。报检员管理办法规定:伪造、变造、买卖或盗窃、涂改检验检疫通关证明、检验检疫证单、印章、标志、封识货质量认证标志的,检验检疫机构应取消报检员报检资格。

(2) ① 对报检单位要做处理。② 处罚。处 2 万元以上 5 万元以下行政罚款。③ 依据《中华人民共和国进出境动植物检疫法实施条例》第六十二条第二款"伪造、变造动植物检疫单证、印章、标志、标识的"追究刑事责任;尚不构成犯罪或犯罪情节显著轻微依法不需要判处刑罚的,由口岸海关处 2 万元以上 5 万元以下的罚款。

(3) IPPC——《国际植物保护公约》的英文缩写;CN——国际标准化组织;SIO 规定的中国国家编码;000——出境货物木质包装标识,加施企业的三位数登记号;YY——除害处理方法:澳甲烷熏蒸处理;ZZ——各直属海关 2 位数代码,使用采用喷刷或电烙方式加施于每件木质包装两个相对面的显著位置。

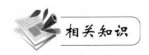 **相关知识**

## 一、出境货物木质包装的检验检疫范围

### (一) 列入《实施检验检疫的进出境商品目录》内的货物木质包装

凡是被列入《实施检验检疫的进出境商品目录》(以下简称目录)的出境货物使用木质包装的,海关对木质包装实施检疫。

### (二) 未列入《目录》内的货物木质包装

凡是未被列入目录的出境货物使用木质包装的,海关放行后实施检疫。

以下情况除外:经人工合成或经加热、加压等深度加工的包装用木质材料,如胶合板、刨花板、纤维板等。薄板旋切芯、锯屑、木丝、刨花等木质材料以及厚度等于或小于 6 mm 的木质材料。

## 二、出境货物木质包装的除害处理方法和标识要求

### （一）出境货物木质包装的除害处理方法

**1. 热处理（HT）**

（1）必须保证木材中心温度至少达到 56℃，持续 30 分钟以上。

（2）窑内烘干（KD）、化学加压浸透（CPI）或其他处理方法只要达到热处理要求，可以视为热处理。如化学加压浸透可通过蒸汽、热水或干热等方法达到热处理的技术指标要求。

**2. 溴甲烷熏蒸处理（MB）**

（1）常压下，按表 5.3 所示标准处理。

表 5.3　出境货物木质包装的熏蒸处理标准

| 温度 | 剂量（g/m$^3$） | 最低浓度要求（g/m$^3$） | | | |
|---|---|---|---|---|---|
| | | 0.5 小时 | 2 小时 | 4 小时 | 16 小时 |
| ≥21℃ | 48 | 36 | 24 | 17 | 14 |
| ≥16℃ | 56 | 42 | 28 | 20 | 17 |
| ≥11℃ | 64 | 48 | 32 | 22 | 19 |

（2）最低熏蒸温度不应低于 10℃，熏蒸时间最低不应少于 16 小时。

**3. 国际植物检疫措施标准或输入国家/地区认可的其他除害处理方法**

### （二）出境货物木质包装的除害处理标识要求

（1）标识式样。如图 5.2 所示。

其中：

IPPC——《国际植物保护公约》的英文缩写；

CN——国际标准化组织（ISO）规定的中国国家编码；

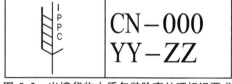

图 5.2　出境货物木质包装除害处理标识要求

000——出境货物木质包装标识加施企业的三位数登记号，按直属海关分别编号；

YY——除害处理方法，溴甲烷熏蒸为 MB，热处理为 HT；

ZZ——各海关 2 位数代码（如江苏局为 32）。

（2）除上述信息外，标识加施企业可根据需要增加其他必要的信息。

（3）标识颜色应为黑色，采用喷刷或电烙方式加施于每件木质包装两个相对面的显著位置，保证其永久性且清晰易辨。

（4）标识为长方形，规格有三种：3cm×5.5cm、5cm×9cm 及 10cm×20cm，标识加施企业可根据木质包装大小任选一种，特殊木质包装经海关同意可参照标记式样比例确定。

### 三、出境货物木质包装的报检要求

出境货物使用木质包装的,货主或其代理人应向海关报检。对于未报检的,海关依照有关法律规定进行处罚。

#### (一)出境货物木质包装报检时间和地点

出境货物使用木质包装的,货主或其代理人在其入境时按规定时间向当地的海关办理报检手续。一般安排在货物报检之前。

#### (二)出境货物木质包装报检所需单证

货主或其代理人在向海关办理报检时,除应提供发票、装箱单、外贸合同、信用证等单证外,输入欧盟各成员国的货物木质包装必须提供"输欧货物木质包装材料声明",如实申报木质包装材料的材种和产地。

### 四、出境货物木质包装的检疫实施

#### (一)标识加施企业许可

根据国际植物保护公约组织(IPPC)公布的《国际贸易中木质包装材料管理准则》的规定,不仅要求出境货物木质包装应进行检疫除害处理,并应加施专用标识。对出境货物木质包装实施除害处理并加施标识的企业应向所在地海关提出除害处理标识加实施资格申请。

#### (二)除害处理过程监管

海关对木质包装除害处理及标识加施等实施全过程监管。重点检查除害处理设施运行是否正常,除害处理过程是否达到规定的技术指标要求,标识加施是否符合规范。

#### (三)对标识加施企业的监管措施

海关对木质包装标识加施企业实施日常监督管理,对企业的防疫设施、除害处理设施等关键设备和质量管理体系进行定期评审。如发现不符合认可条件或出现重大违规情况时,海关暂停或取消其标识加施资格。

#### (四)口岸抽检

海关对出境货物使用的木质包装进行抽查检验,重点抽查木质包装是否加施标识,标识是否清晰规范、是否添加未经除害处理的木质材料、是否感染有害生物、是否带有输入国家或地区关注的禁止进境物,以及木材含水率等情况。

### 五、出境货物木质包装检疫监督管理

标识加施企业应当将木质包装除害处理计划在除害处理前向所在地海关申报,海关对

除害处理过程和加施标识情况实施监督管理。除害处理结束后,标识加施企业应当出具处理结果报告单。经海关认定除害处理合格的,标识加施企业按照规定加施标识。

(1) 标识加施企业出现下列情况之一的,海关责令整改,整改期间暂停标识加施资格:

① 热处理/熏蒸处理设施、检测设备达不到要求的;

② 除害处理达不到规定温度、剂量、时间等技术指标的;

③ 经除害处理合格的木质包装成品库管理不规范,存在有害生物再次侵染风险的;

④ 木质包装标识加施不符合规范要求的;

⑤ 木质包装除害处理、销售等情况不清的;

⑥ 相关质量管理体系运转不正常,质量记录不健全的;

⑦ 未按照规定向海关申报的;

⑧ 其他影响木质包装检疫质量的。

(2) 因标识加施企业方面原因出现下列情况之一的,海关将暂停直至取消其标识加施资格,并予以公布:

① 因第十三条的原因,在国外遭除害处理、销毁或者退货的;

② 未经有效除害处理加施标识的;

③ 倒卖、挪用标识等弄虚作假行为的;

④ 出现严重安全质量事故的;

⑤ 其他严重影响木质包装检疫质量的。

此外,伪造、变造、盗用标识的,依照《中华人民共和国进出境动植物检疫法》及其实施条例的有关规定处罚。输入国家或者地区对木质包装有其他特殊检疫要求的,按照输入国家或者地区的规定执行。

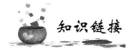 **知识链接**

### 出境货物木质包装除害处理标识加施企业考核要求

一、热处理设施

1. 热处理库应保温、密闭性能良好,具备供热、调湿、强制循环设备,如采用非湿热装置提供热源的,需安装加湿设备。

2. 配备木材中心温度检测仪或耐高温的干湿球温度检测仪,且具备自动打印、不可人为修改或数据实时传输功能。

3. 供热装置的选址与建造应符合环保、劳动、消防、技术监督等部门的要求。

4. 热处理库外具备一定面积的水泥地面周转场地。

5. 设备运行能达到附件1热处理技术指标要求。

二、熏蒸处理条件及设施

1. 具备经海关考核合格的熏蒸队伍或签约委托的经检验检疫机构考核合格的熏蒸队伍。

2. 熏蒸库应符合《植物检疫简易熏蒸库熏蒸操作规程》(SN/T1143-2002)的要求，密闭性能良好，具备低温下的加热设施，并配备相关熏蒸气体检测设备。

3. 具备相应的水泥硬化地面周转场地。

4. 配备足够的消防设施及安全防护用具。

三、厂区环境与布局

1. 厂区道路及场地应平整、硬化，热处理库、熏蒸库、成品库及周围应为水泥地面。厂区内无杂草、积水，树皮等下脚料集中存放处理。

2. 热处理库、熏蒸库和成品库与原料存放场所、加工车间及办公、生活区域有效隔离。成品库应配备必要的防疫设施，防止有害生物再次侵染。

3. 配备相应的灭虫药械，定期进行灭虫防疫并做好记录。

四、组织机构及人员管理

1. 建立职责明确的防疫管理小组，成员由企业负责人、相关部门负责人、除害处理技术人员等组成。防疫小组成员应熟悉有关检验检疫法律法规。

2. 配备经检验检疫机构考核合格的协管员，应掌握木质包装检疫要求及除害处理效果验收标准，协助检验检疫机构做好监管工作。协管员应为防疫管理小组成员。

3. 主要管理和操作人员应经检验检疫机构培训并考核合格。操作人员应掌握除害处理操作规程及除害处理技术。

五、防疫、质量管理体系

1. 明确生产质量方针和目标，将除害处理质量纳入质量管理目标。

2. 制定原料采购质量控制要求，建立原料采购台账，注明来源、材种、数量等。

3. 制定木质包装检疫及除害处理操作流程及质量控制要求，进行自检和除害处理效果检查，并做好记录。

4. 制定标识加施管理及成品库防疫管理要求，并做好进、出库、销售记录，保证有效追溯产品流向。

5. 制定环境防疫控制要求，定期做好下脚料处理、环境防疫并做好记录。

6. 建立异常情况的处置和报告程序。

## 输往美国、加拿大、巴西、欧盟的货物木质包装

一、输往美国、加拿大的货物木质包装

美国、加拿大从 2009 年 4 月 1 日起先后对从中国输往美国的货物木质包装实施新的检疫规定，要求对所有木质包装进行热处理、熏蒸或防腐处理，并由海关出具《熏蒸/消毒证书》。无木质包装的货物由出口商出具无木质包装的声明。

对目的地为美国、加拿大的出口货物的木质包装（含途经香港转口美国的），出口企业在木质包装盛装货物前，持有关证单向当地海关报检，取得海关签发的《熏蒸/消毒证书》。企业向海关办理出口手续。美国、加拿大凭我国海关签发的《熏蒸/消毒证书》验放货物。

二、对输往巴西的货物木质包装

巴西自2000年1月3日起对来自中国（包括香港特别行政区）等多个国家的木质包装实施新的检疫措施，要求对木质包装进行热处理、熏蒸处理或其他巴方检疫机构认可的防虫处理，并提供海关出具的检疫证书。

对输往巴西的带有木质包装的货物，应尽量避免使用木质包装。对于确需使用木质包装的货物，在货物出口前，出口企业须向当地海关报检，取得海关签发的《熏蒸/消毒证书》，办理出口手续。巴西检疫部门凭我国检验检疫机构签发的《熏蒸/消毒证书》验放货物；如不能提供检疫证书的，该批货物将在巴方检疫部门的监督下，拆除木质包装作焚烧、熏蒸等除害处理，费用由进口商承担。

三、对于输往欧盟的货物木质包装

欧盟于2001年10月起对来自中国等多个国家的针叶木质包装采取紧急检疫措施，以防止松材线虫传入欧盟。对于不符合规定的木质包装，欧方将在入境口岸采取除害处理、销毁、拒绝入境等措施。

对于输往欧盟的货物木质包装，在货物出口前，出口企业须向当地海关报检，按以下办法办理：

1. 对使用松材线虫疫区针叶树木质包装的，在出口前须进行除害处理，处理合格的木质包装上须有标记，在标记上注明处理方法、地点及实施处理的单位，并由海关出具《植物检疫证书》；

2. 对使用松材线虫非疫区针叶树木质包装的，由海关实施检疫并出具《植物检疫证书》，证明木质包装来自非疫区；

3. 对使用非针叶树木质包装的，如出口企业提出要求或合同、信用证中有规定需要检验检疫出具除害处理证书的，可向海关报检，对经木质包装的除害处理，处理合格的出具《熏蒸/消毒证书》。

# 任务三　办理出境货物运输包装容器的检验检疫

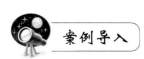

案例导入

近日，为着力解决本地企业外购出口危险货物包装的难题，降低本地企业出口生产成本和运输成本，绵阳局积极帮助企业开展《出口危险货物包装容器质量许可证》申领工作。在四川绵阳海关的帮扶下，四川西普化工股份有限公司和四川海瑞尔重型包装有限公司顺利通过四川检验检疫局审核，分别取得了200升闭口塑料桶和纤维板箱《出口危险货物包装容器质量许可证》。这是绵阳辖区企业首次获得该类包装容器质量许可证。

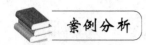

**案例分析**

我国对危险货物运输包装容器的生产企业实行质量许可制度。由总局核准、发证，而直属局仅负责受理申请、考核和后续管理。《出口危险货物包装容器质量许可证》有效期为3年，期满前6个月办理延展手续。

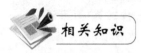

**相关知识**

按照《中华人民共和国进出口商品检验法》的规定，出境货物包装容器须进行检验。具体分为一般货物运输包装容器的检验检疫和危险货物包装容器的检验检疫。

## 一、办理一般出境货物运输包装容器的检验检疫

出境货物运输包装容器的检验，指列入《实施检验检疫的进出境商品目录》及其他法律、行政法规规定须经海关检疫，并且检验检疫监管条件为"N"或"S"的出口货物的运输包装容器。目前海关实施性能和使用鉴定的出境货物运输包装容器包括钢桶、铝桶、镀锌桶、钢塑复合桶、纸板桶、塑料桶（罐）、纸箱、集装袋、塑料编织袋、麻袋、纸塑复合袋、钙塑瓦楞箱、木箱、胶合板箱（桶）、纤维板箱（桶）等。

### （一）出境货物运输包装的检验检疫范围

列入《实施检验检疫的进出境商品目录》及其他法律、行政法规规定须经海关检疫，并且检验检疫监管条件为"N"或"S"的出口货物的运输包装容器。

### （二）出境货物运输包装的报检要求

（1）出口货物运输包装容器分为性能检验和使用鉴定。
（2）申报法定检验出口货物在检验前，需先申报包装容器的性能检验。
（3）使用鉴定一般在出口货物实施品质检验时同时进行，因此使用鉴定与所包装的出口货物同时报检。

### （三）出境货物运输包装性能检验报检所需的单据

（1）按规定填写并提供《出境货物运输包装检验申请单》；
（2）生产单位的本批包装容器检验结果单；
（3）包装容器规格清单；
（4）客户订单及对包装容器的有关要求；
（5）该批包装容器的设计工艺、材料检验标准等技术资料。

### （四）《出境货物运输包装性能检验结果单》的使用

经鉴定合格的出口货物运输包装容器，海关出具《出境货物运输包装性能结果单》（以下

简称《性能检验结果单》)。《性能检验结果单》具有以下用途：

（1）出口货物生产企业或经营单位向生产单位购买包装容器时，生产包装容器的单位应提供海关签发的《出口货物运输包装性能结果单》（正本）。

（2）出口货物生产企业或经营单位申请出口货物检验检疫时，应提供《性能检验结果单》正本，以便海关同时对出口运输包装容器实施使用鉴定。

（3）合同规定或客户要求出具包装检验证书时，可凭《出境货物运输包装性能结果单》正本，向出口所在地海关换发包装检验证书。

（4）对于同一批号不同单位使用的或同一批号多次装运出口货物的运输包装容器，在《性能检验结果单》有效期内可以凭此向海关报检，申请分单。

## 二、办理出境危险货物运输包装容器的检验检疫

按照《中华人民共和国进出口商品检验法》的规定，出口危险货物生产运输包装容器的企业，必须向海关申请进行运输包装容器性能检验；生产出口危险货物的企业，必须向海关申请进行危险货物包装容器的使用鉴定。

### （一）出口危险货物运输包装容器性能检验

**1. 报检范围**

生产危险货物出口包装容器的企业，必须向海关申请进行包装容器的性能检验。

危险货物指具有燃烧、爆炸、腐蚀、毒害以及放射性、辐射性等危害生命、财产、环境的物质和物品。盛装这些物质或物品的容器，称为危险货物包装容器，均列入法定检验范围。

**2. 报检要求**

国家对出口危险货物运输包装容器生产企业实行质量许可制度。须取得出口质量许可证方可进行生产。

**3. 报检所需的单据**

（1）《出境货物运输包装检验申请单》；

（2）《出口危险货物运输包装容器质量许可证》；

（3）该批运输包装容器的生产标准；

（4）该批运输包装容器的设计工艺、材料检验标准等技术资料。

**4.《性能检验结果单》的用途**

（1）出口危险货物的经营单位向海关申请出口危险货物品质检验时，必须提供《运输包装容器性能检验结果单》。

（2）出口危险货物的经营单位向海关申请出口危险货物包装容器的使用鉴定时，必须凭《出境货物运输包装性能检验结果单》（正本），向海关申请办理《出境危险货物运输包装使用鉴定结果单》。

（3）同一批号、不同使用单位的出口危险货物包装容器，在性能检验结果单的有效期内，可以凭该单向海关申请办理分证。

（4）经海关检验合格的本地区运输包装容器销往异地装货使用时，必须附有当地海关签发的《性能检验结果单》随该批运输包装容器流通。使用地海关在接受出口危险货物报检

时,凭《性能检验结果单》受理品质检验和使用鉴定的报检。

### (二)出口危险货物运输包装容器使用鉴定

**1. 报检范围**

生产出口危险货物的企业,必须向海关申请进行危险货物包装容器的使用鉴定。

**2. 报检所需的单据**

(1)《出境货物运输包装检验申请单》;

(2)《出境货物运输包装性能检验结果单》;

(3)危险货物说明;

(4)其他有关资料。

**3.《出境危险货物运输包装使用鉴定结果单》的用途**

(1)外贸经营部门凭海关出具的《出境危险货物运输包装使用鉴定结果单》验收危险货物。

(2)港务部门凭海关出具的《出境危险货物运输包装使用鉴定结果单》安排出口危险货物的装运,并严格检查包装是否与检验结果单相符。

(3)当合同规定或客户要求出具出口危险货物包装容器检验证书时,可凭《出境危险货物运输包装使用鉴定结果单》向出口所在地的海关申请换取包装容器检验证书。

(4)同一批号、分批出口的危险货物包装容器在使用结果单有效期内,可凭该结果单在出口所在地海关办理分证手续。

### (三)对生产危险货物运输包装容器企业的监督管理

我国对危险货物运输包装容器的生产企业实行质量许可制度。由海关总署核准、发证,而直属海关仅负责受理申请、考核和后续管理。《出口危险货物包装容器质量许可证》有效期为 3 年,期满前 6 个月办理延展手续。当存在下列情形时,吊销许可证:

(1)半年检累计批次合格率低于 80%;

(2)因包装质量原因造成 1 年索赔 2 次以上者;

(3)发生出口运输事故的;

(4)转让《出口危险货物包装容器质量许可证》的。

# 练 习 题

**一、单项选择题**

1. 某公司向日本出口一批纸箱包装的羽绒服(检验检疫类别为/N),报检时无须提供的单据是(　　)。

    A. 合同、发票、装箱单　　　　　　　　B. 无木质包装声明

    C. 出境货物运输包装性能检验结果单　　　D. 厂检结果单

2. 英译汉"wood furniture;heat treatment"正确的翻译为(　　)。

    A. 木家具;电热器　　　　　　　　　　B. 木家具;热处理

C. 木质篓;电热器　　　　　　　　　　D. 木质包装;热处理

3. 从法国进口货物(未使用木质包装),报检时应提供由(　　)出具的《无木质包装声明》。

　　A. 法国官方检疫部门　　　　　　　B. 出品商

　　C. 承运人　　　　　　　　　　　　D. 收货人

4. 自 2006 年 1 月 1 日起,进境木质包装必须具有(　　)标识才能放行。

A. CCC　　　　　　B. CCIB　　　　　　C. CIQ　　　　　　D. IPPC

5. 来自欧盟的货物,如果使用了非针叶树木质包装,则货物入境时货主或其代理人应向出入境检验检疫机构提供(　　)。

　　A. 使用非针叶树木质包装声明

　　B. 欧盟官方检疫部门出具的符合要求的植物检疫证书

　　C. 出口商对木质包装进行热处理的证明

　　D. 无木质包装声明

6. 生产出口危险运输包装容器的企业,必须向检验检疫机构申请实施运输包装容器的(　　)。

　　A. 使用鉴定　　　　B. 载损鉴定　　　　C. 适载检验　　　　D. 性能检验

## 二、多项选择题

1. 某公司从意大利进口一批牛皮鞋(非法定检验检疫),以下表述正确的有(　　)。

　　A. 该批货物不必向检验检疫机构申报

　　B. 该批货物不能使用木质包装

　　C. 如果该批货物出现质量问题,该公司可向检验检疫机构申请检验出证

　　D. 该批货物可以经疯牛病疫区国家或地区转口

2. 向(　　)出口货物带有木质包装的,需作检疫除害处理。

　　A. 美国　　　　　　B. 阿根廷　　　　　　C. 巴西　　　　　　D. 加拿大

3. 检验检疫机构对来自美国、日本、韩国和欧盟的货物木质包装实施检疫,这里所指的木质包装包括(　　)。

　　A. 木桶　　　　　　B. 木托盘　　　　　　C. 垫木　　　　　　D. 纤维板箱

4. 下列包装容器中,须经检验检疫机构检验检疫合格后,方可用于装运出口法定检验商品的有(　　)。

　　A. 木托盘　　　　　B. 纸板桶　　　　　　C. 集装袋　　　　　D. 木箱

5. 我国出口货物带木质包装的,(　　)要求提供我国检验检疫机构签发的《植物检疫证书》或《熏蒸/消毒证书》。

　　A. 巴西、加拿大　　　　　　　　　B. 葡萄牙、瑞典

　　C. 美国、日本　　　　　　　　　　D. 英国、法国

## 三、判断题

1. 进境木质包装必须具有 IPPC 标识才能放行。(　　)

2. 对输往特殊国家的木质包装,自 2000 年 1 月 1 日起,海关凭出入境检验检疫机构签发的《出境货物通关单》验放。(　　)

3. 根据《中华人民共和国进出境动植物检疫法》及其实施条例的规定,不论输往国家是否有特殊要求,出境货物的木质包装及动植物性铺垫材料均须依照规定实施检疫。(　　)

4. 输往欧盟的货物,使用松材线虫非疫区的针叶树木质包装的,应由检验检疫机构实施检疫并出具检疫证书。(　　)

5. 用于包装、铺垫、支撑、承载货物的木箱、木框、木楔、胶合板等都属于检验检疫中木质包装的范畴。(　　)

6. 生产出口危险货物的企业,应向检验检疫机构申请危险货物运输包装容器的性能检验。(　　)

### 四、综合实务题

湖南 A 外贸公司向塞拉利昂出口一批价值 3000 美元的釉面砖(检验检疫类别为空),该批货物由江西 B 陶瓷工厂生产,包装数量为 300 个纸箱,装于 30 个木箱中。这些木箱从四川 C 木质包装生产企业购买,并由 C 企业进行检疫除害处理。该批货物被装于 1 个 40 尺集装箱中,运到厦门口岸出口,并委托厦门 D 代理报检公司办理相关出口手续。

1. 以下表述正确的是(　　)。
A. 该批货物应在四川报检申请检验　　　　B. 该批货物应在湖南报检申请检验
C. 该批货物应在江西报检申请检验　　　　D. 货主可自由选择是否报检该批货物

2. C 企业对木箱进行除害处理合格后,应加施标识(　　)。
A. QS　　　　　　B. CIQ　　　　　　C. CCC　　　　　　D. IPPC

3. 报检该批货物应向检验检疫机构申请(　　)。
A、木质包装检疫　　B. 产品检验　　　　C. 价格核实　　　　D. 监督装载

4. 以下表述正确的是（　　）。
A. A 公司应向江西检验检疫机构申请报检单位备案登记
B. B 工厂应向江西检验检疫机构申请报检单位备案登记
C. C 企业应向四川检验检疫机构申请除害处理标识加施资格
D. D 公司应向厦门检验检疫机构申请代理报检单位注册登记

5. 报检该批货物时应申请出具(　　)。
A. 价值鉴定证书　　　　　　　　　　B. 适载检验证书
C. 装运前检验证书　　　　　　　　　D. 木质包装除害处理合格凭证

# 参 考 答 案

### 一、单项选择题
1. B　　2. B　　3. B　　4. D　　5. B　　6. D

### 二、多项选择题
1. ACD　　2. ACD　　3. ABC　　4. ABCD　　5. ABD

## 三、判断题

1. √    2. √    3. ×    4. √    5. ×    6. ×

## 四、综合实务题

1. C    2. D    3. BCD    4. BCD    5. C

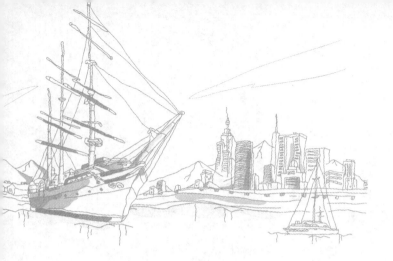

# 项目六
# 办理进出境集装箱、交通运输工具的检验检疫

## 项目介绍

通过本项目的学习,应使学生了解出入境集装箱、交通工具的检验检疫范围,熟练掌握出入境集装箱、交通工具的报检要求,能够熟练完成进出境集装箱、交通工具的报检工作。

## 项目导入

某公司从美国进口一批钢材,入境时小张向上海海关办理报检手续,上海海关的检验检疫人员在现场查验该批装载钢材的共10个集装箱的二级马口铁时,发现其中的一个集装箱的角落散落着少许黑色芝麻状颗粒。经检疫发现,该黑色颗粒包含十几个种类的植物种子,其中包括二类危险性有害生物菟丝子种子。检验检疫人员按有关规定对发现疫情的集装箱进行了检疫处理。根据我国出入境检验检疫有关法律法规规定,小张须完成以下任务:

任务一:办理入境集装箱的检验检疫;

钢材加工成零部件后,开始对外出口,于是向南京海关进行集装箱与货物报检。检验监管人员对载货的两个空集装箱进行检验检疫,核准后对该货物实施全过程集装箱监装,然后对装箱完毕的集装箱进行 CIQ 标识签封,拍照后发往巴西。小张须完成以下任务:

任务二:办理出境集装箱的检验检疫;

该批钢材委托了一家外运船舶代理公司运输。入境时,口岸边检站船检四队报检室人员接到外运船舶代理公司电话,称其代理的日本籍"太阳"号轮上有一名日本籍船员在航行途中突发高烧,希望边检站能派员赴锚地办理该船舶入境检验检疫手续。要完成此工作,外运公司小王须根据国家质量监督检验检疫总局有关规定完成以下任务:

任务三:办理入境交通运输工具的检验检疫;

零部件生产出口至巴西,运输该货物的船舶在离境前 4 小时向检验检疫机构申报,办理

出境检验检疫手续。但由于货物发错导致 24 小时内不能离境,于是小张须重新办理报检手续,并完成以下任务:

任务四:办理出境交通运输工具的检验检疫。

# 任务一　办理入境集装箱的检验检疫

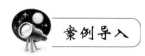

2018 年 5 月 11 日,某市海关工作人员在日常检验监管中发现,该市某公司从德国进口一台抛丸机,属目录外商品,分装于 8 个 40 尺和 1 个 20 尺共 9 个集装箱。进一步了解到该批货物虽在入境口岸进行箱体消毒,但未向该市海关进行集装箱卫生检疫报检,该市海关工作人员第一时间向企业通报进境集装箱重箱检验检疫有关要求,立即督促其补报,并利用周六休息时间及时对上述 9 个进境集装箱进行了彻底消毒和检疫查验,圆满完成了此次卫生检疫查验任务,有效防止了疫情通过集装箱的传入。

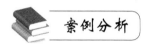

集装箱作为一种特殊的装载容器或运输设备,反复装运并往返世界各地,在集装箱运输中可能带有病媒生物、植物危险性病、虫、杂草以及其他有害生物,可能带有土壤、动植物残留物和被有毒有害物质污染的物质,疫情疫病通过集装箱传入的风险不断提高。因此,加强对进出境集装箱的检验检疫显得尤为重要。集装箱检疫和监管是检验检疫工作的重要内容,对装载非法检进境集装箱的检疫监管更应加大工作力度,在宣传检验检疫法律法规的同时,让外贸企业及时了解集装箱检验检疫有关要求,积极主动配合检验检疫部门做好检验检疫工作。为了从根本上杜绝监管真空,应加强口岸海关与海关等部门的信息沟通,及时掌握进境集装箱的流向和进口到货情况,对不主动申报的进口收用货企业加大处罚力度,避免逃漏检的发生。

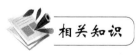

## 一、入境集装箱的检验检疫范围

(1) 所有入境集装箱应实施卫生检疫。

(2) 来自动植物疫区的,装载动植物、动植物产品和其他检验检疫物的,以及箱内带有植物性包装物或铺垫材料的集装箱,应实施动植物检疫。

（3）法律、行政法规、国际条约规定或者贸易合同约定的其他应当实施检验检疫的集装箱,按照有关规定、约定实施检验检疫。

## 二、入境集装箱的报检要求

（1）报检的时限、地点。在入境前、入境时、过境时向入境口岸海关报检,未经检验检疫机构许可不得提运或拆箱。

（2）所需的单据。入境集装箱在办理报检时,应提供提货单、到货通知单等单证以及有关货物描述的有关情况。

## 三、装载法定检验检疫商品的入境集装箱的检验检疫

（1）在入境口岸结关的集装箱和货物一次性向入境口岸海关申报。

（2）海关受理报检后,集装箱结合货物一并实施检验检疫,检验检疫合格的准予放行。

（3）需要实施卫生除害处理的,签发《检验检疫处理通知书》,完成处理后出具《熏蒸/消毒证书》。

（4）装运经国家批准进口的废物原料的集装箱,应当由入境口岸海关实施检验检疫,经检验检疫符合国家环保标准的,签发检验检疫情况通知单;不符合环保标准的,出具环保安全证书,并移交当地海关、环保部门处理。

## 五、装载非法定检验检疫商品的入境集装箱的检验检疫

（1）在入境口岸结关的集装箱,报检人填写《出/入境集装箱报检单》向入境口岸海关报检。

（2）海关受理报检后,根据集装箱可能携带的有害生物和病媒生物种类以及其他有毒有害物质情况实施检验检疫。

（3）海关受理报检并实施检验检疫后:

① 对不需要实施卫生除害处理的,出具《集装箱检验检疫结果单》;

② 对需要实施卫生除害处理的,签发《检验检疫处理通知书》,完成处理后应报检人要求出具《熏蒸/消毒证书》。

## 六、入境转关分流的集装箱

指运地结关的集装箱,入境口岸受理报检后,需检查外表,必要时进行卫生处理,办理调离和签封,到指运地进行检验检疫。

# 任务二 办理出境集装箱的检验检疫

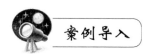

2018 年 5 月,杭州食品公司报检员小王向杭州海关提交了一份《集装箱检验检疫结果单》,以领取该批货物的通关单。该局工作人员发现《集装箱检验检疫结果单》上"拟装/装载货物"栏中的"脱水山药,脱水叉烧肉"字样有变造的嫌疑,遂立案调查。经调查发现,小王在 3 月从杭州海关领取了两份《集装箱检验检疫结果单》,由于疏于保管,小王在准备领取脱水叉烧肉这批货物的通关单时,却找不到与此对应的《集装箱检验检疫结果单》,便在脱水山药对应的集装箱检验检疫结果单的"拟装/装载货物"一栏中打印的脱水山药后面自行打印上"脱水叉烧肉"的字样,企图蒙混过关,结果被发现变造《集装箱检验检疫结果单》。杭州海关应依据哪个法律进行如何处理?

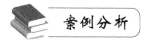

检验检疫证单是检验检疫机构根据我国法律法规的规定行使出入境检验检疫行政职能时,依法出具的具有法律效力的行政执法文书。我国法律明确规定禁止伪造、变造、买卖、盗窃检验检疫证书。对于伪造、变造、买卖、盗窃商检证单尚不构成犯罪的行为,依据《商检法》第三十六条、《商检法实施条例》第四十九条的规定,对刘某没收违法所得,并处商品货值金额等值以下罚款。

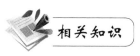

## 一、出境集装箱的检验检疫范围

(1) 所有出境集装箱应实施卫生检疫。

(2) 装载动植物、动植物产品和其他检验检疫物的集装箱应实施动植物检疫。

(3) 装运出口易腐烂变质食品、冷冻品的集装箱应实施适载检验。

(4) 输入国要求实施检验检疫的集装箱,按要求实施检验检疫。

(5) 法律、行政法规、国际条约规定或贸易合同约定的其他应当检验检疫的集装箱按有关规定约定实施检验检疫。

## 二、出境集装箱的报检要求

### (一)出境集装箱报检的时限及地点

(1)集装箱出境前或出境时,向所在地海关报检,未经检验检疫机构许可不准装运。

(2)在出境口岸装载拼装货物的集装箱,必须向出境口岸海关报检。未经检验检疫机构许可不准装运。

### (二)所需的单据

出境集装箱报检时,如集装箱与货物不能一起报检的,报检人应填写《出/入境集装箱报检单》向检验检疫机构报检,并提供相关的资料和单据。

## 三、出境集装箱的检验检疫实施

(1)海关受理报检并实施检验检疫后:

① 对不需要实施卫生除害处理的,出具《集装箱检验检疫结果单》;

② 对需要实施卫生除害处理的,签发《检验处理通知书》,完成处理后应报检人要求出具《熏蒸/消毒证书》。

(2)出境口岸检验检疫机构凭启运口岸检验检疫机构出具的《集装箱检验检疫结果单》或《熏蒸/消毒证书》放行。

(3)集装箱检验检疫有效期为 21 天,超过有效期限的出境集装箱需要重新检验检疫。

## 四、出境新造集装箱的检验检疫

(1)对不使用木地板的新造集装箱,作为商品空箱出口时不实施检验检疫。

(2)对使用木地板的新造集装箱,作为商品空箱出口时,报检的规定如下:

① 使用进口木材,且进口时附有用澳大利亚检验机构认可标准作永久性免疫处理的证书,并经检验检疫机构检验合格,出口时可凭检验检疫合格证书放行,不实施检验检疫。

② 使用国产木材,且附有用澳大利亚检验机构认可的标准作永久性免疫处理的证书,出口时凭该处理证明放行,不实施检验检疫。

③ 使用进口木材地板,没有我国进口检验检疫合格证书的,或使用国产木材,没有用澳大利亚检验机构认可的标准作永久性免疫处理的,实施出境动植物检疫。

## 五、出入境集装箱的卫生除害处理

### (一)卫生除害处理的原则和方法

**1. 卫生除害处理的原则**

为了保证卫生除害处理的顺利进行,必须遵循一些基本原则。一是卫生除害处理必须符合检疫法律法规的有关规定,有充分的法律依据;二是在必须采取处理措施时,应设法使处理所造成的损失降低到最小;三是处理方法必须完全有效,能彻底除虫灭病,完全杜绝传染病和有害生物的传播和扩散;四是处理方法应当安全可靠、不造成中毒事故、残留低、对环境污染小;五是处理方法还应不降低动植物、植物繁殖材料和种用动物的存活和繁殖能力,不降低动植物产品或相关产品的品质、风味、营养价值,不污损其外观。此外,凡涉及环境保护、食品卫生、农药管理、港口监督以及其他行政管理部门的措施,应征得有关部门同意并符合有关管理办法、规定和标准。因此,在采取卫生除害处理措施时应当充分考虑:首先保证传染病和有害生物不传入、传出国境,同时考虑减少经济损失,有利于发展对外经济贸易关系;第二,对能进行卫生除害处理的,尽量进行卫生除害处理;第三,对不能进行除害处理或者除害无效的,坚决做扑杀、退回或销毁等处理。

**2. 卫生除害的处理方法**

卫生除害方法是指根据不同的对象,选择合适的杀灭病原体或有害生物的方法。广义的卫生除害处理除熏蒸处理、喷洒处理、热处理、冷处理、电磁波处理等外还包括扑杀、销毁、退回和隔离检疫。狭义的卫生除害方法主要是指熏蒸处理、喷洒处理、热处理、冷处理、电磁波处理等五大类。

(1)熏蒸处理:利用药物汽化或释放出的有毒气体杀灭有害生物的处理方法。进出境集装箱熏蒸除害处理是集装箱卫生除害处理中最常用的方法。

(2)喷洒处理:利用有毒气体或液体杀死、清除有害生物或降低有害生物数量的处理方法,如现场喷雾杀虫、灭菌。它在卫生除害处理中被广泛应用。

(3)热处理:利用高温来杀灭或清除有害生物的处理方法,如进出境木质包装的处理。

(4)冷处理:采用低温来杀灭或清除有害生物的处理方法,如进出境水果的处理。

(5)电磁波处理。

① 微波加热处理:应用电磁场加热产生热能来杀灭或清除有害生物的处理方法,如微波炉加热。

② 钴 60-r 射线辐射:利用电离辐射来杀灭或清除有害生物的处理方法。

(二)集装箱卫生除害处理的操作方法

集装箱卫生除害处理以熏蒸和喷洒为主,是我们介绍的重点,这两种处理方法通常与货物处理密切相关,所以,我们将结合货物处理一起介绍。

**1. 熏蒸处理操作方法**

(1)熏蒸场地及集装箱的要求

① 场地平整,四周上风向 50 m,下风向 100 m 内无人作业和办公。

② 集装箱箱体要结实,箱壁不得有孔及开口,地板、顶篷上下不能有裂缝,门关上时胶片必须紧密。

③ 货物占箱体体积的 60%~80%,货物与顶篷的距离 0.6 m 以上。

④ 集装箱平放地面,箱体与箱体间隔 0.5 m,熏蒸期间不得移动。

(2)熏蒸前的准备工作

① 拟定熏蒸方案:了解货物种类、数量、包装等;了解天气情况,查阅熏蒸技术要求,根据上述情况和技术要求拟定熏蒸方案(熏蒸因货物不同、有害生物种类不同等原因,要选择

不同的熏蒸剂、浓度、密闭时间),报当地检验检疫机关。如果熏蒸场所或货物种类不适宜熏蒸,应拒绝熏蒸。

② 检查药剂和器材:根据拟定的熏蒸方案准备药剂和器材,确认所需药剂和器材已经备齐,有关仪器设备运转正常,防毒面具的滤毒罐种类正确、有效。

③ 温度的测定:用经过校正的测温仪测定箱体内的温度,如果气温低于货物内部温度5℃以内或高于货物内部温度,以货物内部温度作为熏蒸温度,如果气温低于货物内部温度5℃以上则以货物内部温度和气温的平均值为准。温度确定后,修正拟定的熏蒸方案,最终确定剂量和熏蒸密闭时间。

④ 密封集装箱:如果用磷化铝进行熏蒸,应先将所需药剂平均分装于盛药盘或盛药袋中(每个盘或袋中装药不超过26片),将盛药盘或盛药袋均匀地放置于货物表面或粘挂于集装箱内前后壁上,完成上述过程后,开始密封集装箱。

集装箱密封时,首先用粘胶带封糊通气孔,然后关闭集装箱门,检查箱门的密封条是否完好、压封是否严实,如不严实,应用粘胶带密封。

⑤ 从箱门中缝上方插入集装箱投药专用插针,检查插针处的密封情况,如密封不好,要用粘胶带封堵。将投药管同钢瓶嘴进行紧密连接。

⑥ 在集装箱前后等明显处张贴熏蒸警戒标识。

⑦ 投药前的最后检查:

a. 检查熏蒸气体浓度检测仪工作是否正常;

b. 检查集装箱是否密封完好;

c. 检查熏蒸警戒标识是否张贴;

d. 检查防毒面具是否准备妥当;

e. 测定气温是否低于15℃,低于15℃时应使用气化器投药,若使用水加热时水温不得低于65℃;

f. 检查钢瓶瓶嘴同投药管连接是否牢固紧密,钢瓶是否放在衡器上;

g. 检查无关人员是否离开熏蒸现场。

(3) 熏蒸操作

① 投药:如果用磅秤,应将钢瓶称重后,减去所需投入的药剂数量,然后在磅秤上重新定好位,通过流量计的可直接计算投药量。投药人员戴好面具和防护手套,将钢瓶阀门慢慢打开,过几秒后重新关上,用熏蒸气体检测仪检查所有接头处,看是否有泄漏。无泄漏就可以开始投药,控制药剂流速在每分钟1~2 kg左右;投药完毕,及时关闭钢瓶阀门,准确记录投药结束时间,即为熏蒸开始时间。具体投药浓度、投药量分别按不同熏蒸对象计算。

② 用熏蒸气体浓度检测仪检查渗漏情况,及时封堵。

(4) 浓度检测:用熏蒸气体浓度检测仪按下列时间进行检测

30 min.:此时的浓度检测结果能够说明集装箱的气密性、渗漏、吸附情况、药量计算不正确和投药方法不当。此时箱内浓度应在投药剂量的78%以上(在非气化投药及没有风扇帮助药剂气体混匀的情况下,不能达到如此高的初始浓度)。

2Hrs.的浓度检测:检测结果进一步说明是否有严重的渗漏;货物是否强烈吸附熏蒸剂

气体。此时箱内平均浓度应不低于投药剂量的 65%。如果浓度检测值比投药剂量的 65% 小很多,则说明泄漏或吸附严重,应考虑采取补救措施(在非气化投药及没有风扇帮助药剂气体混匀的情况下,不能达到如此高的初始浓度)。

熏蒸结束前的浓度检测:24~48 Hrs. 的浓度值应为投药剂量的 30%~50% 左右。补充投药量计算公式:补充投药量=低于所要求的最低浓度数(g/m³)×1.6(木包装 2.0)×集装箱容积(m³)÷1000。

磷化铝熏蒸,如果散气前的浓度检测值与规定的最低浓度值相差不大,可以延长熏蒸时间 24 小时加以补救,如果明显低于规定的最低浓度值,应重新熏蒸。

(5) 通风

检测并记录散气前的浓度检测结果。通风散气时,熏蒸人员要戴好防毒面具,将集装箱打开,应有专人值守,保证集装箱门外 20 m 范围内无人员停留,待 12~24 Hrs. 以后,货物方可搬动。

通风散气结束,撤除熏蒸警戒标识,按规定妥善处理磷化铝残渣和其他废弃物。填写熏蒸结果报告单,报当地检验检疫机关。

(6) 注意事项

① 防止现场操作和其他人员中毒,做好自身防护;

② 现场符合熏蒸条件,防火防爆;

③ 掌握熏蒸剂性质和施药方法,避免对货物造成损害;

④ 掌握施药浓度和熏蒸时间。随运熏蒸时应保证货物在运输过程中达到连续密闭时间。

**2. 喷洒处理操作方法**

(1) 喷洒场所:

场地平整,四周 30 m 内无人作业和办公,集装箱应单层平放于地面。

(2) 喷洒药剂前的准备:

① 拟定喷洒方案:了解货物种类、有害生物的种类、生态习性、数量、分布,选择合适的杀虫剂。根据上述情况和有关技术要求拟定喷洒方案,报当地检验检疫机关。

② 检查药剂和器材:根据拟定的喷洒方案准备药剂和器材,确认所需药剂和器材已经备齐,有关仪器设备运转正常,防毒面具的滤毒罐种类正确、有效。

③ 根据不同的喷洒方法,配制不同浓度的药剂。

④ 在集装箱前后等明显处张贴熏蒸警戒标识。

⑤ 要求无关人员离开喷洒现场。

(3) 施药程序:

① 打开箱门或顶端棚布。

② 使用下列任何一种方法:

a. 背负式机动或手提式电动超低容量喷雾器喷雾;

b. 使用手提式热烟雾机热雾处理;

c. 使用手动压缩式喷雾器直接喷洒。

③ 关闭箱门或顶端棚布。

④ 在集装箱门外壁明显处粘贴《卫生除害处理须知》,内容包括药剂名称、实施时间、开箱时间、实施单位等,防止人员中毒。

（4）开箱散毒：

① 开箱后如果未能杀死有害生物,应重新喷洒并密闭。

② 不同的喷洒方法,密闭时间不同。散毒后一般 2 Hrs. 后货物方可搬动。

（5）注意事项。

① 做好自身防护；

② 防火防爆；

③ 避免对货物造成损害；

④ 保证封闭时间和封闭效果。

## （三）输往美国、澳大利亚等国货物木质包装熏蒸情况简介

美国、澳大利亚等国对熏蒸要求严格,如果因熏蒸工作发生质量问题,后果不堪设想。我们在熏蒸工作中引用美国的标准较多,这里主要介绍输美木质包装的熏蒸标准:输美货物木质包装可用溴甲烷、硫酰氟、磷化氢消毒,但集装箱熏蒸必须散毒,保证内部浓度不能大于 5 ppm。

澳大利亚对输入的动植物及产品或集装箱具有衬垫木的都要经过处理后方可入境。若对已提供熏蒸证书的货物中发现有活害虫或其他检疫问题,证书无效,且以后将不再接受出证国家或地区的证书。

# 任务三　办理入境交通运输工具的检验检疫

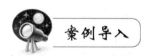

近日,越南籍船舶"韩龙 12 号"从越南沙奇港装运 400 吨木薯淀粉抵达八所港锚地。八所检验检疫执法人员登轮对该轮实施入境卫生检疫时发现,该轮未悬挂检疫信号,违反了我国《国境卫生检疫法实施细则》的有关规定。按规定,受入境检疫的船舶必须按照有关规定悬挂检疫信号等候查验,在检验检疫机关发给入境检疫证前,不得降下检疫信号。海关依照有关法律规定应对该轮如何进行处罚?

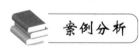

海关依照有关法律规定,对该轮做出罚款人民币 500 元的处罚决定,并对该轮船长进行了法制教育。为此,检验检疫部门提醒入境受检疫的船舶,在进入中国口岸时,必须遵守中国法律和国际卫生条例的有关规定,以免造成不必要的损失。

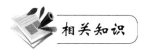相关知识

### 一、入境船舶的检验检疫

#### （一）入境船舶的检验检疫范围

**1. 所有入境的国际航行船舶**

国际航行船舶是指进出中华人民共和国国境口岸的外国籍船舶和航行于国际航线的中华人民共和国国际船舶。所有入境的船舶都必须实施卫生检疫。

**2. 来自动植物疫区的国际航行船舶**

动植物疫区是指动物疫情发生或流行的区域。来自动植物疫区的船舶在入境时，无论是否装载动植物、动植物产品和其他检疫物，都必须在口岸进行动植物检疫。

#### （二）入境船舶的报检要求

**1. 报检的时间**

船方或其代理人应当在船舶预计抵达口岸24小时前向入境口岸海关申报，如不足24小时，应在驶离上一口岸时，填报入境检疫申请表，向入境口岸海关申报。

**2. 检疫地点**

当船舶准备入境时，必须在最先到达的国境口岸的检疫锚地或者经海关同意的指定地点实施。

**3. 报检所需的单证**

在对入境船舶进行报检时，持有效《交通工具卫生证书》的国际航行船舶应在抵港前24小时，通过船舶公司或船舶代理向港口或锚地所在地海关以电报形式报告，还应提交航海健康申报书、总申报单、货物申报单等有关资料。

#### （三）入境船舶的检验检疫实施

（1）入境的船舶在航行中发现检疫传染病（鼠疫、霍乱、黄热病）、疑似检疫传染病，或者有人非因意外伤害而死亡且死因不明的，船方必须立即向入境口岸海关报告。

（2）入境检疫的船舶，按规定悬挂检疫信号，在发给入境检疫证之前，不得降下检疫信号。

白天：悬挂"Q"字旗，表示没有染疫，请发给入境检疫证；悬挂"QQ"字旗，表示本船有染疫或有染疫嫌疑，请即刻实施检疫。

夜间：悬挂红灯三盏，表示没有染疫，请发给入境检疫证；悬挂"红红白红"四盏灯，表示本船有染疫或有染疫嫌疑，请即刻实施检疫。

（3）海关对申报内容进行审核，并通知船方或其代理人通过以下检疫方式进行检疫。

① 实施锚地检疫；

② 实施电讯检疫；

③实施靠泊检疫；

④ 实施随船检疫。

## 二、入境航空器的检验检疫

### （一）入境航空器的报检范围

航空器入境时，按来自疫区与非疫区分别受理申报：

（1）来自非疫区的飞机可通过地面航空站与海关通过电讯进行检疫申报；

（2）来自疫区的飞机，在飞行中发现检疫传染病、疑似检疫传染病，或者有人非因意外伤害而死亡并死因不明时，机长应当立即通知到达机场的航空站向海关申报，并在最先到达的国境口岸的指定地点接受检疫。

### （二）入境航空器的报检要求

航空器入境时，向海关提交总申报单、旅客名单及货物仓单，包括入境航空器的国籍、型号、号码、识别标识、预订到达时间、出发站、经停站、机组及旅客人数。来自黄热病疫区的，还要出示有效的灭蚊证书。

### （三）入境航空器检验检疫的实施

航空器到达以后，检疫人员首先登机，机长或者其授权代理人必须如实回答检疫人员有关旅客健康状况及机上卫生状况的询问。然后检疫人员根据来自不同地区的飞机和机上旅客的健康状况采取不同的处理措施。

## 三、入境列车及其他车辆的检验检疫

### （一）入境列车及其他车辆的检验检疫范围

（1）来自动植物疫区与装载动植物、动植物产品及其他检疫物的列车，主要是指凭借电力启动的国际列车，包括客车和货车；

（2）来自动植物疫区与装载动植物、动植物产品及其他检疫物的其他车辆，主要是指从边境口岸入境的汽车摩托车、手推车、自行车、牲畜车等。

### （二）入境列车及其他车辆的报检要求

来自动植物疫区的入境列车在到达前，列车长、承运人、货主或者其他代理人等有关人员应向海关提前预报列车到达站、到达时间、车次、旅客人数、货物配载情况、车上有无疾病发生等现象，装载动植物、动植物产品及其他检疫物的，货主或其代理人还应按规定向口岸海关办理货物的报检手续。其他车辆在入境前，必须提前通报预计到达时间、旅客人数等。客车到达时，由检疫人员对客车、旅客及其携带的行李物进行检查，司乘人员需填写《入境检疫声明卡》，并出示《国际旅行健康检查证明书》或《国际预防接种证书》。如为货车，应按口岸的规定提前向海关申报货物种类、数量和重量等情况。入境时，根据申报实施卫生检疫查验或必要的卫生处理，检疫完毕后，签发《运输工具检疫证书》。

（三）入境列车及其他车辆检验检疫的实施

（1）客运列车到达车站后，检疫人员首先登车，听取列车长等负责人口头申报车上的人员健康和鼠、蚊、蝇等卫生情况，并进行检查。如为货运列车，重点检查货运车厢卫生、货物卫生、传播传染病的病媒昆虫等情况。

（2）装载入境动物的运输工具无论是否来自动植物疫区，均需实施动植物检疫。

（3）装载动物的运输工具抵达口岸时，未经口岸检验检疫机构防疫消毒和许可，任何人不得上下运输工具。

（4）动物和其他货物同时运输工具运抵口岸时，未经口岸检验检疫机构防疫消毒和许可，任何人不得接触和移动动物。

（5）口岸检验检疫机构采取现场预防措施，对上下运输工具的人员、接近动物的人员、装载动物的运输工具以及被污染的场地，由口岸检验检疫机构作防疫消毒处理。

（6）装载非应检物的列车入境时，由口岸出入境检验检疫机构对车体做防疫消毒处理。口岸出入境检验检疫机构对回空车辆实施整车防疫消毒。

# 任务四　办理出境交通运输工具的检验检疫

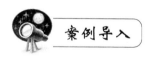

一架从法国装载宠物狗的飞机，需要在厦门高崎国际机场停留后飞往美国。请问：飞机在停靠厦门高崎国际机场期间，作为装载动物过境的飞机的检疫需要注意些什么？

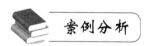

（1）因情况特殊，需在中国境内停留的飞机，承运人或代理人事先向口岸海关报检；

（2）检疫人员在飞机停靠前，到达飞机停靠的机位，飞机停靠后，对舷梯作防疫消毒处理。任何人未经许可不得上下飞机；

（3）飞机在停靠期间，检疫人员对上下飞机人员、可能污染的场地作防疫消毒处理；

（4）监督上下飞机人员，不得携带动植物、动植物产品和其他检疫物离机。

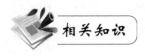相关知识

### 一、出境船舶的检验检疫

**（一）出境船舶的检验检疫范围**

对所有出境国际航行船舶在离境口岸实施卫生检疫，办理出境检验检疫手续。

**（二）出境船舶的报检要求**

**1. 报检的时间和地点**

（1）船舶必须是在最后离开的出境港口接受检疫。

（2）船方或其代理人应当在船舶离境前4小时内向出境口岸海关办理出境检疫手续，提供所需的资料。

**2. 报检所需的单证**

办理出境检验检疫手续时，船方或其代理人应当向海关提交航海健康申报书、总申报单、货物申报单等有关资料，如装运出口易腐烂变质食品、冷冻品的船舱，应提交运输工具检疫证书。

**（三）出境船舶的检验检疫实施**

**1. 实施适载检验**

对装运出口易腐烂变质食品、冷冻品的船舱，必须在装货前申请适载检验，取得检验证书。未经检验合格的，不准装运。

**2. 实施除害处理**

装载植物、动植物产品和其他检疫物出境的船舶，应当符合国家有关动植物防疫和检疫的规定，取得《运输工具检疫证书》。对实施除害处理的，作除害处理并取得《运输工具检疫处理证书》后，方可装运。

**3. 签发《交通工具出境卫生检疫证书》**

经审核船方提交的出境检验检疫资料或者经登轮检验检疫，符合有关规定的，检验检疫机构签发《交通工具出境卫生检疫证书》，并在船舶出口岸手续联系单上签注。

### 二、出境航空器的检验检疫

**（一）出境航空器的检验检疫范围**

所有出境航空器都必须实施卫生检疫。

**（二）出境航空器的报检要求**

实施卫生检疫机场的航空站，应在出境飞机起飞前向海关提交飞机总申报单、货物仓

单、其他有关检疫证件和飞机的国籍、机型、号码、识别标识、预订起飞时间、经停站、目的站、旅客及机组人数、总申报单、货物仓单和其他有关检疫证件。

### （三）出境航空器检验检疫的实施

在旅客登机前,检疫人员登机,对出境航空器实施卫生检查。如经检疫查验判定为非染疫航空器,签发《交通工具出境卫生检疫证书》,准许出境。如经检验检疫机构确认机上卫生状况符合我国《国境卫生检疫法》的要求,确认机上无确诊或疑似检疫传染病病人,确认机上的中国籍员工均持有检验检疫机构签发的有效健康证书,可签发《交通工具出境卫生检疫证书》并予以放行。

## 三、出境列车及其他车辆的检验检疫

### （一）出境列车及其他车辆的检验检疫范围

所有出境列车及其他车辆必须实施卫生检疫。

### （二）出境列车及其他车辆的报检要求

列车出境前应按口岸的规定提前向海关申报货物种类、数量、重量和到达地等情况。出境时,检验检疫机构根据申报实施卫生检疫,合格后签发《运输工具检疫证书》;对装载出境动植物、动植物产品和其他检疫物的列车进行消毒处理合格后,签发《运输工具检疫处理证书》。

有关部门在汽车出境前,必须按口岸的规定提前向海关申报货物种类、数量、重量和到达地等情况。对装载出境动植物、动植物产品和其他检疫物的运输工具进行消毒处理,合格后,签发《运输工具检疫处理证书》。

### （三）出境列车及其他车辆检验检疫的实施

（1）装载出境动物的运输工具,须在口岸检验检疫机构监督下进行消毒处理合格后,由口岸检验检疫机构签发《运输工具检疫处理证书》,准予装运。

（2）装载出境动植物、动植物产品和其他检疫物的运输工具,经口岸检验检疫机构查验合格后方可装运。

（3）如发现有危险性病虫害或一般生活害虫超过规定标准的,须经除害处理后,由口岸检验检疫机构签发《运输工具检疫处理证书》,准予装运。《运输工具检疫处理证书》只限本次出境有效。

## 四、装载过境动植物和动植物产品的运输工具的检验检疫

（1）装载过境动物的运输工具到达口岸时:
① 口岸检验检疫机构对运输工具和装载容器外表进行消毒。
② 对动物进行检疫,检疫合格的准予过境,检疫不合格的不准过境。
③ 过境动物的饲料受病虫害污染的,作除害、不准过境或销毁处理。

④ 过境动物的尸体、排泄物、铺垫材料以及其他废弃物,不得擅自抛弃。

(2) 装载过境植物、动植物产品和其他检疫物的运输工具和包装容器必须完好,不得有货物撒漏。

① 过境时,口岸检验检疫机构检查运输工具和包装容器外表,符合国家检疫要求的准予过境。

② 发现运输工具和包装不严密,有可能使过境货物在途中撒漏的,承运人或押运人应按检疫要求采取密封措施。无法采取密封措施的,不准过境。

③ 检疫发现有危险性病虫的,必须进行除害处理,除害处理合格的准予过境。

④ 动植物、动植物产品和其他检疫物过境期间,未经检验检疫机构批准不得开拆包装或者卸离运输工具。

(3) 出境口岸对过境货物及运输工具不再检疫。

# 练 习 题

**一、单项选择题**

1. 某公司出口一批速冻蔬菜(检验检疫类别是 P. R/Q. S),对装载该批货物的集装箱不须实施( )。

A. 卫生检疫　　　　B. 动植物检疫　　　　C. 适载检验　　　　D. 熏蒸处理

2. 对装运出口( )的船舱和集装箱,其承运人或装箱单位必须在装货前申请适载检验。

A. 易燃烧爆炸物品　B. 易破碎损坏物品　C. 易腐烂变质食品　D. 易受潮物品

3. 装载大米的出境集装箱,应实施( )。

A. 卫生检疫　　　　B. 动植物检疫　　　　C. 适载检验　　　　D. 监督装载

4. 出境集装箱的报检,经检验检疫合格的领取( )。

A. 集装箱检验检疫结果单　　　　　　B. 出境集装箱报检单

C. 集装箱检验检疫合格单　　　　　　D. 集装箱检验检疫通知单

5. 夜间入境船舶悬挂红灯三盏,其意为( )。

A. 船舶航行中发现有传染病　　　　　B. 本船没有染疫

C. 船舶航行中发现有染病嫌疑　　　　D. A 与 B

**二、多项选择题**

1. 根据《中华人民共和国国境卫生检疫法》及其实施细则的有关规定,以下所列情况的入境集装箱、货物等物品,须经检验检疫机构消毒、除鼠、除虫或其他卫生处理,方准入境的有( )。

A. 来自传染病疫区的

B. 被传染病污染的

C. 发现与人类健康有关的啮齿动物或病媒昆虫的

D. 可能传播检疫传染病的

2. 以下所列出口货物,其装运集装箱无须实施适载检验的有(     )。

A. 冷冻食品　　　　B. 精密仪器　　　　C. 家用电器　　　　D. 陶瓷制品

3. 以下所列入境集装箱,需实施动植物检疫的有(     )。

A. 来自动植物疫区的集装箱　　　　　B. 装载动物或动物产品的集装箱

C. 装载植物或植物产品的集装箱　　　D. 带有植物性包装铺垫材料的集装箱

4. 以下所列,须经检验检疫机构卫生检查或检疫方准入境或出境的有(     )。

A. 人员　　　　　　　　　　　　　　B. 交通工具

C. 集装箱　　　　　　　　　　　　　D. 可能传播检疫传染病的货物

5. 用于运输工具检验检疫的证书有(     )。

A.《船舶入境卫生检疫证》/《船舶入境检疫证》

B.《集装箱检验检疫结果单》

C.《进口机动车辆检验证明》

D.《交通工具卫生证书》/《交通工具出境卫生检疫证书》

### 三、判断题

1. 进境集装箱的报检人应在办理报关手续后,向进境口岸检验检疫机构报检;出境集装箱的报检人应在装货前向检验检疫机构报检。(     )

2. 入境集装箱必须向入境口岸检验检疫机构报检,未经许可不得提运或拆箱。(     )

3. 所有出入境集装箱必须实施卫生检疫。(     )

4. 装运出口易腐烂变质食品的集装箱,须申请性能检验和使用鉴定。(     )

5. 装运出口易腐烂变质食品、冷冻品的集装箱,承运人或者装箱单位必须在装货前申请检验,未经检验合格的,不准装运。(     )

### 四、综合实务题

(一) 日前,深圳蛇口边检站接到外运船舶代理公司电话,称其代理的新加坡籍 SUPER STAR 号轮船上发现一名船员在航行至深圳的途中突发高烧,希望边检站能派人员赴八一电厂锚地办理该船舶入境锚地检疫手续。请思考以下问题:

1. 出入境船舶报检的具体要求有哪些?

2. 什么情况下,船舶必须实行锚地检疫?

(二) 2012 年 3 月,安徽某进出口公司向加拿大出口一批食品,货物拟装入两个二十尺的集装箱,货物报关地在合肥。装货前,安徽某进出口公司委托货运代理联系集装箱承运人对装货用的两个集装箱进行出口申报。检验检疫人员按规定对装货的两个空箱进行了检验检疫,并实施了卫生除害处理,签发了相关证书,准予装货。请思考以下问题:

1. 出境集装箱报检范围有哪些?

2. 出境集装箱检验检疫有哪些具体规定?

# 参 考 答 案

**一、单项选择题**

1. D    2. C    3. A    4. A    5. B

**二、多项选择题**

1. ABCD    2. BCD    3. ABCD    4. ABCD    5. ACD

**三、判断题**

1. ×    2. √    3. √    4. ×    5. √

**四、综合实务题**

（一）参见任务三。

（二）参见任务二。

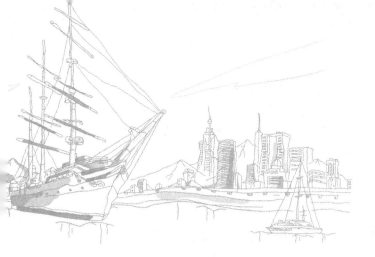

# 项目七
# 办理出入境快件、邮寄物的检验检疫

## 项目介绍

　　通过本项目的学习,应使学生了解出入境快件、邮寄物的检验检疫范围,出入境快件、邮寄物的分类管理,掌握出入境快件、邮寄物的报检要求,能够从事出入境快件、邮寄物的报检工作。

## 项目导入

　　近日,广州海关邮件办从入境快件中截获4批来自疯牛病疫区国美国的化妆品,共67件,120.6千克。上述化妆品属于同一寄件人和收件人小张的物品,因不能提供美国相关机构出具的不含牛羊动物源性原料的证明,该办按规定对4批化妆品均作退运处理。几个月后,小张所在的花卉公司托运一批快件至日本大阪,在快件中有10000余枝杜鹃种苗。由于该发货人没有办理报检手续,也无法提供有关的检验检疫证明。对此,广州海关邮件办工作人员依据有关法律法规将涉案种苗全部没收。根据我国出入境检验检疫有关法律法规规定,快件出入境时须完成以下任务:

　　任务一:办理出入境快件的检验检疫;

　　春节期间,出入境探亲访友的旅客数量激增,境内外亲友间互相寄送礼品,携带年货特产进出国境的数量也大幅增长。

　　对于肉类及其制品、水生动物产品、动物源性奶及其制品、燕窝(罐头装除外)、新鲜水果和蔬菜、植物种苗等动植物及动植物产品,我国的检疫法律法规明令禁止携带、邮寄入境。同时,美国、加拿大、日本、韩国、澳大利亚、新西兰、欧洲等我国旅客的主要目的地国家和地区,也普遍禁止携带和邮寄上述产品入境。对于违规携带的产品不仅予以没收销毁,携带数量大、情节严重的旅客,甚至面临刑事指控或被拘役的风险。

春节期间出入境的旅客,应特别注意我国及所去目的地国家和地区的检疫规定,不要购买、携带、邮寄违禁动植物及其产品入境,避免遭受不必要的损失。可见在人员、人员携带物、邮寄物等方面我国出入境检验检疫有明确的法律法规,应避免违规违法。根据我国出入境检验检疫有关法律法规规定,邮寄物出入境时须完成以下任务:

任务二:办理出入境邮寄物的检验检疫。

# 任务一　办理出入境快件的检验检疫

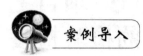

近日,宁波市海关邮件办工作人员从入境快件中发现美国美赞臣公司生产的含有金属颗粒的婴幼儿奶粉,共计 10 瓶,婴幼儿如果误服该产品,将金属颗粒吸入咽喉或者肺部,容易导致呼吸系统和咽喉严重受损,出现咳嗽、咽食困难,甚至呼吸困难等病症,对该入境快件应如何处理?

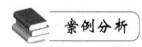

宁波市海关依据我国《食品卫生法》及其实施条例、《进出口商品检验法》及其实施条例、《出入境快件检验检疫管理办法》等有关法律法规的规定,将涉案产品全部销毁。

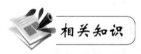

根据《商检法》及其实施条例、《动植物检疫法》及其实施条例、《卫生检疫法》及其实施细则、《食品安全法》及其实施条例、《出入境快件检验检疫管理办法》、《进出境邮寄物管理办法》等有关法律、法规和部门规章的规定,海关依法对出入境快件和邮寄物实施检验检疫。

出入境快件,是指依法经营出入境快件的企业(简称快件运营人)在特定时间内以快速的商业运输方式承运的出入境货物和物品。

## 一、出入境快件的检验检疫范围

(1) 根据《中华人民共和国进出境动植物检疫法》及其实施条例和《中华人民共和国国境卫生检疫法》及其实施细则,以及有关国际条约、双边协议规定应当实施动植物检疫和卫生检疫的;

(2) 列入《实施检验检疫的进出境商品目录》内的;

(3) 属于实施进口安全质量许可制度、出口质量许可制度以及卫生注册登记制度管理的;

（4）其他有关法律法规规定应当实施检验检疫的。

## 二、出入境快件运营企业的设立

快件运营人应申请办理备案登记，并提交下列资料：
（1）备案登记申请书；
（2）企业法人营业执照；
（3）海关核发的《出入境快件运营人登记备案证书》；
（4）海关要求提供的其他资料。

海关对快件运营人所提交的有关资料进行审核，符合要求的予以签发《出入境快件运营人检验检疫备案登记证书》，快件运营人取得《出入境快件运营人检验检疫备案登记证书》后，方可按照有关规定办理出入境快件的报检手续。快件运营人如需变更备案登记的内容，应申请办理变更手续。

## 三、出入境快件的报检要求

### 1. 报检的时间与地点

快件运营人必须经备案登记后，方可按照有关规定办理出入境快件的报检手续。

快件入境时，应由具备报检资格的快件运营人向海关办理报检手续。

入境快件的申报及卫生处理应当在入境快件到达海关监管区前完成。快件运营人可以通过电子数据交换（EDI）的方式申请办理报检，海关对符合条件的予以受理。

快件出境时，应由具备报检资格的快件运营人向海关办理报检手续。

出境快件在其运输工具离境 4 小时前向离境口岸海关完成报检手续。快件运营人可以通过电子数据交换（EDI）的方式申请办理报检，海关对符合条件的予以受理。

### 2. 报检所需的单证

快件运营人在申请办理入境快件报检时，应提供报检单、总运单、每一批快件的分运单、发票等有关单证，通过电子报检或人工报检的方式向海关办理报检手续。属于下列情形之一的，还应向海关提供有关文件：

（1）输入动物、植物产品、植物种子、种苗及其他繁殖材料的，应提供相应部门的审批许可证和检疫证明；

（2）因科研等特殊需要输入禁止进境物的，应提供相应部门的特许审批证明；

（3）属于微生物、人体组织、生物制品、血液及其他制品等特殊物品的，应提供国家相关部门出具的准出证明、《入/出境特殊物品卫生检疫审批单》及有关材料；

（4）属于实施强制认证制度、国家实行民用商品出入境验证制度和卫生备案登记制度管理的，应提供有关证明；

（5）其他法律、法规或者有关国际条约、双边协议有规定的，应提供相应的审批证明文件。

## 四、出入境快件的分类管理

海关对出入境快件实行分类管理，具体分类如下：

A 类:国家法律法规规定应当办理检疫许可证的快件;

B 类:属于实施进口安全质量许可制度、出口质量许可制度以及卫生注册登记制度管理的快件;

C 类:样品、礼品、非销售展品和私人自用物品;

D 类:以上三类以外的货物和物品。

## 五、出入境快件检验检疫的实施

海关根据工作需要,可以在出入境快件的存放仓库、海关监管仓库或者快件集散地设立办事机构或者定期派人到现场实施检验检疫。快件运营人不得承运国家有关法律法规规定禁止出入境的货物或物品。对应当实施检验检疫的出入境快件,未经检验检疫或者经检验检疫不合格的,不得运递。

（1）对 A 类快件,按照国家法律法规规定的检疫要求实施检疫。

（2）对 B 类快件,实施重点检验,审核进口安全质量许可证或者卫生注册证,查看有无进口安全质量许可认证标识或者卫生注册标识。无进口安全质量许可证、卫生注册证或者无进口安全质量许可标志识或者卫生注册标识的,作暂扣或退货处理,必要时进行安全、卫生检测。

（3）对 C 类快件,免予检验,应实施检疫的,按有关规定实施检疫。

（4）对 D 类快件,按 1%～3% 的比例进行抽查检验。

## 六、出入境快件检验检疫的监督管理

（1）对出入境的检验检疫监管,以现场检验检疫为主,特殊情况的,可以取样作实验的检验检疫。

（2）入境快件检疫发现被检疫传染病原体污染的或者带有动植物检疫危险性病虫的以及根据法律法规规定须作检疫处理的,应当按规定实施卫生、除害处理。

（3）入境快件经检验不符合法律、行政法规规定的强制性标准或者其他必须执行的检验标准的,必须在海关的监督下进行技术处理。

（4）出入境快件经检验检疫合格的或检验检疫不合格但经实施有效检验检疫处理符合要求的,予以放行。入境快件有下列情形之一的,由海关作退回或者销毁处理,并出具有关证明:未取得检疫审批并且未能按规定要求补办检疫审批手续的;按法律法规或者有关国际条约、双边协议的规定,须取得输出国官方出具的检疫证明文件或者有关声明,而未能取得的;经检疫不合格又无有效方法处理的;入境快件不能进行技术处理或者经技术处理后,重新检验仍不合格的;其他依据法律法规的规定须作退回或者销毁处理的。

对应当实施检验检疫的出入境快件,未经检验检疫或者经检验检疫不合格的,不得运递。出入境快件需进一步检验检疫处理的,海关可以封存,封存期一般不得超过 45 日,并与快件运营人办理交接手续。

# 任务二　办理出入境邮寄物的检验检疫

随着经济全球化和国际交往的日益频繁,出入境邮寄物数量急增,邮寄物中夹带国家禁止邮寄出入境的动植物及其产品、其他检疫物及特殊物品的现象呈增多趋势,外来有害生物及有毒有害物质传入我国的风险随之加大。为防止传染病、寄生虫病、危险性病虫杂草及其他有害生物随邮寄物传入、传出国境,保护我国农、林、牧、渔业生产安全和人体健康,加强邮寄物检验检疫的任务非常艰巨。

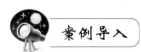

上海海关:邮寄物品将100％检验。2018年2月21日上午,上海海关召开2018年工作会议。据悉,今年上海出入境检验检疫部门将对旅客携带物和邮寄物实现100％检验,并将加强对进出口食品、化妆品的检验监管。

2018年,上海海关将严防禽流感、鼠疫、霍乱、结核、疟疾等重点传染病和突发性重大传染病的跨境传播;严抓进出境动植物检验检疫监管,确保农产品质量安全;完善对高风险农产品疫情疫病和质量安全的动态监测与风险控制,实现旅客携带物和邮寄物"人、机、犬三位一体"综合查验模式覆盖率达到100％。

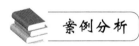

入境申报:邮政部门收到入境邮寄物后,应代理客户统一向海关申报,并且提供邮寄物的来自港、编码、邮寄日期等清单。根据邮单需要对邮寄物做进一步检查的,海关在邮单上标注。客户在提取邮寄物时,邮政部门应通知其向海关申报。

邮寄物营运人在申请办理入境邮寄物报检时应提供报检单、总运单、每个邮寄物的分运单、发票等;还应提供具体申报邮寄物物品名称、数量、用途、(药品)批号、检验单证;邮寄物属于微生物、人体组织、生物制品、血液及其制品等特殊物品的,收件人或寄件人应向入出境口岸所在地直属海关申请办理检疫审批手续。

出境申报:出境邮寄物中含有特殊物品(微生物、人体组织、生物制品、血液及其制品等)及卫生检疫审批许可名录物品的,寄件人应当向所在的海关申报;对有关国际条例、双边协议、输入国有关规定要求的或物主有检疫要求的出境邮寄物,寄件人应当向所在的海关申报;出境邮寄物营运人应向海关提出申请(填写《邮寄物检疫申请单》),接受卫生检疫查验后再交邮政部门邮递。

(案例来源:http://finance.eastday.com/economic/m1/20110222/u1a5736790.html)

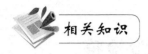

## 一、出入境邮寄物检验检疫的范围

邮寄物检验检疫是指对通过国际邮政渠道(包括邮政部门、国际邮件快递公司和其他经营国际邮件的单位)出入境动植物、动植物产品和其他检疫物实施的检验检疫。

邮寄物检验检疫的范围包括通过邮政速递的下列物品:

(1) 进境的动植物、动植物产品及其他检疫物;

(2) 进出境的微生物、人体组织、生物制品、血液及其制品等特殊物品;

(3) 来自疫区的、被检疫传染病污染的或者可能成为检疫传染病传播媒介的邮包;

(4) 进境邮寄物所使用或携带的植物性包装物、铺垫材料;

(5) 其他法律法规、国际条约规定需要实施检疫的进出境邮寄物。

## 二、邮寄物检疫的审批

(1) 邮寄进境植物种子、苗木及其繁殖材料,收件人须事先按规定向有关农业或林业主管部门办理检疫审批手续,因特殊情况无法事先办理的,收件人应向进境口岸所在地海关申请补办检疫审批手续。

邮寄进境植物产品需要办理检疫审批手续的,收件人须事先向进境口岸海关申请办理检疫审批手续。

(2) 因科研、教学等特殊需要,需邮寄进境《中华人民共和国禁止携带、邮寄进境的动物、动物产品和其他检疫物名录》(附录)和《中华人民共和国进境植物检疫禁止进境物名录》所列禁止进境物的,收件人须事先按照有关规定向海关总署申请办理特许审批手续。

(3) 邮寄《中华人民共和国禁止携带、邮寄进境动物、动物产品和其他检疫物名录》以外的动物产品,收件人须事先向进境口岸海关申请办理审批手续。

(4) 邮寄物属微生物、人体组织、生物制品、血液及其制品等特殊物品的,收件人或寄件人须向海关申请办理检疫审批手续。

## 三、邮寄物检验检疫的实施

### (一) 入境检疫

**1. 申报**

邮寄物入境后,邮政部门应及时通知海关实施现场检疫,并向海关提供入境邮寄物清单。

由国际邮件互换局直分到邮局营业厅的邮寄物,由邮局通知收件人限期到海关办理检疫手续。收件人对须检疫审批的物品,应向海关提供检疫审批的有关单证。

快递邮寄物由快递公司、收件人或其代理人限期到海关办理检疫手续。

**2. 检疫**

对需拆包检的入境邮寄物,由海关工作人员进行拆包、重封,邮政部门工作人员应在场给予必要的配合。重封时,应加贴检验检疫封识。

对需作进一步检疫的入境邮寄物,由检验检疫人员同邮政部门办理交接手续后予以封存,带回海关,并通知收件人。收件人应按海关的通知要求限期办理审批和报检手续。

**3. 放行和处理**

(1) 海关对来自疫区或者被检疫传染病污染的进出境邮寄物实施卫生处理,并签发有关单证。

(2) 入境邮寄物经海关检疫合格或经检疫处理合格的,由海关在邮件显著位置加盖检验检疫印章放行,由邮政机构运递。

(3) 入境邮寄物有下列情况之一的,由海关作退回或销毁处理:

① 未按规定办理检疫审批或未按检疫审批的规定执行的;

② 海关总署公告规定禁止邮寄入境的;

③ 证单不全的;

④ 在限期内未办理报检手续的;

⑤ 经检疫不合格又无有效方法处理的;

⑥ 其他需作退回或销毁处理的。

对进境邮寄物作退回处理的,由海关出具《检验检疫处理通知书》,并注明退回原因,由邮政机构负责退回寄件人。

作销毁处理的,由海关出具《检验检疫处理通知书》,并与邮政机构共同登记后,由海关通知寄件人。

**(二) 出境检疫**

**1. 申报**

出境邮寄物有下列情况之一的,寄件人须向海关报检,由海关按照有关国家或地区的检验检疫要求实施现场和实验室检疫:

(1) 寄往与我国签订双边植物检疫协定等国家,或输入国有检疫要求的;

(2) 出境邮寄物中含有微生物、人体组织、生物制品、血液及其制品等特殊物品的;

(3) 寄件人有检疫需要的。

**2. 检疫**

出境邮寄物经海关检疫合格的,由海关出具有关单证,由邮政机构运递。经检疫不合格又无有效方法处理的,不准邮寄出境。

## 练　习　题

**一、单项选择题**

1. 出入境快件由(　　)向检验检疫机构办理报检手续。

A. 收发货人　　　　B. 快件运营人　　　C. 代理报检单位　　　D. 以上都可以

2. 出境快件在其运输工具离境(　　)小时前,快件运营人应向离境口岸检验检疫机构办理报检。

　　A. 4 小时　　　　　　　B. 6 小时　　　　　　C. 8 小时　　　　　　D. 5 小时

3. 关于出入境快件报检,以下表述正确的有(　　)。

　　A. 快件收发货人可以直接办理报检手续

　　B. 快件收发货人应当委托快件运营企业办理报检手续

　　C. 快件运营企业应当以收发货人的名义办理报检手续

　　D. 快件运营企业应当以自己的名义办理报检手续

4. 检验检疫机构对快件运营人实行(　　)。

　　A. 出口质量许可制度　　　　　　　　B. 分类管理制度

　　C. 备案登记制度　　　　　　　　　　D. 审批认证制度

5. 进(出)境快件报关单中的《KJ1 报关单》仅适用于(　　)。

　　A. 海关现行法规规定限值内予以免税的物品

　　B. 海关现行法规按规定予以免税的无商业价值的文件、单证、单据及资料

　　C. 超过海关现行法规规定限值,但不超过人民币 5000 元的应税物品;国家法律和行政法规限制进出口的配额管理的商品除外

　　D. 除上述 A、B、C 项以外的快件

6. 关于出入境邮寄物,以下表述正确的是(　　)。

　　A. 出入境邮寄物均无需办理检验检疫手续

　　B. 入境邮寄物应实施检验检疫,出境邮寄物无需实施检验检疫

　　C. 对检疫风险高的物品,禁止邮寄入境

　　D. 以邮寄方式进京的生物制品,无需办理检疫审批手续


**二、多项选择题**

1. 快件运营人在办理下列(　　)快件出境报检手续时,应提供《入/出境特殊物品卫生检疫审批单》。

　　A. 微生物　　　　　　B. 植物种苗　　　　　　C. 生物制品　　　　　D. 动物产品

2. 应当实施检验检疫的出入境快件包括(　　)。

　　A. 根据《中华人民共和国进出境动植物检疫法》及其实施条例和《中华人民共和国国境卫生检疫法》及其实施细则,以及有关国际条约、双边规定应当实施动植物检验检疫和卫生检疫的

　　B. 列入《出入境检验检疫机构实施检验检疫的进出境商品目录》内的

　　C. 属于实施强制性认证制度、出口质量许可制度以及卫生注册登记制度管理的

　　D. 其他有关法律法规规定应当实施检验检疫的

3. 出入境快件运营单位核准的条件包括(　　)。

　　A. 具有独立法人资格

　　B. 具有准许开办进出境快件运营业务的批准文件及营业执照

　　C. 具有与境外合作者的合作运输合同或协议

D. 具备必要的出入境快件检验检疫查验、监管场所

4. 出入境快件运营人在运输工具及入境快件（　　）向海关办理报检。

A. 到达前　　　　　B. 到达同时　　　　　C. 到达后　　　　　D. A 与 C

5. 出入境快件运营人向检验检疫机构办理手续时应提交的基本单据主要有（　　）。

A. 报检单　　　　　B. 分运单　　　　　C. 发票、装箱单　　　　　D. 贸易合同

6. 下列属于入境邮寄物检验检疫范围的有（　　）。

A. 动植物　　　　　B. 微生物　　　　　C. 人体组织　　　　　D. 生物制品

**三、判断题**

1. 法定检验检疫的出入境快件的报检手续应由快件运营人办理。（　　）

2. 采用快件方式进出口的商品，应由收发货人办理报检手续。（　　）

3. 各地的检验检疫机构负责所管辖地区出入境快件的检验检疫、监督管理和运营单位核准工作。（　　）

4. 快件运营人通过企业内部网络系统扫描的发票、装箱单、包装材料申明等文件视为无效。（　　）

5. 入境快件的申报及卫生处理应当在入境快件到达海关监管区前完成。（　　）

6. 邮寄物属微生物、人体组织、生物制品、血液及其制品等特殊物品，收件人或寄件人须向海关申请办理检疫审批手续。（　　）

**四、综合实务题**

安徽圣达国际物流有限公司是一家长期经营国际货运代理业务的企业。公司已获得批准经营出入境快件业务，现在需向检验检疫机构申请办理出入境快件运营单位检验检疫核准手续，请你代表该公司完成该项工作。

# 参 考 答 案

**一、单项选择题**

1. B　　2. A　　3. B　　4. C　　5. B　　6. C

**二、多项选择题**

1. ABCD　　2. ABCD　　3. ABCD　　4. AB　　5. ABCD　　6. ABCD

**三、判断题**

1. √　　2. ×　　3. √　　4. ×　　5. √　　6. √

**四、综合实务题**

参见任务一

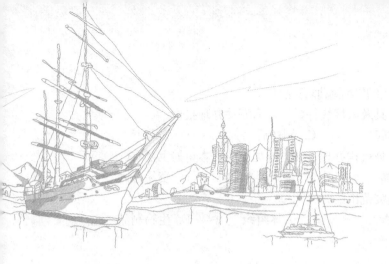

# 项目八
# 出入境人员、携带物、伴侣动物的报检

## 项目介绍

通过本项目的学习,学生应该了解我国检验检疫机构在出入境人员卫生检疫、出入境旅客携带物检验检疫、出入境旅客伴侣动物检验检疫和出入境邮寄物检验检疫方面的法律法规和报检程序。

## 项目导入

对于肉类及其制品、水生动物产品、动物源性奶及其制品、燕窝(罐头装除外)、新鲜水果和蔬菜、植物种苗等动植物及动植物产品,我国的检疫法律法规明令禁止携带、邮寄入境。同时,美国、加拿大、日本、韩国、澳大利亚、新西兰、欧洲等我国旅客主要目的地国家和地区,也普遍禁止携带和邮寄上述产品入境。对于违规携带的产品不仅予以没收销毁,携带数量大、情节严重的旅客,甚至面临刑事指控或被拘役的风险。

海关提醒春节期间出入境的旅客,应特别注意我国及所去目的地国家和地区的检疫规定,不要购买携带、邮寄违禁动植物及其产品入境,避免遭受不必要的损失。可见在人员、人员携带物、邮寄物等方面我国出入境检验检疫有明确的法律法规,要想避免违规违法,需要完成以下任务:

　　　　任务一:出入境人员卫生检疫;

　　　　任务二:出入境旅客携带物检验检疫;

　　　　任务三:出入境旅客伴侣动物检验检疫。

# 任务一　出入境人员卫生检疫

海关通过对出入国境口岸的人员进行检疫和查验,发现染疫人和染疫嫌疑人,并采取隔离、留验、就地诊验等措施和必要的卫生处理,达到控制传染病源、切断传播途径、防止传染病传入或传出、保护人类健康的目的。

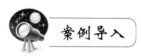 案例导入

2012年5月31日上午9时,南京局港口办事处接到船舶代理电话,告之某外轮船长反映一名外籍船员感觉异样,有皮肤异常表现等情况。港口办事处随即开展风险分析,启动应急预案,安排实施锚地检疫。11时20分,卫生检疫人员赴锚地登轮进行卫生检疫,先后审核了相关证书,查验了医学日志、航海日志,开展了医学巡查、流行病学调查。该船共有18名船员,都是外籍,其中3人面部皮肤有异常表现,1人症状严重,全身大面积起疱疹,部分皮肤呈现化脓溃烂,其他2人有类似症状,但疱疹数量少,发病皮肤面积小。结合症状、体征及流行病学调查结果,卫生检疫人员初步判断患者为疑似水痘。鉴于患病症状严重,为最大限度挽救其生命、减少后遗症,卫生检疫人员立即将他们移送属地医院救治。

12时,4名卫生检疫人员组成联合调查组再次登轮,对15名同船密切接触的船员进行了详细的流行病学调查,结果表明15名船员身体健康状况良好,无疱疹、发热等异常症状。同时,卫生检疫人员对全船环境卫生和食品卫生进行了监督、采样,对医学媒介生物进行了现场监测;对全部船员集中进行了针对性的健康教育,要求船方多开窗通风,保持室内的空气流通;船员要注意个人卫生,最大限度地减少与患病船员接触,不准登陆下地,避免疾病传播扩散;要求船舶代理密切关注船员的身体健康状况,一旦出现异常,及时报告检疫人员;安排卫生处理人员对船的宿舱、过道、甲板及舷梯、厨房、卫生间、垃圾废弃物等场所、物品和空气进行终末消毒处理。

13时30分,属地医院确诊3名船员为水痘,卫生检疫人员又及时与地方卫生部门联系,确保3名患者顺利进入传染病定点医院治疗。16时20分,现场应急处置完毕,在船方及代理出具了遵守相关规定的保函后,卫生检疫人员同意该船靠泊码头实施卸货,并对该船靠港期间实施全程检疫监管,直至该船离开南京港。南京局又专门电话通告该船停靠下一港的检验检疫机构,做好监管交接。

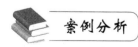 案例分析

水痘传染性强,最长潜伏期为15天左右,治疗不及时可引起败血症、肺炎、水痘脑炎等并发症。入境船员发现水痘的个案有报道先例,但入境船员群体聚集性水痘疫情甚为少见。船员群体聚集性水痘疫情不仅对船员健康影响大,更可能对口岸人群健康产生严重威胁,乃

至引起地方暴发性疫情。本次疫情事件的应急处置恰当、准确,在不耽误船方平安顺利作业的同时,有效防止了急性传染病传播、扩散的可能,阻止了输入性传染病的传入,保障了外籍船员和南京港区人员的健康安全。

（案例来源:http://www.cqn.com.cn/news/zggmsb/diliu/603660.html）

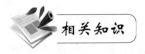 相关知识

## 一、出入境人员健康检查的对象

### （一）健康检查的对象

（1）申请出国或出境一年以上的中国籍公民;

（2）在境外居住 3 个月以上的中国籍回国人员;

（3）来华工作或居留一年以上的外籍人员;

（4）国际通行交通工具上的中国籍员工。

健康检查申请手续:

（1）中籍出境人员凭护照和使馆签证(时间紧迫时也可凭任务件或单位证明)申请办理;

（2）回国人员凭边防入境章和入境口岸的体检联系单申请办理;

（3）来华外籍人员凭公安局开具的申请居留体检介绍信办理;

（4）出境人员体检合格者发给《国际旅行健康证明书》;

（5）境外人员发给《境外人员体格检查记录验证证明》或有关体检证明。

### （二）健康检查的重点项目

健康检查的重点项目因检查对象的不同而有所不同,具体为如下:

**1. 中国籍出境人员**

重点检查检疫传染病、监测传染病,还应根据去往国家疾病控制要求、职业特点及健康标准,着重检查有关项目,增加必要的检查项目。

**2. 回国人员**

除按照国际旅行人员健康检查记录表中的各项内容检查外,重点应进行艾滋病抗体监测、梅毒等性病的监测。同时根据国际疫情增加必要的检查项目,如疟疾血清学监测或血涂片、肠道传染病的粪检等。

**3. 来华外籍人员**

验证外国签发的健康检查证明,对可疑项目进行复查,对项目不全的进行补项。其重点检查项目是检疫传染病、监测传染病和外国人禁止携带入境的五种传染病,即艾滋病、性病、麻风病、开放性肺结核、精神病。

**4. 国际通行交通工具上的中国籍员工**

除按照国际旅行人员健康检查记录表中的各项内容检查外,重点进行艾滋病抗体监测、

梅毒等性病的监测。

## 二、国际预防接种的对象

### （一）国际预防接种的对象

应接受国际预防接种的人员包括：

(1) 中国籍出入境人员（包括旅游、探亲、留学、定居、外交官员、公务、研修、劳务等）；

(2) 外籍人员（含港、澳、台胞）；

(3) 国际海员和其他途经国际口岸的交通工具上的员工；

(4) 边境口岸有关人员。

### （二）国际预防接种的项目

国际旅行者是否需要实施某种预防接种，视其旅行的路线和到达国家的要求及其传染病疫情而确定。预防接种的项目可分为三类：

(1) 根据世界卫生组织和《国际卫生条例》有关规定确定的预防接种项目，目前黄热病预防接种是国际旅行中唯一要求的预防接种项目；

(2) 推荐的预防接种项目；

(3) 申请人自愿要求的预防接种项目。

### （三）国际预防接种禁忌证明

《预防接种禁忌证明》是签发给患有不宜进行预防接种的严重疾病的旅行者的一种证书。前往正在流行《国际卫生条例》规定的烈性传染病的疫区或被世界卫生组织确定为某种传染病的常年疫区的地区，需要有某种有效的预防接种，有些国家也要求入境旅行者应具有某种有效的预防接种，否则将受到留验等卫生处理措施。由于这些人所患疾病为需要接种疫苗的禁忌症，因此，经申请人申请及提供有关的疾病诊断证明，检验检疫机构将给予签发《预防接种禁忌证明》。

## 三、出入境人员检疫申报要求

### （一）常态管理

当国内外未发生重大传染病疫情时，出入境人员免于填报《出/入境健康申明卡》。但有发热、呕吐等症状、患有传染性疾病或精神病，携带微生物、人体组织、生物制品、血液及其制品、动植物及其产品等须主动申报事项的出入境人员须主动口头向检验检疫人员申报，并接受检验检疫。

检验检疫人员通过加强对出入境人员的医学巡视、红外线体温检测，加强对出入境人员携带特殊物品的检疫巡查、X光机检查、抽查等现代科技手段和科学合理的监督管理方法，提高检验检疫工作的有效性，严防疫病传入或传出，防止禁止进境物入境。

## （二）应急管理

当国内外发生重大传染病疫情时，出入境人员必须逐人如实填报《出/入境健康申明卡》，并经海关设立的专用通道通行；出入境人员携带物必须逐件通过 X 光机透视检查。

对疑似染疫人员、患有传染性疾病或精神病的人员，检验检疫人员将实行体温复查、医学检查等措施；对可能传播传染病的出入境人员携带物，检验检疫人员将采取相应的处理措施，防止疫病疫情传播。

# 任务二　　出入境旅客携带物检验检疫

携带物，是指出入境人员包括旅客、交通员工和享有外交、领事特权与外交豁免权的人员携带或随所搭乘的车、船、航空器等交通工具托运的物品。

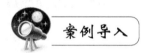 **案例导入**

旅客违规携带旧服装受到警告和退运处理。2000 年 3 月 3 日，山东烟台局检疫人员在对中韩航线客运班轮的入境旅客实施检疫查验过程中，发现有 10 名旅客携带 25 包旧服装，共 7500 余件。他们采取分散携带的方式入境，企图入境后集中销售。

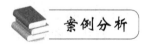 **案例分析**

烟台海关根据《国境卫生检疫法》实施细则第十条"入境、出境的集装箱、货物、废旧物等物品在到达口岸的时候，承运人、代理人或者货主，必须向卫生检疫机关申报并接受卫生检疫。对来自疫区的、被传染病污染的以及可能传播检疫传染病或者发现与人类健康有关的啮齿动物和病媒昆虫的集装箱、货物、废旧物等物品，应当实施消毒、除鼠、除虫或者其他必要的卫生处理。集装箱、货物、废旧物等物品的货主要求在其他地方实施卫生检疫、卫生处理的，卫生检疫机关可以给予方便，并按规定办理"的规定，对该批旧服装作出退运处理，并对当事人进行了警告。

（案例来源：http://www.lnciq.gov.cn/nsjg/bjzx/gzzd/200902/t20090206_21769.htm）

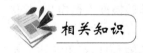 **相关知识**

## 一、携带物的检验检疫范围

出入境人员所携带的物品中，属于特殊物品（包括微生物、人体组织、生物制品、血液及其制品)、尸体、骸骨、骨灰、棺柩、废旧物品,来自疫区、被传染病污染或者可能传播传染病的行李物品,动植物、动植物产品和其他检疫物等,海关在出入境港口、机场、车站和边境通道等场地实施检验检疫,以现场检疫为主,其他检疫手段为辅。

## 二、携带物的检验检疫申报要求

入境人员携带上述检验检疫范围内的物品入境,在入境时必须如实填写《入境检疫申明卡》,主动向口岸海关申报。

携带植物种子、苗木及其他植物繁殖材料入境的,须提供事先经进境口岸海关备案的《引进种子、苗木检疫审批单》或《引进林木种子、苗木和其他繁殖材料检疫审批单》。因科学研究等特殊需要携带禁止进境物入境的,须提供国家质检总局出具的《进境动植物特许检疫许可证》。

携带特殊物品入境的,须提供《入/出境特殊物品卫生检疫审批单》。

携带尸体、骸骨、骨灰、棺柩出入境的,须提交境外公证机构出具的公证书、死亡医学证明书、原墓葬地点证明等相关材料。

## 三、携带物的检验检疫程序

口岸海关受理申报后,对所申报的内容和相关材料进行物证审核。对于国家规定允许携带并且数量在合理范围之内的携带物以现场检疫为主,经现场检疫未发现病虫害的,随检随放;现场检疫不能得出结论的,需要截留作实验室检测以及现场检疫认为必须作除害处理的,则作截留处理,检疫人员签发《出入境人员携带物留检/处理凭证》交给物主,经检疫合格或除害处理后放行,通知物主领回。

携带入境的动物、动物产品和其他检疫物,经检疫合格或除害处理后合格的,允许携带入境;检验检疫不合格又无有效办法处理或经除害处理后不合格的,限期退回或销毁处理,签发《出入境人员携带物留检/处理凭证》。

禁止携带《中华人民共和国进境植物检疫禁止进境物名录》《中华人民共和国禁止携带、邮寄进境的动物、动物产品及其他检疫物名录》所列的各物和国家禁止进口的废旧服装、废旧麻袋、血液、血液制品(除人血清白蛋白外)及国家规定禁止入境的其他检疫物入境。携带国家禁止携带进境物入境的,作退回或者销毁处理。

出入境人员携带的特殊物品,经检验检疫合格后予以放行;尸体、骸骨、骨灰、棺柩经检疫和卫生检查合格签发《尸体/棺柩/骸骨/骨灰入/出境许可证》,方准运进或者运出,不合格的作卫生处理或予以退回。携带出境的动植物、动植物产品和其他检疫物,物主有要求的,检验检疫机构实施检疫,检疫合格的,签发检疫证书。

# 任务三　出入境旅客伴侣动物检验检疫

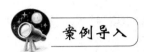

**案例导入**

　　苏州海关加强伴侣动物出境检疫工作。有一个德国家庭希望携带 2 只猫前往德国，来到苏州出入境检验检疫处咨询伴侣动物出境手续，检疫人员了解到德国政府要求在伴侣动物入境时除需提供输出国官方出具的动物健康证书外，还要提供由欧盟认可的实验室对动物血清进行狂犬病抗体检测的报告，检疫人员把此情况对德国家庭进行了详细的解释，并按要求在伴侣动物出境前办理血清出口手续。出境前，检疫人员仔细核对伴侣动物携带者及伴侣动物本身的各项信息（如携带者的相关情况及伴侣动物的年龄、性别、毛色、狂犬病疫苗免疫记录、采血信息等），并查看了狂犬病血清抗体检测报告，然后，检疫人员对伴侣动物猫进行严格的临床检疫，伴侣动物猫健康状况良好，未发现传染病临床症状，检疫合格后准予出证放行。

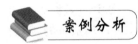

**案例分析**

　　随着伴侣动物出入境的日益频繁，世界各国对伴侣动物提出的检疫要求也越来越高。伴侣动物在中国出入境时，检验检疫部门应积极宣传伴侣动物出入境相关法律法规，认真审核，加强检疫工作，降低动物疫病传入传出风险。

　　苏州海关提醒携带伴侣动物出入境人员：

　　（1）对于出入境伴侣动物，我国要求携带人员每人每次入境限带 1 只伴侣动物，伴侣动物仅限于猫和狗。

　　（2）出境伴侣动物在出境前需到海关报检，由检验检疫机构出具《动物卫生证书》。报检时须提交携带人护照复印件、伴侣动物所在地动物卫生监督管理部门出具的《出境动物检疫合格证明》及疫苗接种证书（须在有效期内）等。

（案例来源：http://www.cqn.com.cn/news/zjpd/dfdt/566424.html）

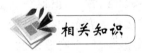

**相关知识**

　　为防止狂犬病等恶性传染病传入我国，保障农牧业生产和人体健康，根据《动植物检疫法》和《中华人民共和国海关法》的规定，农业部和海关总署制定了《旅客携带伴侣动物的管理规定》。

## 一、伴侣动物的申报要求

入境人员携带伴侣犬、猫进境的,每人限 1 只,还须持有输出国(或地区)官方兽医检疫机关出具的检疫证书和狂犬病免疫证书,并由入境口岸机构对入境人员所携带的动物实施隔离检疫。无上述证书者,一律不准携带伴侣犬、猫入境。

携带伴侣动物出境的,出境人员在离境前,需持家庭所在地县级以上兽医卫生防疫检验部门出具的动物健康证书及狂犬病疫苗接种证书到离境口岸海关申报,海关将出具检疫证书和狂犬病免疫证书,供出境人员在入境国家或地区入境时使用。

## 二、伴侣动物的入境检疫程序

入境口岸海关对入境伴侣犬、猫实行隔离检疫,隔离检疫在指定场所进行,为期 30 天。经检疫合格的犬、猫,凭口岸检验检疫机构签发的检疫证书准予入境;隔离检疫期内的入境伴侣犬、猫的饲养管理由物主负责,或由物主委托口岸检验检疫机构代理负责。

不符合入境检疫要求的入境伴侣犬、猫,检验检疫机构将暂时扣留。有关人员应在口岸检验检疫机构规定的期限内办理退运境外手续。逾期未办理或旅客声明自动放弃的,由口岸检验检疫机构进行检疫处理。

## 练 习 题

**一、单项选择题**

1. 中国籍出境人员重点检测( )和监测传染病。

A. 遗传传染病　　　　B. 检疫传染病　　　　C. 家庭传染病　　　　D. 近亲传染病

2. ( )是签发给患有不宜进行预防接种的严重疾病的旅行者的一种证书。

A. 预防接种禁忌证明　　　　　　　　B. 预防接种证书

C. 健康证书　　　　　　　　　　　　D. 体检证明

3. 出境一年以上的中国公民应出示( )。

A. 国际旅行健康证书　　　　　　　　B. 报检单

C. 健康证明　　　　　　　　　　　　D. 接种证书

4. 食品、饮用水从业人员健康证书的有效期是( )。

A. 6 个月　　　　　　B. 12 个月　　　　　　C. 24 个月　　　　　　D. 3 个月

5. 出境人员体检合格者,发给( )。

A. 预防接种禁忌证明　　　　　　　　B. 预防接种证书

C. 国际旅行健康检查证明书　　　　　D. 体检证明

6. 关于出入境邮寄物,以下表述正确的是( )。

A. 出入境邮寄物均无需办理检验检疫手续

B. 入境邮寄物应实施检验检疫,出境邮寄物无需实施检验检疫

C. 对检疫风险高的物品,禁止邮寄入境

D. 以邮寄方式进境的生物制品，无需办理检疫审批手续

7. 旅客携带伴侣犬或伴侣猫进境，每人限带（　　　　）。

A. 一只　　　　　　B. 两只　　　　　　C. 各一只　　　　　　D. 一只都不能带

8. 因科学研究携带了禁止携带物进境，必须（　　　　）。

A. 事先办理检疫审批手续　　　　　　　　B. 在报检的同时办理检疫审批手续

C. 可以事后补办检疫审批手续　　　　　　D. 可以免办检疫审批手续

9. 旅客携带伴侣犬、猫进境，须持有输出国（或地区）官方兽医机关出具的检疫证书和（　　　　）。

A. 动物注册证明　　B. 宠物注册证明　　C. 宠物健康证书　　D. 狂犬病免疫证书

10. 凡申请出境居住（　　　　）以上的中国籍人员，必须持有卫生检疫机关签发的健康证明。

A. 半年　　　　　　B. 一年　　　　　　C. 两年　　　　　　D. 三个月

**二、多项选择题**

1. 回国人员凭（　　　　）申请办理健康体检。

A. 护照　　　　　　　　　　　　　　　　B. 使馆签证

C. 边防入境章　　　　　　　　　　　　　D. 入境口岸的体检联系单

2. 携带植物、动植物产品和其他检疫物入境时有哪些处理方式？（　　　　）

A. 现检现放　　　　　　　　　　　　　　B. 截留、退回或销毁

C. 截留检疫　　　　　　　　　　　　　　D. 现场办理检疫审批

3. 应接受健康检查的出入境人员包括（　　　　）。

A. 申请出国一年以上的中国籍公民

B. 在境外居住 3 个月以上的中国籍回国人员

C. 国际通行交通工具上的外籍员工

D. 来华工作或居留一年以上的外籍人员

4. 以下所列，须办理特殊物品检疫审批手续的有（　　　　）。

A. 土壤　　　　　　B. 人体组织　　　　C. 转基因产品　　　D. 生物制品

5. 旅客携带下列哪些物品入境时，应向海关申报并接受检疫？（　　　　）

A. 血液制品　　　　B. 生物制品　　　　C. 洗衣机　　　　　D. 香蕉

6. 旅客携带伴侣动物进境的，须持有（　　　　）进行申报。

A. 官方检疫证书　　B. 狂犬病免疫证书　C. 进境检疫审批单　D. 动物注册证书

7. 对来华外籍人员实施健康检查，重点检查项目是（　　　　）。

A. 检疫传染病　　　B. 监测传染病　　　C. 艾滋病、性病　　D. 禽流感

8. 回国人员的健康检查除按照国际旅行人员健康检查记录表中的各项内容检查外，重点应进行（　　　　）的监测。

A. 艾滋病抗体　　　B. 梅毒等性病　　　C. 皮肤病　　　　　D. 鼠疫

9. 回国人员申请健康体检，要提供（　　　　）等凭证。

A. 护照　　　　　　B. 边防入境章　　　C. 检疫申明卡　　　D. 体检联系单

10. 入境旅客健康申报时,旅客应填写《入境检疫申明卡》,申报的内容有(　　)。

A. 传染性疾病

B. 发烧

C. 随身携带的生物制品、血液制品等特殊物品

D. 个人行李

## 三、判断题

1. 凡申请出境居住一年以上的中国籍人员,必须持有卫生检疫机关签发的预防接种证明。(　　)

2. 国境卫生检疫机关发现检疫传染病或者疑似检疫传染病时,必须用最快的方法报告国务院卫生行政部门,最迟不得超过 24 小时。(　　)

3. 携带用于人体的特殊物品出入境,必须事先向出入境口岸所在地直属检疫机构申请办理检疫审批,填写《入境检疫申明卡》并提供《入/出境特殊物品审批单》。(　　)

4. 携带植物种子、种苗及其他繁殖材料进境的,必须办理检疫审批手续,取得《引进种子苗木检疫审批单》或《引进林木种子苗木和其他繁殖材料检疫审批单》后,在进境口岸所在地直属海关备案。因科研需要携带禁止进境物品入境的,需国家质检总局特批并取得《进境动植物特许检疫许可证》。(　　)

5. 享有外交、领事特权与豁免权的外交机构人员所携带的物品,按规定可免于申报检验检疫。(　　)

6. 来华外籍人员的重点检查项目有麻风、肺炎、精神病。(　　)

7. 旅客申报携带入境伴侣犬、猫,不能交验输出国官方出具狂犬病免疫证书的,海关可以通知口岸海关将有关犬、猫扣留。(　　)

8. 对旅客携带用于人体的特殊物品入境的,必须事先申请办理检疫审批,携带出境的不需办理,但要办理申报手续。(　　)

9. 对出入境的旅客、员工个人携带的行李和物品,一律不得实施卫生处理。(　　)

10. 出入境人员健康申请对象包括来华工作或居留一年以上的外籍人员和在境外居住三个月以上的中国籍回国人员。(　　)

## 四、综合实务题

案例:警惕鳄鱼标本随旅客携带物非法进境。

近日,福建海关福州机场办检疫人员从一名来自南非入境旅客的携带物中截获一批南非鳄鱼标本,包括 1 个鳄鱼头骨、1 个鳄鱼首标本摆件、5 枚鳄鱼蛋壳和若干鳄鱼齿骨标本挂件。检疫人员在向旅客详细说明我国出入境旅客携带物检疫相关法规之后,依法对上述标本实施销毁处理。

近年来,全国各口岸常有截获来自非洲等地旅客携带动物标本进境的案例发生,这些标本多用作馈赠亲朋或居家装饰之用。经此途径进境的动物标本因其产地、制作和形成过程不确定,安全卫生状况难以把握和监管,检疫风险较高。请根据我国检验检疫相关法律法规解释检疫人员为什么对标本实施销毁。

# 参 考 答 案

## 一、单项选择题
1. B 　 2. A 　 3. A 　 4. B 　 5. C
6. C 　 7. A 　 8. A 　 9. D 　 10. D

## 二、多项选择题
1. ACD 　 2. CD 　 3. ABD 　 4. ABCD 　 5. ABD
6. AB 　 7. ABC 　 8. AB 　 9. BD 　 10. ABC

## 三、判断题
1. × 　 2. √ 　 3. √ 　 4. √ 　 5. ×
6. √ 　 7. × 　 8. × 　 9. × 　 10. √

## 四、综合实务题
分析:《中华人民共和国禁止携带、邮寄进境的动植物及其产品名录》明确禁止携带、邮寄动物标本进境。

国家质检总局提醒广大旅客,请您在进境前务必关注中国关于禁止携带、邮寄进境动植物及其产品的法律规定,避免遭受不必要的损失。更重要的是,这些未经检疫把关的非法进境物品可能携带人畜共患病原,对您的生命健康和我国公共卫生安全有极大危害。如您已经携带相关禁止进境物,请主动放入进境通道的投弃箱内或交给机场检疫人员处理,为共同保护我国生态环境安全、农业生产安全和人民身体健康贡献力量。

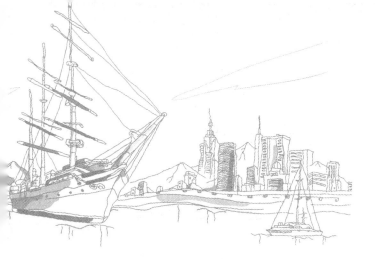

# 项目九
# 电子检验检疫

## 项目介绍

　　通过本项目的学习,使学生了解中国电子检验检疫的基本情况;掌握办理电子申报、电子监管以及电子放行的基本要求。

## 项目导入

　　2000 年国家质检总局在检验检疫系统推广使用出入境检验检疫综合业务管理系统——CIQ2000 系统,全面提高了检验检疫系统信息化应用水平。合肥 B 货运代理公司也于 2010 年开展了电子报检业务。首个电子报检业务由张虹负责,为处理好此项业务,他必须了解以下任务:

　　任务一:电子申报;

　　任务二:电子监管;

　　任务三:电子放行。

　　"中国电子检验检疫"是国家电子政务十二个重点信息系统之一"金质工程"的重要组成部分,是国家质检总局按照"提速、增效、减负、严密监管"的目标,以信息化为手段,不断改革传统的口岸货物检验检疫流程,全面推进"大通关"建设而研发的系统工程。

# 任务一　电子申报

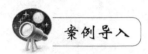 **案例导入**

　　港口城市太仓,享有锦绣江南"金太仓"、上海浦东"后花园"之誉,是江苏省经济最为发达的地区之一。太仓港是上海国际航运中心的干线港和组合港、国家一类口岸,江苏省还把太仓港视为"江苏第一港"。为加快太仓外向型经济发展,加快外贸通关放行速度,太仓检验检疫局开展了深入广泛的信息化建设,"三电工程"建设也在有条不紊地进行,目前太仓检验检疫局电子申报量已占总申报量的97%以上。配合江苏检验检疫局"三电工程"新的发展措施——中小型进出口企业扶持计划,太仓检验检疫局携手九城公司,结合太仓实际情况,推出适合企业发展要求的优惠政策,并于2006年5月21日召开了"太仓地区中小型企业'三电工程'扶持推广会议"。会上许多参会企业称赞太仓检验检疫局送来了"及时雨",给中小型企业发展提供了良好的发展环境。此次会议不仅适应"三电工程"和"大通关"工程当前的发展形势,更进一步让广大企业得到信息化快捷便利的实惠,优化了太仓地区的投资软环境,深受企业欢迎。以上案例对我们有哪些启示?

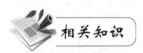 **案例分析**

　　本案例中提到"三电工程"和"大通关"。所谓"三电工程"是指"电子申报、电子监管、电子放行"。"三电工程"于2000年启动,当时由出入境货物电子报检、产地证电子签证和检验检疫系统内地与口岸的电子转单构成。"三电工程"的应用提高了工作效率,缩短了检验检疫周期,给进出口企业带来极大的便捷,受到了企业的好评。"三电工程"经历多年的发展,已经日趋成熟和完善,"三电工程"的信息化建设不仅给企业带来了便捷,促进企业的快速发展,而且拉动了社会经济各方面的同步前进,"三电工程"的美好前景更值得我们期待。所谓"大通关"建设,是运用现代管理、信息化和高科技手段,建立政府有效监管和企业高效运作的协调联动机制,优化单证流、货物流、旅客流、资金流、信息流的作业流程和通关环境,提高口岸工作效率和进出口货物、出入境旅客通关速度的系统工程。它涉及口岸查验单位,口岸管理部门,商务生产、经营与服务企业以及税务、银行、外汇管理等多个部门。两种现代化手段的运用使企业受益匪浅。

(案例来源:http://www.wangxiao.cn/bjy/fudao/2411392495.html)

**相关知识**

　　电子报检是指报检人使用电子报检软件,通过检验检疫电子业务服务平台将报检数据以电子方式传输给检验检疫机构,经检验检疫业务管理系统和检务人员处理后,将受理报检信息反馈报检人,实现远程办理出入境检验检疫报检的行为。

目前能够进行电子报检的业务包括出入境货物的报检、出境运输包装和进出境包装食品的报检、进出境木质包装、集装箱的报检等。

## 一、电子报检流程

### 1. 报检环节

(1)对报检数据的审核采取"先机审,后人审"的程序进行。企业发送电子报检数据,电子审单中心按计算机系统数据规范和有关要求对数据进行自动审核,对不符合要求的,反馈错误信息;符合要求的,将报检信息传输给受理报检人员,受理报检人员人工进行再次审核,符合规定的将成功受理报检信息同时反馈报检单位和施检部门,并提示报检企业与相应的施检部门联系检验检疫事宜。

(2)出境货物受理电子报检后,报检人应按受理报检信息要求,在检验检疫机构施检时,提交报检单和随附单据。

(3)入境货物受理电子报检后,报检人应按受理报检信息的要求,在领取《入境货物通关单》时,提交报检单和随附单据。

(4)电子报检人对已发送的报检申请需更改或撤销报检时,应发更改或撤销报检申请。检验检疫机构按有关规定办理。

### 2. 施检环节

报检企业接到报检成功信息后,按信息中的提示与施检部门联系检验检疫。在现场检验检疫时,持报检软件打印的报检单和全套随附单据交施检人员审核,不符合要求的,施检人员通知报检企业立即更改,并将不符合情况反馈受理报检部门。

### 3. 计收费

计费由电子审单系统自动完成,接到施检部门转来的全套单据后,对照单据进行计费复核。报检单位逐票或按月缴纳检验检疫等有关费用。

### 4. 签证放行

签证部门按规定办理。

(1)电子报检人应确保电子报检信息真实、准确,不得发送无效报检信息。报检人发送的电子报检信息与提供的报检单及随附单据有关内容保持一致。

(2)电子报检人须在规定的报检时限内将相关出入境地货物的报检数据发送至报检地检验检疫机构。

(3)对于合同或信用证中涉及检验检疫特殊条款和特殊要求的,电子报检人须在电子报检申请中同时提出。

(4)实行电子报检的报检人的名称、法定代表人、经营范围、经营地址等变更时,应及时向当地检验检疫机构办理变更登记手续。

## 二、实施电子报检应注意的问题

电子报检是检验检疫实施"电子申报、电子监管、电子放行"新"三电工程"中的重要组成部分。报检单位通过安装企业端电子申报软件将报检数据经互联网进入检验检疫综合管理系统,检验检疫机构对报检数据的审核采取"先机审,后人审"的程序进行,企业发送电子报检数据,电子审单中心按计算机系统数据规范和有关要求对数据进行自动审核,对不符合要求的,反馈错误信息;符合要求的,将报检信息传输给受理报检人员,受理报检人员人工进行再次审核,符合规定的将成功受理报检信息同时反馈报检单位和施检部门,并提示报检企业与相应的施检部门联系检验检疫事宜。

(1) 出境货物受理电子报检后,报检人应按受理报检回执的要求,在检验检疫机构施检时,提交报检单和随附单据。

(2) 入境货物电子申报后,报检人应按受理报检信息的要求,在报检时提交报检单和随附单据。对口岸已报检通关再到货物到货地检验检疫的,应在报检时提交《入境货物通关单》副本(入境货物调离通知单)或复印件,不必再进行电子申报。

(3) 电子报检人对已发送的报检申请需要更改或撤销报检时,应到检验检疫机构申请,检验检疫机构按有关规定办理。

(4) 报检企业接到报检成功的信息后,按信息中心的提示与施检部门联系检验检疫。在现场检验检疫时,持报检软件打印的报检单和全套随附单据交施检人员审核,不符合要求的,施检人员通知报检企业立即更改,并将不符合情况反馈受理报检部门。

(5) 计费由电子审单系统自动完成,接到施检部门转来的全套单据后,对照单据进行计费复核。报检单位逐票或按检验检疫规定的时间缴纳检验检疫等有关费用。

(6) 签证放行由签证部门按规定办理。

(7) 电子报检人应确保电子报检信息真实、准确,不得发送无效报检信息。报检人发送的电子报检信息应与提供的报检单及随附单据有关内容保持一致。在规定的报检时限内将相关出入境货物的报检数据发送至报检地检验检疫机构。对合同或信用证中涉及检验检疫特殊条款和特殊要求的,电子报检人须在电子报检申请中同时提出。

(8) 实行电子报检的报检人的名称、法定代表人、经营范围、经营地址等变更时,应及时向当地检验检疫机构办理变更登记手续。

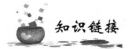

知识链接

一、电子报检的申请

1. 申请电子报检的报检企业应具备下列条件:

(1) 遵守报检的有关管理规定;

(2) 已在检验检疫机构办理报检企业备案或注册登记手续;

(3) 具有经检验检疫机构注册的报检员;

(4) 具备开展电子报检的软硬件条件;

(5) 在国家质检总局指定的机构办理电子业务开户手续。

2. 报检企业申请电子报检时应提供的资料:

(1) 报检单位备案或注册登记证明复印件;

（2）《电子报检登记申请表》；

（3）《电子业务开户登记表》。

3. 检验检疫机构对申请开展电子报检业务的报检企业进行审查，经审查合格的同意其开通电子报检业务。

二、电子报检的开通

报检企业应使用经国家质检总局评测合格并认可的电子报检软件进行电子报检。国家质检总局测评认可的电子报检软件有两种：企业端安装版和浏览器版。使用安装版，只要将软件安装在企业工作电脑上即可使用；使用浏览器版需登录到专门的电子平台，通过网页方式进行电子报检。

# 任务二　电子监管

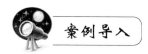

## 案例导入

福建检验检疫局在海港口岸已经运行了"出入境船舶电子检验检疫系统"。据测算，自该系统于 2003 年在马尾运行后，经过一年多的不断完善和推广应用，已经在马尾检验检疫局、宁德检验检疫局、福清检验检疫局、莆田检验检疫局和台江办公室办理了入出境船舶检疫 5698 艘次、打印相关证书 5790 份，有效提高了口岸入出境船检速度和效率，共为船方节省非生产性滞港时间 2587.24 小时，节约人力时间 2980 小时，合计产生经济效益 190.55 万元。另外，"检验监管决策支持系统"（ISD）的投入运行，也为福建检验检疫局选择模式和实时调整抽检比率提供了数据验证。

## 案例分析

实施"电子监管"，可以加快口岸验放速度，促进"大通关"建设，并有效解决检验检疫人力和物力资源不足的问题，进一步促进检验检疫工作的科学化和规范化。"出入境船舶电子检验检疫系统"就是福建检验检疫局在大力推广国家质检总局的"出口产品电子监管系统"的同时，结合自身工作实际，积极探索，进一步完善自身工作而自行研发的信息化系统。该系统可以对企业申报的电子数据进行智能判断并确定检疫方式，有效地规范各口岸船舶检疫的查验尺度，统一了业务流程。

国家质检总局以检验检疫综合业务管理系统为基础，利用计算机和网络等电子信息技术，建立和实施电子监管系统。电子监管系统是一个业务垂直管理系统，主要分为国家质检总局节点、各直属局（分支局）节点和企业端节点。总局节点主要负责法律、法规标准和风险预警信息以及相关规则，监控项目的设定和发布。直属局（分支局）节点负责接收上级节点发布的业务内容和企业端上报的业务信息,并对各种电子监管业务进行集中处理。企业端节点负责企业相关生产信息的数据采集和录入工作。

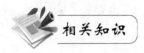 相关知识

## 一、电子监管的内容

(1)建立检验检疫法律、法规、标准和风险预警管理信息系统。为检验检疫工作提供支持,为企业提供帮助和指导。

(2)建立企业及产品管理系统。实现企业及产品(进口货物)的审批、许可、注册、备案、登记管理电子化,为检验检疫工作提供支持。

(3)帮助企业建立质量管理系统。结合企业分类等管理活动,对影响出口产品质量的生产企业管理体系进行评估,帮助企业提高自身管理的水平,从根本上改善出口产品质量。

(4)完善检验检疫监督管理系统。对出口货物,把检验检疫监督管理工作深入到控制出口产品质量的关键环节中去,从源头抓产品的质量,实现出口产品监管工作的前推;对进口货物,把检验检疫监督管理工作前推到装运前检验和检疫的关键监控环节中,后移到后续的监督管理中。

(5)建立企业出口产品过程监控系统。合理选择过程监控项目和参数,规范企业端数据采集,通过数据监控和关键控制点的视频监控对在线数据、实验室数据和视频数据等影响出口产品质量的关键数据进行采集,通过数据关联实现对不合格产品的可追溯,并实时调用所采集的信息,完成企业生产批合格评定。

(6)建立进出口货物合格评定系统。在货物风险分析的基础上,综合各方面信息,完成货物合格判定工作。对于实施生产过程监控的出口货物,实现报检批与生产批的综合批次管理,将企业出口报检信息与企业生产监控信息有机关联;对于实施装运前检验或检疫的进口货物,将企业进口报检信息与装运前监控信息有机关联。

(7)建立进出口货物质量分析系统。实现对货物质量的全面分析和快速反应机制,解决质量分析问题,为决策部门提供决策支持。

(8)完善口岸检验检疫机构与产地检验检疫机构的信息交流,强化对出口货物运输过程的监管、对货物核放情况的监控和对进口货物的后续管理。

(9)建立电子监管系统的抽样评定规则库(包括企业抽样规则库和检验检疫抽样规则库)。实现对企业抽样的管理、评定以及CIQ验证抽样的管理和自动提示;支持检验检疫工作人员的业务操作。

(10)实现电子监管系统与出入境检验检疫其他系统的充分整合,以推进出入境检验检疫全过程的电子化进程,形成完整的检验检疫电子网络。

## 二、电子监管的功能

**1. 出境货物电子监管系统(ES3000系统)**

根据检验检疫现行的法律法规,运用现代质量管理理论和信息技术,把检验检疫工作前推到出口产品的生产过程的各个环节,对出口货物进行前期管理,以过程监督、项目检测、风险分析、关键控制、系统保证与符合性验证为基础,通过对产品生产过程的自动化持续监控,实施对企业产品质量控制、资源共享与数据及情况的采集,实现了对产品质量的超强控制与闭环反馈控制,并在此过程中进行质量跟踪、质量检测、质量预警、质量修正、质量评定和质量判断。

"出境货物电子监管系统"充分利用CIQ2000综合业务管理系统现有资源,与CIQ2000系统建立了全面连接,适用于所有出口报检企业和商品,适用于不同经济发展水平的地区和检验检疫机构。

**2. 出口货物快速核放系统**

快速核放是指检验检疫机构对部分质量稳定、质量管理水平高的企业的出口货物,在实施有效监管的前提下,对在监管有效期内的出口货物实施快速验放的做法。报检时,只需将数据进行对比,成功后即可放行。目前,实施快速核放的产品主要是质量较稳定的工业产品。在实施快速核放前,完成全部检验检疫环节一般要2个以上工作日,实施快速核放后,时间缩短到1个小时以内。将出口企业日常监管信息、生产过程实时出入境检验检疫局结果和标准规定要求存入监管数据库。

**3. 进口货物快速查验系统**

实现检验检疫机构与港务部门的网络互联、信息共享。货物到港前,该系统可提前获取港务部门相关电子信息,并对进口货物到货信息自动核查和处理。货物到港后,按检验检疫不同要求查验核放。可以适用于海港的电子验放系统、陆运口岸的电子申报快速查验系统、空港普通货物和快件的电子验放系统。

**4. 视频监控系统**

视频监控是数据监控的有效辅助,它通过对企业(产品质量保障主体)中涉及对产品质量生成过程产生重大影响的要素实施风险分析,对所确定的关键控制点如生产线运作、原辅料检验、成品检验、仓储状况及其他必要且适宜的环节实施视频数据采集,通过组建网络化的多节点的电子传输渠道实现所获取图象数据的及时传递,在过程数据发生异常情况时,可追溯视频信息,并经过进一步的数据分析、归类、统计等后继处理,为检验监管模式(检验、放心方式)的正确选择与施行以及质量异常情况的溯源与改进提供实时、准确的一手信息,实现进出口产品检验检疫监管工作的集约化、高效化和现代化。

## 三、实施电子监管的企业条件

(1)进入电子监管的企业应具有良好的质量管理水平、相应的质量保证和检测能力、较高的诚信度及信息化水平。

(2)企业应具有检验检疫机构登记号,其产品属于实施电子监管的产品范围。

### 四、企业实施电子监管的步骤

（1）向当地检验检疫机构提出实施电子监管申请。

（2）申请单位经检验检疫机构确认后，申请企业电子密钥和个人电子密钥，并在中国电子检验检疫平台注册。

（3）检验检疫机构指定的集成商免费给企业安装电子监管企业端软件，并对企业相关操作人员进行培训。

（4）企业申报。企业通过电子监管企业端软件向检验检疫机构进行生产批相关信息申报，在出口电子报检时实现信息关联和共享。

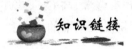

**适用电子监管的企业和产品**

出口产品电子监管采用公共平台的设计理念，适用于所有出口企业和各类产品。

电子监管推广应用工作分步进行，首先实施监控项目表单已维护好的产品，其他产品根据国家质检总局监控项目表单的维护进度逐步实施。目前已确认的电子监管产品类别如下：

（一）工业产品

a. 机电产品：家电、电机、机床、灯具、电动工具、通用机械、汽车、音视频设备、自行车、显像管、电线电缆、手机；

b. 化矿金危险品：轮胎、矿产品、金属材料、打火机；

c. 轻纺产品：包括所有的玩具和陶瓷产品。

（二）食品、植物产品

罐头、乳及乳制品、蜂蜜及蜂制品、食用油、粗榨大豆油、花生、蛋及加工蛋、冷冻青刀豆、冷冻毛豆、冷冻菠菜、盐渍蔬菜、烤鳗、水产品制品、饮料、茶叶、食品添加剂、糕点饼干、方便面、变性淀粉、果脯、雪茄烟、卷烟、化妆品及化妆品原料、食品用包装、容器和食品用具、绵羊肠衣、冷冻（冰鲜）饲养家畜禽肉、荞麦、燕麦、干豆类、部分保鲜蔬菜（萝卜、西兰花、大葱、大蒜、紫苏、生姜、未成熟豌豆）、部分中草药（人参、西洋参、甘草、枸杞）。

（三）动物

出口韩国屠宰马、试验猴、淡水鱼、鳗鱼、海水鱼、海水虾蟹、淡水虾蟹、出口海水贝类、淡水贝类；供中国港澳活猪、牛、活羊、活鸡、种鸡（含一日龄鸡）、乳鸽、淡水鱼、淡海鱼、海水虾蟹、淡水虾蟹、海水贝类、淡水贝类；出口约旦牛、羊；出口日本试验犬、试验猴、啮齿动物、鳗鱼、海水贝类、淡水贝类；出口欧盟观赏鱼、宠物食品、饲养偶蹄动物鬃毛；出口黎巴嫩牛、羊；出口所有国家的其他的马属动物、猪、牛、羊、犬、啮齿动物、试验猴、鸡形目、鸽、淡水鱼、海水鱼、观赏鱼、虾蟹、贝类、淡水贝类、宠物食品、偶蹄动物鬃毛。

（四）植物

a. 水果类：鸭梨、香梨、中国梨、苹果、荔枝、龙眼、柑橘、其他水果；

b. 粮谷类：玉米；

c. 种苗类：组培苗；

d. 竹木草藤柳制品；

e. 烟叶类：烤烟、香料烟、白肋烟。

f. 花卉类：蝴蝶兰、玫瑰。

g. 盆景。

以上产品均按 CIQ 代码分类。CIQ 代码全称为"出入境货物检验检疫分类代码"，是国家质检总局根据出入境货物检验检疫的特点，为方便监管而设定的一套编码规则。企业纳入电子监管后，在向检验检疫机构报检申报时，除填报产品的 HS 编码外，还应填报与 HS 编码相对应 CIQ 代码。关于 CIQ 代码的编码规则，相关企业可向检验检疫机构咨询。

# 任务三  电子放行

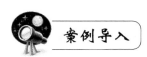 案例导入

我国某公司出口一批货物，按照有关规定办理了电子转单，但是突然接到消息，接运货物的船舶于海上触礁，不能按时到达，买方因急需这批货物，遂与卖方协商将这批货物由其他船只承载。问在这种情况下我方能否对电子转单的相关信息进行更改？

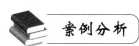 案例分析

出境口岸检验检疫机构可以根据下列情况对电子转单有关信息予以更改：

（1）因运输造成包装破损或短装等情况须减少数/重量的；

（2）须在出境口岸更改运输工具名称、发货日期、集装箱规格及数量等有关内容的；

（3）申报总值按有关比重换算或变更申报总值幅度不超过 10％ 的；

（4）经口岸检验检疫机构和产地检验检疫机构协商同意更改有关内容的。

结合本案例，运输工具名称的改变属于可以予以更改的范畴，所以我方能够顺利完成对电子转单相关信息的更改。

（案例来源：http://www.wangxiao.cn/bjy/fudao/2411392495.html）

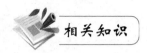 相关知识

电子放行是利用口岸电子执法系统和检验检疫广域网实现检验检疫机构之间、检验检疫机构与海关之间在通关放行信息上的互联互通。电子放行主要包括电子转单和电子通关等内容。

## 一、电子转单

"电子转单"指通过系统网络,将产地检验检疫机构和口岸检验检疫机构的相关信息相互连通,出境货物经产地检验检疫机构将检验检疫合格后的相关电子信息传输到出境口岸检验检疫机构、入境货物经入境口岸检验检疫机构签发《入境货物通关单》后的相关电子信息传输到目的地检验检疫机构实施检验检疫的监管模式。

### (一)出境电子转单

(1)产地检验检疫机构检验检疫合格后,通过网络将相关信息传输到电子转单中心。出境货物电子转单传输内容包括报检信息、签证信息及其他相关信息。

(2)产地检验检疫机构以书面方式向出境货物的货主或其代理人报检单号、转单号及密码等。

(3)出境货物的货主或其代理人凭报检单号、转单号及密码等到出境口岸检验检疫机构申请《出境货物通关单》。

(4)出境口岸检验检疫机构应出境货物的货主或其代理人的申请,提取电子转单信息,签发《出境货物通关单》。

(5)按《口岸查验管理规定》需核查货证的,出境货物的货主或其代理人应配合出境口岸检验检疫机构完成检验检疫工作。

### (二)入境电子转单

(1)对经入境口岸办理通关手续,需到目的地实施检验检疫的货物,口岸检验检疫机构通过网络,将相关信息传输到电子转单中心。入境货物电子转单传输内容包括报检信息、签证信息及其他相关信息。

(2)入境口岸检验检疫机构以书面方式向入境货物的货主或其代理人提供报检单号、转单号及密码等。

(3)目的地检验检疫机构接收电子转单中心转发的相关电子信息,并反馈接收情况信息。

(4)出境货物的货主或其代理人应凭报检单号、转单号及密码等,向目的地检验检疫机构申请实施检验检疫。

(5)目的地检验检疫机构根据电子转单信息,对入境货物的货主或其代理人未在规定期限内办理报检的,将有关信息反馈给入境口岸检验检疫机构。入境口岸检验检疫机构接收电子转单中心转发的上述信息,采取相关处理措施。

### （三）暂不实施电子转单的情况

（1）出境货物在产地预检的；
（2）出境货物出境口岸不明确的；
（3）出境货物需到口岸并批的；
（4）出境货物按规定需在口岸检验检疫并出证的；
（5）其他按有关规定不适用电子转单的。

### （四）实施电子转单后的更改

产地检验检疫机构签发完"换证凭条"后需进行更改的，按《出入境检验检疫报检规定》的有关规定办理。根据下列情况对电子转单有关信息予以更改。
（1）对运输造成包装破损或短装等原因需要减少数/重量的；
（2）需要在出境口岸更改运输工具名称、发货日期、集装箱规格及数量等有关内容的；
（3）申报总值按有关比重换算或变更申报总值幅度不超过 10％ 的；
（4）经口岸检验检疫机构和产地检验检疫机构协商同意更改有关内容的。

## 二、电子通关

电子通关包括进出口货物直通放行、绿色通道制度和通关单联网核查等工作内容。进出口货物直通放行、绿色通道制度内容请参见项目三。在这里主要介绍通关单联网核查业务基本流程。

通关单联网核查是指对于法定检验检疫的进出口商品，检验检疫机构将入/出境货物通关单的电子数据发送海关，海关核查其与进/出口货物报关单电子数据的一致性，对不一致的不予受理报关。

### （一）基本流程

根据海关总署与质检总局商定的电子报文格式，检验检疫部门按照有关法律法规的规定对法定检验检疫货物签发通关单，实时将通关单电子数据通过检验检疫电子业务平台、经电子口岸信息平台传输给海关，海关凭通关单电子数据验放，并在办结海关手续后实时将通关单使用情况反馈给检验检疫机构。
（1）检验检疫机构按照有关法律法规的规定对法定检验检疫货物签发通关单；
（2）实时将通关单电子数据通过检验检疫电子业务平台、经电子口岸信息平台传输给海关；
（3）海关凭通关单电子数据验放；
（4）在办结海关手续后，海关实时将通关单使用情况反馈给检验检疫机构。
通关单联网核查将对现行检验检疫通关模式产生较大的变革。由原来的只采用纸质通关单数据改变为电子数据与纸质通关单并行：电子数据用于海关系统比对，纸质通关单用于保证现场验放电子数据必须与纸质通关单上的数据完全一致。

（二）"通关单联网核查"实施的基本要求

（1）"通关单联网核查"必须按照先报检、后报关的基本要求操作，即出具通关单并将通关单电子数据传到海关并通过数据校验之后方可报关。

（2）报检批与报关批必须一一对应，既不能一份报关单对应多份通关单，也不能一份通关单对应多份报关单；

（3）通关单数据和报关单数据必须一一对应，通关单的相关数据必须和报关单的相关数据完全一致。

# 练 习 题

## 一、单选题

1. 以下所列，不属于检验检疫"三电工程"组成部分的是（      ）。

A. 电子申报      B. 电子监管      C. 电子放行      D. 电子报关

2. 关于出口货物电子监管，以下表述错误的是（      ）。

A. 实现了对出口货物生产、加工、储运和质量控制等过程的全面电子化管理

B. 实现了检验检疫工作往前推移，进一步提高了出口货物通关速度

C. 实施电子监管的出口货物不再需要批批报检

D. 实施电子监管的出口货物不再实施批批检验

3. 关于三电工程中所指的"电子申报"，以下描述正确的是（      ）。

A. 出入境货物电子报检和产地证电子签证

B. 出境货物电子报检、入境货物电子报检和电子放行

C. 电子报关、出境货物电子报检和产地证电子签证

D. 出境货物电子报检、入境货物电子报检和电子报关

## 二、多选题

1. 以下关于电子转单的表述，正确的有（      ）。

A. 须在口岸实施检验检疫并出证的出境货物暂不实施电子转单

B. 检验检疫机构对电子转单的货物不再出具《出境货物换证凭单》

C. 已办理电子转单的货物，不能再向产地检验检疫机构申请出具其他证书

D. 已办理电子转单的货物在口岸出运时由于短装需要减少数量、重量的，仍可向口岸检验检疫机构申请《出境货物通关单》

2. 以下情况中，暂不实施出境电子转单的有（      ）。

A. 出境口岸不明确的货物

B. 需到口岸并批的货物

C. 出口活动物

D. 按规定在口岸检验检疫并签发证书的货物

3. 关于报检人发送电子报检信息的要求，以下表述正确的有（      ）。

A. 应保证电子报检信息的准确性

B. 应符合报检时限有关要求

C. 合同或信用证中有特殊检验检疫要求的,应同时申报

D. 不得重复发送同一批货物的电子报检信息

4. 实施电子转单后,对报检工作的变化叙述正确的是( )。

A. 报检人不再领取《出境货物换证凭单》,而是《转单凭条》

B. 报检人不再领取《转单凭条》,而是《出境货物换证凭单》

C. 报检人凭报检单号和密码即可在出境口岸检验检疫机构申请《出境货物通关单》

D. 报检人凭报检单号、转单号和密码即可在出境口岸检验检疫机构申请《出境货物通关单》

5. 实施电子转单后,依据《口岸查验管理规定》相关规定,检验检疫机构( )。

A. 不再实行查验                 B. 实行批批查验

C. 对活动物实行批批查验          D. 对一般货物实行抽查

6. 下列属于申请电子报检的报检企业应具备的条件的有( )。

A. 遵守报检的有关管理规定

B. 已在检验检疫机构办理报检人登记备案或注册登记手续

C. 具备开展电子报检的软硬件条件和经检验检疫机构培训考核合格的报检员

D. 在国家质检总局指定的机构办理电子业务开户手续


**三、判断题**

1. 为实现"提速、减负、增效、严密监管"的目标,推进"大通关"进程,检验检疫系统不断加强信息化建设,已形成以"电子申报、电子监管、电子放行"为主要内容的"三电工程"。( )

2. 电子报检是指报检人使用电子报检软件通过检验检疫电子业务服务平台,将报检数据以电子方式传输给检验检疫机构,经检验检疫业务管理系统和检务人员处理后,将受理报检信息反馈报检人,实现远程办理出入境检验检疫报检的行为。( )

3. 电子报检对报检数据的审核采取"先人审,后机审"的程序进行。( )

4. 出境货物受理电子报检后,报检人应按受理报检信息的要求,在检验检疫机构施检时,提交报检单和随附单据。( )

5. 入境货物受理电子报检后,报检人应按受理报检信息的要求,在领取《入境货物通关单》时,提交报检单和随附单据。( )

6. 入境电子转单,入境检验检疫关系人应凭报检单号、转单号及密码等,向目的地检验检疫机构申请实施检验检疫。( )

7. 出境货物在产地预检的、出境货物出境口岸不明确的、出境货物需到口岸并批的、出境货物按规定需在口岸检验检疫并出证的和其他按有关规定不适用电子转单的暂不实施电子转单。( )

# 参 考 答 案

**一、单选题**

1. D    2. C    3. A

**二、多选题**

1. ABD    2. ABCD    3. ABC    4. AD    5. CD    6. ABCD

**三、判断题**

1. √    2. √    3. ×    4. √    5. √    6. √    7. √

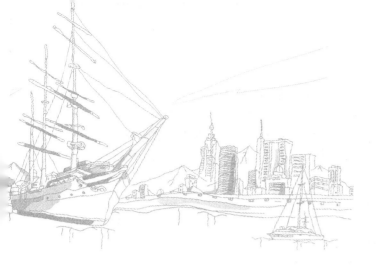

# 项目十
# 跨境电子商务通关检验检疫

## 项目介绍

　　通过本项目的学习,使学生能够掌握跨境电子商务通关检验检疫的基本知识,能够根据跨境电商检验检疫的相关规定了解备货进口模式、直购包裹进口模式业务、集货进口与出口业务模式下的通关与检验检疫业务操作的基本流程。

## 项目导入

　　2017 年,中国跨境进口零售电商市场的规模超千亿,增长率近 50%。随着 2018 年年底过渡期政策到期、新政即将颁布,进口电商零售市场仍将持续增长。同时,居民人均可支配收入持续增加,用户实际购买力不断提升;中产阶级家庭规模持续扩大,跨境购买主力人群也不断壮大;加之中国进口贸易回暖,跨境电商市场环境越来越好。电子商务已逐步成为我国经济快速发展不可或缺的战略性新兴产业。婴幼儿食品用品、保健品、化妆品、食品成为职业打假重灾区。上述商品占跨境电商 85% 以上的份额,诉讼理由主要为没有中文标签、食品添加的成分不符合国标、没有检验检疫证明等。诉讼请求基本是获利性赔偿,常常 10 倍索赔,有勒索嫌疑,部分电商怕引起负面报道和惩罚,未诉讼就自行赔偿。

　　不同区域的法院判决结果截然不同。北京朝阳区法院认为,跨境海淘境外商品,只要来源国合法生产、销售,履行了合法进口手续,就应该认定为该商品有合法来源。一些法院判决消费者败诉,比如:重庆市沙坪坝区法院 2015 年 5 月受理一例以预包装奶粉没有中文标签属不合格产品为由起诉某全球通平台,该消费者熊某购买 9 罐荷兰某品牌奶粉,货款 1887元,要求退货赔偿。法院审理后认为:跨境电商平台只是给消费者提供委托买卖服务,本案中,消费者为委托人,电商平台是受托人,电商公司提供的是服务,不是销售者,不承担食品安全法中销售者的法律责任,法院最终驳回消费者诉讼请求。而另一起案件,苏州市张某夫妇于 2014 年网购了美国、德国进口的婴幼儿奶粉、辅食等食品,总价 7600 多元,以没有中文标签起诉网络销售商,被告以怀疑原告消费者身份和商品为第三方发货直邮不能保证是否有中文标签为由抗辩。江苏吴中区法院认为:被告怀疑消费者身份举证不足,所售食品未标注中文标签,认定为不符合进口食品安全标准,虽由他人发货,但未尽查验诉讼食品是否符合安全标准的义务,法院最终判决:退还货款 7671 元,并支付赔偿金 76710 元。还有法院依据《消费者权益保护法》判决退回货款和 3 倍货款赔偿。据媒体报道,索赔成功率约 30%。跨境电商企业在不同的业务模式下如何进行检验检疫申报,保证消费者合法权益?

　　任务一:办理备货进口模式检验检疫业务
　　任务二:办理直购包裹进口模式检验检疫业务
　　任务三:办理集货进口与出口模式检验检疫业务

# 任务一　　办理备货进口模式检验检疫业务

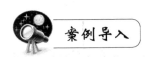

**案例导入**

　　刘某通过跨境电子商务零售进口方式向北京麦乐购科技有限公司("北京麦乐购公司")购买了 90 粒澳洲 Bio Island 婴幼儿全天然液体乳钙胶囊,并以产品质量不符合《中华人民共和国食品安全法》("食品安全法")的要求,向北京市东城区食品药品监督管理局投诉。2016年 6 月 29 日,北京市东城区食品药品监督管理局向刘某作出《举报/投诉办理告知书》并认为,刘某从北京麦乐购公司经营的麦乐购进口母婴商城购买产品,属于《海关总署关于跨境贸易电子商务进出境货物、物品有关监管事宜的公告》(海关总署公告 2014 年第 56 号)、《海关总署关于跨境贸易电子商务服务试点网购保税进口模式有关问题的通知》(〔2013〕59 号署科函)等规范性文件管理的范畴,不属于《食品安全法》第二条第一款第(一)项规定的食品经营行为。刘某举报的北京麦乐购公司销售 90 粒澳洲 Bio Island 婴幼儿液体乳钙胶囊(28天以上)不符合我国食品安全相关法律规定的违法行为不成立,对被举报人不予立案。

　　依据《食品安全法》第二条的规定,在中国境内从事食品生产和加工,食品销售和餐饮服务,应当遵守《食品安全法》的规定。因此,跨境电商零售进口产品是否适用《食品安全法》关于产品质量、标签、标识、说明书要求的规定,各方理解莫衷一是。2018 年 12 月 29 日,新修订的《食品安全法》将网络销售食品纳入监督,进一步激化了各方对跨境电商是否适用《食品安全法》的争议。

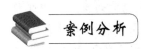

**案例分析**

　　从跨境电商的销售方以及跨境电商零售进口货物性质分析,跨境电商经营者并非在中国(不含中国港澳台,下同)境内注册的企业,也没有在中国境内向境内消费者销售食品,而是通过保税仓或海外直邮的方式,将物品从中国关境以外或保税区内销售给境内消费者;从海关监管的要求分析,本案中刘某从跨境电商经营者购买的物品也是按照个人自用进境物品监管,与其直接或委托第三方在海外购买物品并携带进境无实质区别;2016 年 8 月 29 日,国家食品药品监督管理总局办公厅发布了《关于食品跨境电子商务企业有关监管问题的复函》,食品跨境电商企业在线下开设展示(体验)店,但实际不销售食品的,不需要办理《食品经营许可证》。从该复函亦可间接推断,《食品安全法》监管的网络销售食品行为应当是指境内注册的销售者在中国境内通过互联网销售食品的行为。

因此,由于跨境电商经营者的销售行为实质发生地在境外,跨境电商经营者并不存在《食品安全法》第二条规定的在中国境内销售食品的行为,理应不适用《食品安全法》以及《中华人民共和国标准化法》规定的产品质量要求。

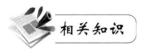

相关知识

## 一、备货进口模式业务检验检疫流程

备货进口模式检验检疫业务流程,应包括备案、入区检疫、区内监管、出区核查、溯源与监督,具体如图 10.1 所示。

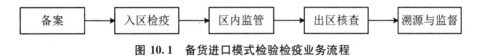

**图 10.1　备货进口模式检验检疫业务流程**

### (一)备案

**1. 企业备案**

在开展跨境电子商务业务前,跨境电商(简称"电商")应当通过通关服务平台向检验检疫分支机构(简称"分支结构")备案。企业备案流程如图 10.2 所示。

企业备案具体步骤如下:

(1)电商登录通关服务平台登记企业资料并提交。所需提供资料见表 10.1。

(2)通关服务平台通过电子商务可信交易公共服务系统对企业进行工商资质验证。

(3)开户完成后,通关服务平台按照要求进行数据处理,将已认证的企业备案信息发送至检验检疫监管系统。

(4)检验检疫监管系统对备案资料进行审核,对企业资料齐全且符合准入要求的企业,自动生成企业备案编号,审核通过并发送回执到通关服务平台,通关服务平台进行回执处理后发送回执到电商;对企业资料不全的或不符合准入要求的企业,反馈审核不通过回执到通关服务平台,通关服务平台进行回执处理后由发送回执到电商,电商进行资料补充或整改后重新提交至通关服务平台。

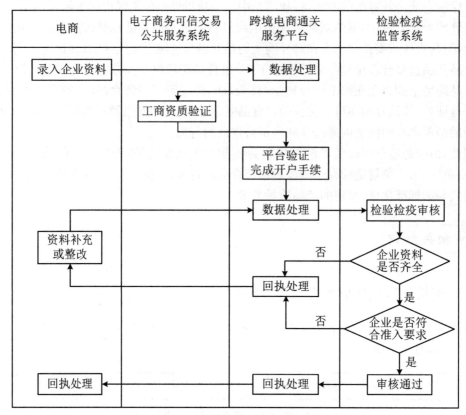

图 10.2　企业备案流程

表 10.1　企业开户与备案资料

| 1 | 企业经营类别 | 11 | 电商平台网址 |
|---|---|---|---|
| 2 | 组织机构代码 | 12 | 业务联系人 |
| 3 | 营业执照编号 | 13 | 业务联系人电话 |
| 4 | 企业中文名称 | 14 | 业务联系人邮箱 |
| 5 | 经营范围 | 15 | 报关单位代码 |
| 6 | 企业法人 | 16 | 报检单位代码 |
| 7 | 工商注册地址 | 17 | 企业营业执照 |
| 8 | 邮政编码 | 18 | 企业质量管理制度 |
| 9 | 企业网址 | 19 | 企业质量承诺书声明 |
| 10 | 网店名称 | | |

## 2. 商品备案

经营企业应在商品上线开展业务前通过通关服务平台向分支机构备案所经营的商品。商品备案由经营企业进行,经营企业可委托平台企业代理进行商品备案,但同一商品的备案结果仅对提出备案申请的企业有效。商品备案流程如图 10.3 所示。

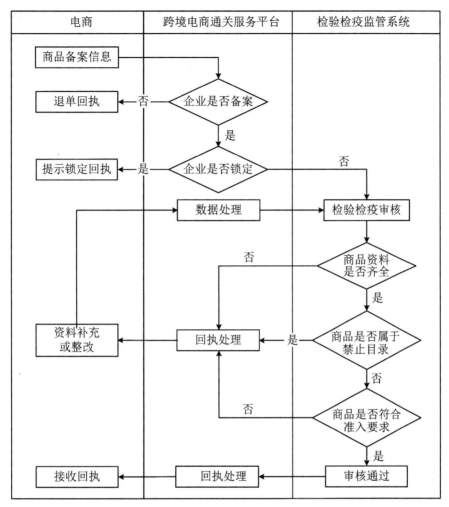

**图 10.3　商品备案流程**

商品备案具体步骤如下：

（1）电商应登陆通关服务平台进行商品备案,商品备案材料参见表10.2。

（2）通关服务平台判断企业是否备案。对未备案企业,反馈退单回执。对已备案企业,通关服务平台判断该企业是否为检验检疫锁定状态,对已锁定企业,反馈提示锁定回执并退单;对非锁定企业,通关服务平台将商品备案信息发送至检验检疫监管系统。

（3）检验检疫监管系统对商品备案信息进行审核,检查核对商品备案资料是否齐全,是否属于禁止目录以及是否符合准入要求,对于审核通过的商品给予备案,反馈审核通过回执到通关服务平台,通关服务平台进行回执处理后发送回执到电商;对于审核不通过的商品,反馈审核不通过回执到通关服务平台,通关服务平台进行回执处理后由发送回执到电商,电商进行资料补充或整改后重新提交至通关服务平台。

表 10.2　商品备案资料

| | | | |
|---|---|---|---|
| 1 | 电子口岸持卡人用户编号 | 20 | 备案价格 |
| 2 | 电子口岸持卡人用户名称 | 21 | 品牌原产国 |
| 3 | 电商平台代码 | 22 | 法检标志 |
| 4 | 电商平台企业名称 | 23 | 赠品标志 |
| 5 | 电商经营(商户)代码 | 24 | 供货商企业名称 |
| 6 | 电商经营(商户)企业名称 | 25 | 供货商国别 |
| 7 | 申报企业代码 | 26 | 生产企业名称 |
| 8 | 申报企业名称 | 27 | 生产企业国别 |
| 9 | 商品序号 | 28 | 适用标准 |
| 10 | 企业商品货号 | 29 | 认证情况 |
| 11 | 商品备案号 | 30 | 监管类别标志 |
| 12 | 物品税号 | 31 | 境外食品生产企业注册号 |
| 13 | 海关商品编码 | 32 | 企业风险明示标志 |
| 14 | 商品名称 | 33 | 商品图片类别 |
| 15 | 规格型号 | 34 | 商品图片名称 |
| 16 | 条形码 | 35 | 商品图片内容 |
| 17 | 品牌 | 36 | 商品附件类别 |
| 18 | 计量单位 | 37 | 商品附件名称 |
| 19 | 币制 | 38 | 商品附件内容 |

## (二) 入区检疫

### 1. 基本流程

商品入区时,电商应通过通关服务平台向分支机构申报入境商品信息,经与备案商品信息进行比对,信息相符的,分支机构准予商品入区并计入其入境商品台账;信息不符的,禁止入区。

入区商品涉及卫生检疫和动植物检疫的,经营企业应向分支机构报检,分支机构实施检疫查验。入区商品涉及检验的,按特殊监管区检验的相关规定执行。

### 2. 入仓申报

入仓申请单申报流程如图 10.4 所示。

入仓申报具体步骤如下:

(1) 电商发送入仓申请单信息至通关服务平台,入仓申请单资料参见表 10.3。

(2) 通关服务平台判断企业和商品是否备案,对未进行企业、商品备案的,反馈退单回执给仓储企业。对企业和商品均已备案的,系统判断该企业或商品是否为检验检疫锁定状态,对已锁定状态,反馈提示锁定回执并退单;对非锁定状态的,通关服务平台将入仓申报信息发送至检验检疫监管系统。

（3）检验检疫监管系统对入仓申报信息进行审核后发送回执到通关服务平台，通关服务平台进行回执处理后发送回执到电商。

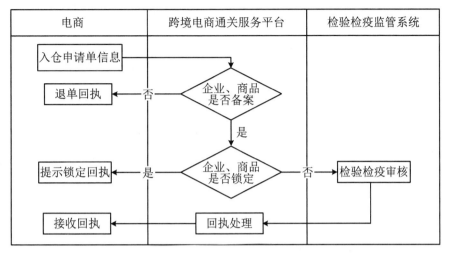

**图 10.4　入仓申请单申报流程**

**表 10.3　入仓申请单资料**

| 1 | 主管海关代码 | 18 | 运输方式代码 |
|---|---|---|---|
| 2 | 主管检验检疫机构代码 | 19 | 运输工具名称 |
| 3 | 电子口岸持卡人用户编号 | 20 | 航次航班号 |
| 4 | 电子口岸持卡人用户名称 | 21 | 提运单号 |
| 5 | 电商平台代码 | 22 | 包装种类 |
| 6 | 电商平台企业名称 | 23 | 毛重(kg) |
| 7 | 电商经营(商户)代码 | 24 | 净重(kg) |
| 8 | 电商经营(商户)企业名称 | 25 | 发件人名称 |
| 9 | 申报企业代码 | 26 | 收件人名称 |
| 10 | 申报企业名称 | 27 | 商品备案号 |
| 11 | 业务模式代码 | 28 | 批次 |
| 12 | 电商账册编号 | 29 | 入仓序号 |
| 13 | 入仓单号 | 30 | 企业商品货号 |
| 14 | 入仓时间 | 31 | 是否有木质包装 |
| 15 | 关联单证类型 | 32 | 计量单位 |
| 16 | 关联单证号码 | 33 | 入库数量 |
| 17 | 进出口岸代码 | | |

### （三）区内监管

跨境电子商务商品经检疫合格后,应当存放在分支机构指定的监管仓库。分支机构根据需要对商品进行监督抽检。采信第三方检测结果的,应按相关规定执行。

监督抽检环节可与出区核查环节并行。监督抽检不合格的,禁止相应商品出区,已销售的商品责令经营企业召回;监督抽检合格的,允许销售。

### （四）出区核查

跨境电子商务商品销售出区时,电商应通过通关服务平台向分支机构逐批进行三单(电子订单、电子运单、支付凭证)申报。分支机构对出区商品进行核查,现场核查符合要求的,发放核放单,直接放行;现场核查不符合要求的,要求电商整改。

#### 1. 电子订单申报

电子订单申报流程如图 10.5 所示。

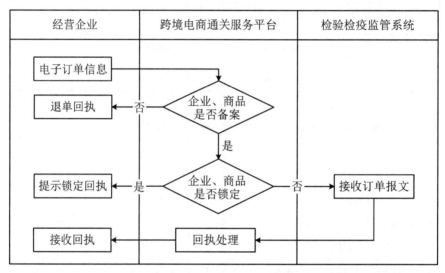

**图 10.5　电子订单申报流程**

电子订单申报具体步骤如下:

(1) 经营企业发送电子订单信息至通关服务平台,电子订单资料参见表 10.4。

(2) 通关服务平台判断企业和商品是否备案,对未进行企业、商品备案的,反馈退单回执。对企业和商品均已备案的,系统判断该企业或商品是否为检验检疫锁定状态,对已锁定状态,反馈提示锁定回执并退单;对非锁定状态的,通关服务平台将电子订单信息发送至检验检疫监管系统。

(3) 检验检疫监管系统接收电子订单信息并自动审核后发送回执到通关服务平台,通关服务平台进行回执处理后发送回执到经营企业。

表 10.4 电子订单信息所需资料

| 1 | 电子口岸持卡人用户编号 | 17 | 优惠金额 |
|---|---|---|---|
| 2 | 电子口岸持卡人用户名称 | 18 | 优惠信息说明 |
| 3 | 电商平台代码 | 19 | 商品序号 |
| 4 | 电商平台企业名称 | 20 | 企业商品货号 |
| 5 | 电商经营(商户)代码 | 21 | 商品备案号 |
| 6 | 电商经营(商户)企业名称 | 22 | 海关商品编码 |
| 7 | 申报企业代码 | 23 | 商品名称 |
| 8 | 申报企业名称 | 24 | 规格型号 |
| 9 | 订单编号 | 25 | 条形码 |
| 10 | 订单商品货款 | 26 | 品牌 |
| 11 | 订单商品运费 | 27 | 计量单位 |
| 12 | 币制代码 | 28 | 币制 |
| 13 | 收货人名称 | 29 | 成交数量 |
| 14 | 收货人地址 | 30 | 单价 |
| 15 | 收货人电话 | 31 | 总价 |
| 16 | 收货人所在国 | 32 | 赠品标志 |

## 2. 电子运单申报

电子运单申报流程如图 10.6 所示。

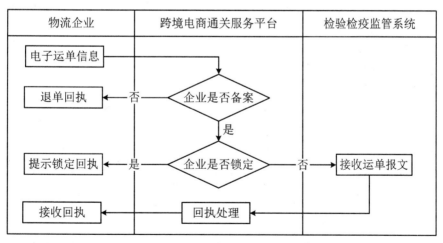

图 10.6 电子运单申报流程

电子运单申报具体步骤如下：

(1) 物流企业发送电子运单信息至通关服务平台,电子运单资料参见表 10.5。

表 10.5 电子运单资料

| | | | |
|---|---|---|---|
| 1 | 电子口岸持卡人用户编号 | 17 | 毛重(kg) |
| 2 | 电子口岸持卡人用户名称 | 18 | 净重(kg) |
| 3 | 电商平台代码 | 19 | 件数 |
| 4 | 电商平台企业名称 | 20 | 包裹单信息 |
| 5 | 物流企业代码 | 21 | 商品信息 |
| 6 | 物流企业名称 | 22 | 收货人名称 |
| 7 | 订单编号 | 23 | 收货人所在国 |
| 8 | 物流运单编号 | 24 | 收货人地址(省) |
| 9 | 进出口标记 | 25 | 收货人地址(市) |
| 10 | 运输方式 | 26 | 收货人地址(区) |
| 11 | 运输工具名称 | 27 | 收件人地址 |
| 12 | 航次航班号 | 28 | 收件人电话 |
| 13 | 提运单号 | 29 | 发货人名称 |
| 14 | 运费 | 30 | 发货人地址 |
| 15 | 保价费 | 31 | 发货人电话 |
| 16 | 币制代码 | 32 | 发件人所在国 |

（2）通关服务平台判断企业和商品是否备案，对未进行企业、商品备案的，反馈退单回执给企业。对企业和商品均已备案的，系统判断该企业或商品是否为检验检疫锁定状态，对已锁定状态，反馈提示锁定回执并退单；对非锁定状态的，通关服务平台将电电子运单信息发送至检验检疫监管系统。

（3）检验检疫监管系统接收电子运单信息并自动审核后发送回执到通关服务平台，通关服务平台进行回执处理后由发送回执到物流企业。

**3. 支付凭证申报**

支付凭证申报流程如图 10.7 所示。

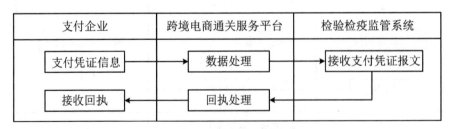

图 10.7 支付凭证申报流程

支付凭证申报具体步骤如下：

（1）支付企业发送支付凭证信息至通关服务平台，支付凭证资料参见表 10.6。

**表 10.6　支付凭证资料**

| 1 | 电子口岸持卡人用户编号 | 8 | 电商平台代码 |
|---|---|---|---|
| 2 | 电子口岸持卡人用户名称 | 9 | 电商平台名称 |
| 3 | 支付企业代码 | 10 | 支付人姓名 |
| 4 | 支付企业名称 | 11 | 支付人证件号码 |
| 5 | 支付交易类型 | 12 | 支付金额 |
| 6 | 支付交易编号 | 13 | 支付币制 |
| 7 | 订单编号 | | |

（2）通关服务平台进行数据处理后将支付凭证信息发送至检验检疫监管系统。

（3）检验检疫监管系统接收支付凭证信息并自动审核后发送回执到通关服务平台，通关服务平台进行回执处理后由发送回执到支付企业。

（五）出区核销

商品出区时，仓储企业应将核放单发送至分支机构，以作为检验检疫监管系统台账核销的依据。核放单申报流程如图 10.8 所示。

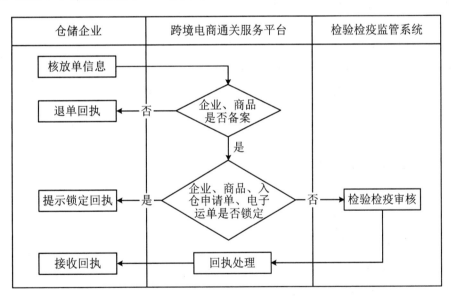

**图 10.8　核放单申报流程**

核放单申报具体步骤如下：

（1）仓储企业发送核放单信息至通关服务平台，核放单资料参见表 10.7。

（2）通关服务平台判断企业和商品是否备案，对未进行企业、商品备案的，反馈退单回执给企业。对企业和商品均已备案的，系统判断企业、商品、电子运单、入仓申请单是否为检验检疫锁定状态，对已锁定状态，反馈提示锁定回执并退单；对非锁定状态的，通关服务平台将核放单信息发送至检验检疫监管系统。

（3）检验检疫监管系统接收核放单信息并自动审核后发送回执到通关服务平台,通关服务平台进行回执处理后发送回执到仓储企业。

表 10.7 核放单资料

| 1 | 电子口岸持卡人用户编号 | 8 | 出入区日期 |
|---|---|---|---|
| 2 | 电子口岸持卡人用户名称 | 9 | 出入区日期 |
| 3 | 物流企业代码 | 10 | 物品清单号 |
| 4 | 物流企业名称 | 11 | 运单号 |
| 5 | 核放单号 | 12 | 入仓单号 |
| 6 | 配送车牌号 | 13 | 入仓序号 |
| 7 | 出入区标识 | 14 | 批次 |

（六）溯源与监督

分支机构应通过加贴防伪溯源标识、二维码、条形码等手段,建立以组织机构代码和商品条码为基础的商品溯源制度,以及建立质量安全管理制度对电商及其商品进行有效监督。对监督抽检不合格的商品,分支机构应监督经营企业作退运或销毁处理,并追究电商的责任。

检验检疫机构可建立风险管理与"负面清单"制度,对商品进行质量安全风险监控和分析,结果可作为电商诚信评价和商品准入的依据。

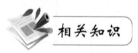 相关知识

一、跨境电商主要分类

综合自营类:此类平台拥有较为丰富的商品和资金资源。部分电商经过一段时间发展,由自营类逐渐向综合类演进;典型代表如网易考拉、小红书、达令等。

垂直自营类:围绕母婴、美妆等垂直品类或垂直人群,进行商品的选品和销售。大部分为自营 B2C,由少量 M2C 部分作为品类的补充;典型代表如蜜芽等。

综合平台类:多而全的平台化运作,主要玩家为内贸电商巨头,利用自身强大流量优势为平台引流。包括 B2C 和 C2C 模式;典型代表如天猫国际、京东全球购、洋码头等。

垂直平台类:垂直类平台电商,目前参与者有限,主要集中在服饰、美妆垂直品类,多为C2C 模式。如海蜜全球购等。

二、跨境进口电商主要模式

保税备货是目前跨境电商主流的商业模式,集货模式则是直邮模式的升级,差异在于是否集中订单统一发货;跨境电商从物流模式来看,又分为保税备货模式和海外直邮模式,其

中海外直邮模式根据是否集货分为小包裹直邮和集货模式。

**1. 保税备货**

商家通过大数据分析提前将热卖商品屯放在国内的保税区,消费者下单之后,直接从保税区的保税仓清关和发货。该模式配送时效快,体验感较好,且商品在进口通关等方面受到严格监督,商品质量以及消费者权益都有保障;但需要承担海外仓的建设成本以及商品过期可能存在的销毁成本,该模式对市场把控很难精准,反应速度较慢,更适用于标品和热款。

**2. 保税集货**

电商平台根据消费者产生的订单,先在国外采购货物统一打包,以集货方式进境,在保税中心由物流企业粘贴运输面单、报关企业汇总申报再经海关清关核放。该模式无需将未出售的货物预先囤积在仓库内,可降低资金成本和销售风险,但没有备货模式发货快。

**3. 跨境直邮**

跨境直邮又称为海外直邮,由海外供应商直接发货,配送速度较慢,且前期需要承担较多的海外仓的建设成本,以及非规模化运营的成本。但是模式更灵活,可供选择的品类多,更适用于非标和测试阶段的新品。根据是否集货分为小包裹直邮和集货模式。

小包裹集邮是指消费者下订单后,由国外供应商直接发货,经过海关清关、快递才会慢慢送到消费者手中;而集货直邮是指消费者下单后,由境外供应商集中订单,统一采购和发货,再经过海关清关。包裹较大,货物到达消费者手中等待的时间很长,体验感较差。

# 任务二　办理直购包裹进口模式检验检疫业务

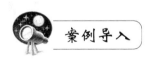

近年来,政府自贸区、百货体验店……各种跨境电商如雨后春笋般出现,给海淘剁手族的带来福利,真正实现"足不出户购遍全球"! 广州空港委数据显示,2015 年上半年综合保税区内跨境电商进口业务量增长更加迅猛,其中,B2C 直购进口业务 56 万票,货值 1.6 亿元,环比增长约 12.3 倍,约占全国份额的 40%。如此大的进口业务量,怎么才能保证消费者拿到的是安全、品质过硬商品呢?

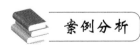

商品货物从国外到国内可以分为两种模式,第一种叫"海外直邮"模式(即 B2C),指消费者先卜单购买商品,商品在海外包装完成后进入跨境电商园区内。第二种叫"保税备货"模

式(即 B2B2C)则是海外商品先到达园区保税仓,然后消费者通过电商平台下单,产品从园区内发出,在园区内包装。两种模式的商品均在清关后通过国内快递送达消费者。对在快件办辖内开展跨境电商业务的电商企业、电商平台、物流仓储企业实施检验检疫审核、备案;对申报进境的跨境电商商品进行"商品大类备案"。通过事前备案,要求电商企业建立完善的"质量安全管理制度""产品风险主动报告和召回制度""监督管理和责任追溯机制""质量安全消费风险提示"以及"消费者权益保障、质量问题投诉处理制度"等,规范对跨境电商企业和商品的管理,设立准入门槛。借助"跨境电商电子监管系统",实行清单"全申报",对不同清单实施差别化监管。通过线上监测、风险监控,充分保障消费者权益,完善事后追溯机制。

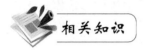相关知识

直购包裹进口模式应按照快件和邮寄物检验检疫监管办法管理,其检验检疫业务流程如图 10.9 所示,具体步骤如下:

(1)电商通过通关服务平台向分支机构备案。

(2)经营企业向分支机构办理报检手续。

(3)分支机构根据报检资料计收费。

(4)分支机构对商品实施现场查验工作。

(5)对经检验检疫合格的商品,打印通关单并在申报簿上签章后放行。

(6)对检疫不合格的商品,经检疫处理后合格的给予放行,不合格的进行退运或销毁;对检验不合格的商品,经技术处理后合格的给予放行,不合格的进行退运或销毁。

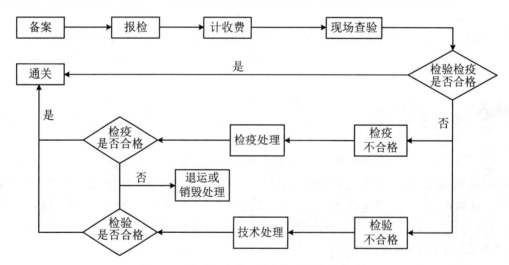

图 10.9　直购包裹进口模式检验检疫业务流程

# 任务三　办理集货进口与出口模式检验检疫业务

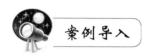

2017年4月7日,记者从湖南海关获悉,近日湖南海关在对1批跨境电商从以色列进口的聚碳酸酯塑料杯进行检验时,发现存在安全卫生风险。这批塑料杯高锰酸钾消耗量达29.2 mg/L,超过国家强制性标准《食品容器、包装材料用聚碳酸酯成型品卫生标准》中第3.2款"高锰酸钾消耗量不得超过10 mg/L"的规定。该项目是控制食品容器内壁被水溶解的有毒有害有机小分子限量的重要指标,超标会对人体健康造成伤害。

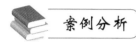

针对检测结果,湖南海关对该批不合格的塑料杯出具了《检验检疫处理通知书》,要求收货人对不合格商品进行销毁或退运。同时启动了风险排查和消费品召回调查程序,并及时向质检总局报送相关情况。3月31日,质检总局向全国发布警示通报。这是湖南首次发现电商平台进口消费品不合格案例,也是质检总局首次针对跨境电商进口消费品不合格发布警示通报。湖南海关将会同北京、浙江的检验检疫机构,就问题产品与相关电商平台进行约谈,及时采取相关措施,消除产品安全隐患。

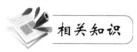

## 一、集货进口模式检验检疫业务流程

跨境电子商务通关的集货进口模式检验检疫业务流程和备货进口模式检验检疫业务流程基本相同,包括备案、入区检疫、出区核查、溯源与监督,不同之处是没有区内监管。集货模式与备货模式差别在于:在集货模式中,先由消费者在电商网站上下订单后,再由电商企业到境外购货,而备货模式中,先由电商企业在境外购货后,备货于保税区中,消费者再下单。

## 二、集货出口模式检验检疫业务流程

跨境电子商务通关的出口模式检验检疫业务流程如图10.10所示,具体步骤如下:
(1)备案包括企业备案和商品备案。备案流程与备货进口模式检验检疫业务备案要求相同。

（2）商品申报。电商在检验检疫机构进行出口商品检验检疫申请和出境申报。

（3）检验检疫机构对跨境电子商务出口商品建立检验检疫闸口放行机制，根据申报资料判定商品是否为列入出口法定检验检疫范围内的商品，对未列入出口法定检验检疫范围内的商品，直接放行。

（4）对列入出口法定检验检疫范围内的商品，经检验检疫合格后核销放行；不合格的，进行退运或销毁处理。

（5）集中报检。列入出口法定检验检疫范围内的商品，商品离境后，应在规定时间内，电商应集中向检验检疫机构进行报检。

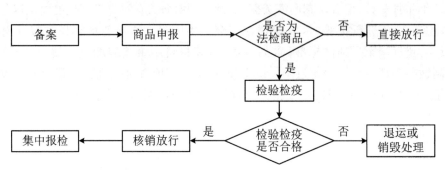

**图 10.10 出口模式检验检疫业务流程**

## 练 习 题

**一、多项选择题**

1. 跨境电商的主要类型包括（    ）。

A. 综合自营类　　　B. 垂直自营类　　　C. 综合平台类　　　D. 垂直平台类

2. 跨境进口电商主要模式包括（    ）。

A. 保税备货　　　B. 保税集货　　　C. 小包裹集邮　　　D. 集货直邮

3. 跨境电商企业进出口是需要进行检验检疫备案包括（    ）。

A. 企业备案　　　B. 商品备案　　　C. 法人备案　　　D. 渠道备案

4. 分支机构应通过（    ）等手段建立以组织机构代码和商品条码为基础的商品溯源制度。

A. 加贴防伪溯源标识B. 二维码　　　C. 条形码　　　D. 图案

**二、判断题**

1. 跨境电子商务商品经检疫合格后，应当存放在分支机构指定的监管仓库。（    ）

2. 跨境电子商务商品销售出区时，电商应通过通关服务平台向分支机构逐批进行三单（电子订单、电子运单、支付凭证）申报。（    ）

3. 入区商品涉及卫生检疫和动植物检疫的，经营企业应向分支机构报检，分支机构实施检疫查验。（    ）

# 参 考 答 案

## 一、多项选择题

1. ABCD 2. ABCD 3. AB 4. ABC

## 二、判断题

1. √ 2. √ 3. √

# 附录一　报检英语词汇

## 第一部分　外　贸　词　汇

1. abide by　遵守,守约
2. accord with　符合,与…一致
3. according to　按照,根据
4. account　账户,原因
5. advice　通知,劝告
6. air transport　空运
7. allowance　允差,折扣
8. arbitration　仲裁,公断
9. amount　总数
10. at sight　即期,见票即付
11. bill of exchange　汇票
12. buyer　买方
13. cargo　货物
14. carrier　承运人,运载工具
14. charge　费用,负责
15. company　公司,商号
16. comply with　符合,与一致
17. consignee　收货人
18. consignor　发货人
19. consumer　用户,消费者
20. description　货名,描述
21. document against acceptance（D/A）　承兑交单
22. document against payment（D/P）　付款交单
23. discount　折扣,贴现
24. freight　货运,运输
25. gross weight　毛重
26. imported content　进口成分
27. in accordance with　符合,根据
28. in advance　预先
29. in agreement with符合,与…一致
30. length　长度,段
31. manufacture　制造
32. market　市场
33. payment terms　付款条件
34. price　价格,价值
35. quantity　数量,量
36. shipping mark　唛头,装运标记
37. signature　署名,签署
38. specification　规格,说明书
39. standard　标准
40. style　款式,式样
41. supplier　供方
42. tare weight　皮重,包装重量
43. warehouse　仓库,货栈
44. telegraphic transfer（T/T）　电汇
45. terms of payment　付款条件
46. trade mark　商标
47. unit price　单价
48. validity　有效,合法性
49. technical barriers to trade（TBT）　技术性贸易壁垒

## 第二部分　检　验　检　疫

1. 检验　inspection
2. 检疫　quarantine
3. 商检标识　commodity inspection mark
4. 合同公差　conventional allowance
5. 验讫日期　date of completion of inspection
6. 卫生标志　health certification mark
7. 热处理　heat treatment
8. 品质,质量　quality
9. 数量　quantity

# 第三部分 单 证

1. 单证 certificate
2. 航空运单 air waybill
3. 提单 bill of lading
4. 报关单 bill of entry
5. 一般原产地证书 certificate of origin
6. 普惠制原产地格式 A 证书 GSP certificate for original form A
7. GSP abbr. generalized system of preference （关税）一般特惠制
8. 清洁提单 clean bill of lading
9. 信用证 letter of credit L/C
10. 信用证 credit
11. 不可撤销信用证 irrevocable L/C
12. 光票信用证 clean credit
13. 发票 invoice
14. 商业发票 commercial invoice
15. 形式发票 proforma invoice
16. 合同 contract
17. 销售确认书 sales confirmation
18. 销售合同 sales contract
19. 订单 order
20. 订货单 purchase order
21. 装箱单 packing list
22. 许可证 licence
23. 出口许可证 export licence
24. 进口许可证 import licence
25. 一式两份 in duplicate
26. 一式三份 in triplicate
27. 一式四份 in quadruplicate
28. 单据，文件 document
29. 跟单信用证 documentary credit
30. 汇票 draft
31. 跟单汇票 documentary draft
32. 保函 letter of guarantee
33. 标记及号码 mark and number.
34. 原产国标记 marks of origin
35. 尺码单 measurement list
36. 证据，凭证 evidence
37. 检验证书 inspection certificate
38. 植物检疫证书 Phytosanitary certificate
39. 包装检验证书 certificate of packing
40. 品质检验证书 certificate of quality
41. 数量检验证书 certificate of quantity
42. 重量检验证书 certificate of weight
43. 消毒检验证书 certificate of disinfection
44. 熏蒸检验证书 certificate of fumigation
45. 熏蒸/消毒证书 fumigation/disinfection certificate
46. 健康证书 certificate of health
47. 中国强制认证 China Compulsory Certificate (CCC)
48. 动物卫生证书 animal health certificate
49. 动物检疫证书 animal quarantine certificate
50. 预防接种申请书 application form for vaccination
51. 验残证书 certificate of damage
52. 签发日期 issuing date
53. 装船通知 shipping advice
54. 装货通知单 shipping note
55. 即期汇票 sight draft
56. 即期信用证 sight L/C
57. 签名 signature
58. 补充证书 supplementary certificate
59. 全程联运提单 through bill of lading
60. 有效期限 valid period
61. 兽医（卫生）证书 veterinary (health) certificate
62. （货）运单 way bill
63. 重量单 weight list
64. 适合人类食用 fit for human consumption
65. 产地 place of origin
66. 消费者 consumer

# 第四部分 包 装

1. packing 包装
2. bale 包，捆

3. barrel　圆桶,桶

4. basket box　盒,箱

5. box　盒,箱

6. bucket　桶

7. carton　纸箱,纸盒

8. container　集装箱,容器

9. crate　板条箱,柳条箱

10. gunny bag　麻袋

11. in bulk　散装

12. pallet　托盘

13. plastic bag　塑料袋

14. Seal No.　铅封号

15. wooden case　木箱

## 第五部分　运　　输

1. transport　运输

2. destination　目的地,目的港

3. discharging port　卸货港

4. dispatch　发货,发送

5. freight　货运,运费

6. means of transport　运输方式

7. port of arrival　到货港

8. port of delivery　交货港

9. port of discharge/unloading　卸货港

10. port of dispatch　发货港

11. port of loading　装货港

12. shipper 货主,托运人,发货人

13. transport　运输

14. vehicle　车辆,运载工具

15. vessel　船舶

16. voyage　航程

## 第六部分　保　　险

1. insurance　保险

2. all risks　一切险,全部险

3. force majeure　不可抗力

4. policy　保险单

### 填写报检单时应掌握的常见英文单词

1. 收货人　consignee

2. 发货人　consignor

3. 货物名称　description of goods 或 Name of commodity

4. HS 编码　HS code

5. 原产国　made in 或 origin

6. 数量　quantity

7. 重量　weight

8. 货物总值　amount 或 total amount,有时缩写为 AMT

9. 包装种类及数量　packing、quantity

10. 运输工具名称　ocean vessel

11. 合同号　Contract No.

12. 提单/运单号　Bill of lading No.(有时候缩写 B/L NO. 都是指提单号);航空运单号 Air waybill No.

13. 启运国家　一般情况下从装货港所在的国家来判断,port of loading 是启运口岸,启运口岸所在的国家为启运国家

14. 入境口岸　一般通过中文描述中可知或从卸货港来判断,卸货港为 port of discharge

# 附录二 进出境动植物检疫法

## 中华人民共和国进出境动植物检疫法

（1991 年 10 月 30 日第七届全国人民代表大会常务委员会第二十二次会议
通过，中华人民共和国主席令第 53 号发布，自 1992 年 4 月 1 日起执行）

### 第一章 总 则

**第一条** 为防止动物传染病、寄生虫病和植物危险性病、虫、杂草以及其他有害生物（以下简称病虫害）传入、传出国境，保护农、林、牧、渔业生产和人体健康，促进对外经济贸易的发展，制定本法。

**第二条** 进出境的动植物、动植物产品和其他检疫物，装载动植物、动植物产品和其他检疫物的装载容器、包装物，以及来自动植物疫区的运输工具，依照本法规定实施检疫。

**第三条** 国务院设立动植物检疫机关（以下简称国家动植物检疫机关），统一管理全国进出境动植物检疫工作。国家动植物检疫机关在对外开放的口岸和进出境动植物检疫业务集中的地点设立的口岸动植物检疫机关，依照本法规定实施进出境动植物检疫。

贸易性动物产品出境的检疫机关，由国务院根据实际情况规定。

国务院农业行政主管部门主管全国进出境动植物检疫工作。

**第四条** 口岸动植物检疫机关在实施检疫时可以行使下列职权：

（一）依照本法规定登船、登车、登机实施检疫；

（二）进入港口、机场、车站、邮局以及检疫物的存放、加工、养殖、种植场所实施检疫，并依照规定采样；

（三）根据检疫需要，进入有关生产、仓库等场所，进行疫情监测、调查和检疫监督管理；

（四）查阅、复制、摘录与检疫物有关的运行日志、货运单、合同、发票以及其他单证。

**第五条** 国家禁止下列各物进境：

（一）动植物病原体（包括菌种、毒种等）、害虫及其他有害生物；

（二）动植物疫情流行的国家和地区的有关动植物、动植物产品和其他检疫物；

（三）动物尸体；

（四）土壤。

口岸动植物检疫机关发现有前款规定的禁止进境物的，作退回或者销毁处理。

因科学研究等特殊需要引进本条第一款规定的禁止进境物的，必须事先提出申请，经国家动植物检疫机关批准。

本条第一款第二项规定的禁止进境物的名录，由国务院农业行政主管部门制定并公布。

**第六条** 国外发生重大动植物疫情并可能传入中国时，国务院应当采取紧急预防措施，必要时可以下令禁止来自动植物疫区的运输工具进境或者封锁有关口岸；受动植物疫情威胁地区的地方人民政府和有关口岸动植物检疫机关，应当立即采取紧急措施，同时向上级人民政府和国家动植物检疫机关报告。

邮电、运输部门对重大动植物疫情报告和送检材料应当优先传送。

**第七条** 国家动植物检疫机关和口岸动植物检疫机关对进出境动植物、动植物产品的生产、加工、存放过程，实行检疫监督制度。

**第八条** 口岸动植物检疫机关在港口、机场、车站、邮局执行检疫任务时，海关、交通、民航、铁路、邮电等有关部门应当配合。

**第九条** 动植物检疫机关检疫人员必须忠于职守，秉公执法。

动植物检疫机关检疫人员依法执行公务，任何单位和个人不得阻挠。

## 第二章 进境检疫

**第十条** 输入动物、动物产品、植物种子、种苗等其他繁殖材料的，必须事先提出申请，办理检疫审批手续。

**第十一条** 通过贸易、科技合作、交换、赠送、援助等方式输入动植物、动植物产品和其他检疫物的，应当在合同或者协议中订明中国法定的检疫要求，并订明必须附有输出国家或者地区政府动植物检疫机关出具的检疫证书。

**第十二条** 货主或者其代理人应当在动植物、动植物产品和其他检疫物进境前或者进境时持输出国家或者地区的检疫证书、贸易合同等单证，向进境口岸动植物检疫机关报检。

**第十三条** 装载动物的运输工具抵达口岸时，口岸动植物检疫机关应当采取现场预防措施，对上下运输工具或者接近动物的人员、装载动物的运输工具和被污染的场地作防疫消毒处理。

**第十四条** 输入动植物、动植物产品和其他检疫物，应当在进境口岸实施检疫。未经口岸动植物检疫机关同意，不得卸离运输工具。

输入动植物，需隔离检疫的，在口岸动植物检疫机关指定的隔离场所检疫。

因口岸条件限制等原因，可以由国家动植物检疫机关决定将动植物、动植物产品和其他检疫物运往指定地点检疫。在运输、装卸过程中，货主或者其代理人应当采取防疫措施。指定的存放、加工和隔离饲养或者隔离种植的场所，应当符合动植物检疫和防疫的规定。

**第十五条** 输入动植物、动植物产品和其他检疫物，经检疫合格的，准予进境；海关凭口岸动植物检疫机关签发的检疫单证或者在报单上加盖的印章验放。

输入动植物、动植物产品和其他检疫物，需调离海关监管区检疫的，海关凭口岸动植物检疫机关签发的《检疫调离通知单》验放。

**第十六条** 输入动物，经检疫不合格的，由口岸动植物检疫机关签发《检疫处理通知单》，通知货主或者其代理人作如下处理：

（一）检出一类传染病、寄生虫病的动物，连同其同群动物全群退回或者全群扑杀并销毁尸体；

（二）检出二类传染病、寄生虫病的动物，退回或者扑杀，同群其他动物在隔离场或者其他指定地点隔离观察。

输入动物产品和其他检疫物经检疫不合格的,由口岸动植物检疫机关签发《检疫处理通知单》,通知货主或者其代理人作除害、退回或者销毁处理。经除害处理合格的,准予进境。

**第十七条** 输入植物、植物产品和其他检疫物,经检疫发现有植物危险性病、虫、杂草的,由口岸动植物检疫机关签发《检疫处理通知单》,通知货主或者其代理人作除害、退回或者销毁处理。经除害处理合格的,准予进境。

**第十八条** 本法第十六条第一款第一项、第二项所称一类、二类动物传染病、寄生虫病的名录和本法第十七条所称植物危险性病、虫、杂草的名录,由国务院农业行政主管部门制定本公布。

**第十九条** 输入动植物、动植物产品和其他检疫物,经检疫发现有本法第十八条规定的名录之外,对农、林、牧、渔业有严重危险的其他病虫害的,由口岸动植物检疫机关依照国务院农业行政主管部门的规定,通知货主或者其代理人作除害、退回或者销毁处理。经除害处理合格的,准予进境。

## 第三章　出　境　检　疫

**第二十条** 货主或者其代理人在动植物、动植物产品和其他检疫物出境前,向口岸动植物检疫机关报检。

出境前需经隔离检疫的动物,在口岸动植物检疫机关指定的隔离场所检疫。

**第二十一条** 输出动植物、动植物产品和其他检疫物,由口岸动植物检疫机关实施检疫,经检疫合格或者经除害处理合格的,准予出境;海关凭口岸动植物检疫机关签发的检疫证书或者在报关单上加盖的印章验放。检疫不合格又无有效方法作除害处理的,不准出境。

**第二十二条** 经检疫合格的动植物、动植物产品和其他检疫物,有下列情形之一的,货主或者其代理人应当重新报检:

(一)更改输入国家或者地区,更改好的输入国家或者地区又有不同检疫要求的;

(二)改换包装或者原未拼装后来拼装的;

(三)超过检疫规定有效期的。

## 第四章　过　境　检　疫

**第二十三条** 要求运输动物过境的,必须事先取得中国国家动植物检疫机关同意,并按照指定的口岸和路线过境。

装载过境动物的运输工具、装载容器、饲料和铺垫材料,必须符合中国动植物检疫的规定。

**第二十四条** 运输动植物、动植物产品和其他检疫物过境的,由承运人或者押运人持货运单和输出国家或者地区政府动植物检疫机关出具的检疫证书,在进境时向口岸动植物检疫机关报检,出境口岸不再检疫。

**第二十五条** 过境的动物经检疫合格的,准予过境;发现有本法第十八条规定的名录所列的动物传染病、寄生虫病的,全群动物不准过境。

过境动物的饲料受病虫害污染的,作除害、不准过境或者销毁处理。

过境的动物的尸体、排泄物、铺垫材料及其他废弃物,必须按照动植物检疫机关的规定处理,不得擅自抛弃。

第二十六条　对过境植物、动植物产品和其他检疫物,口岸动植物检疫机关检查运输工具或者包装,经检疫合格的,准予过境;发现有本法第十八条规定的名录所列的病虫害的,作除害处理或者不准过境。

第二十七条　动植物、动植物产品和其他检疫物过境期间,未经动植物检疫机关批准,不得开拆包装或者卸离运输工具。

## 第五章　携带、邮寄物检疫

第二十八条　携带、邮寄植物种子、种苗以及其繁殖材料进境的,必须事先提出申请,办理检疫审批手续。

第二十九条　禁止携带、邮寄进境的动植物、动植物产品和其他检疫物的名录,由国务院农业行政主管部门制定并公布。

携带、邮寄前款规定的名录所列的动植物、动植物产品和其他检疫物进境的,作退回或者销毁处理。

第三十条　携带本法第二十九条规定的名录以外的动植物、动植物产品和其他检疫物进境的,在进境时向海关申报并接受口岸动物检疫机关检疫。

携带动物进境的,必须持有输出国家或者地区的检疫证书等证件。

第三十一条　邮寄本法第二十九条规定的名录以外的动植物、动植物产品和其他检疫物进境的,由口岸动植物检疫机关在国际邮件互换局实施检疫,必要时可以取回口岸动植物检疫机关检疫;未经检疫不得运递。

第三十二条　邮寄进境的动植物、动植物产品和其他检疫物,经检疫或者除害处理合格后放行;经检疫不合格又无有效方法作除害处理的,作退回或者销毁处理,并签发《检疫处理通知单》。

第三十三条　携带、邮寄出境的动植物、动植物产品和其他检疫物,物主有检疫要求的,由口岸动植物检疫机关实施检疫。

## 第六章　运输工具检疫

第三十四条　来自动植物疫区的船舶、飞机、火车抵达口岸时,由口岸动植物检疫机关实施检疫。发现有本法第十八条规定的名录所列的病虫害的,作不准带离运输工具、除害、封存或者销毁处理。

第三十五条　进境的车辆由口岸动植物检疫机关作防疫消毒处理。

第三十六条　进出境运输工具上的泔水、动植物性废弃物,依照口岸动植物检疫机关的规定处理,不得擅自抛弃。

第三十七条　装载出境的动植物、动植物产品和其他检疫物的运输工具,应当符合动植物检疫和防疫的规定。

**第三十八条** 进境供拆船用的废旧船舶,由口岸动植物检疫机关实施检疫,发现有本法第十八条规定的名录所列的病虫害的,作除害处理。

## 第七章 法 律 责 任

**第三十九条** 违反本法规定,有下列行为之一的,由口岸动植物检疫机关处以罚款:

(一)未报检或者未依法办理检疫审批手续的;

(二)未经口岸动植物检疫机关许可擅自将进境动植物、动植物产品或者其他检疫物卸离运输工具或者运递的;

(三)擅自调离或者处理在口岸动植物检疫机关指定的隔离场所中隔离检疫的动植物的。

**第四十条** 报检的动植物、动植物产品或者其他检疫物与实际不符合的,由口岸动植物检疫机关处以罚款;已取得检疫单证的,予以吊销。

**第四十一条** 违反本法规定,擅自开拆过境动植物、动植物产品或者其他检疫物的包装的,擅自将过境动植物、动植物产品或者其他检疫物卸离运输工具的,擅自抛弃过境动物的尸体、排泄物、铺垫材料或者其他废弃物的,由动植物检疫机关处以罚款。

**第四十二条** 违反本法规定,引起重大动植物疫情的,依照刑法第一百七十八条的规定追究刑事责任。

**第四十三条** 伪造、变造检疫单证、印章、标志、封识,依照刑法第一百六十七条的规定追究刑事责任。

**第四十四条** 当事人对动植物检疫机关的处罚决定不服的,可以在接到处罚通知之日起十五日内向作出处罚决定的机关的上一级机关申请复议;当事人也可以在接到处罚通知之日起十五日内直接向人民法院起诉。

复议机关应当在接到复议申请之日起六十日内作出复议决定。当事人对复议决定不服的,可以在接到复议决定之日起十五日内向人民法院起诉。复议机关逾期不作出复议决定的,当事人可以在复议期满之日起十五日内向人民法院起诉。

当事人逾期不申请复议也不向人民法院起诉,又不履行处罚决定的,作出处罚决定的机关可以申请人民法院强制执行。

**第四十五条** 动植物检疫机关检疫人员滥用职权,徇私舞弊,伪造检疫结果,或者玩忽职守,延误检疫出证,构成犯罪的,依法追究刑事责任;不构成犯罪的,给予行政处分。

## 第八章 附 则

**第四十六条** 本法下列用语的含义是:

(一)"动物"是指饲养、野生的活动物,如畜、禽、兽、蛇、龟、鱼、虾、蟹、贝、蚕、蜂等;

(二)"动物产品"是指来源于动物未经加工或者虽经加工但仍有可能传播疫病的产品,如生皮张、毛类、肉类、脏器、油脂、动物水产品、奶制品、蛋类、血液、精液、胚胎、骨、蹄、角等;

(三)"植物"是指栽培植物、野生植物及其种子、种苗及其他繁殖材料等;

(四)"植物产品"是指来源于植物未经加工或者虽经加工但仍有可能传播病虫害的产

品,如粮食、豆、棉花、油、麻、烟草、籽仁、干果、鲜果、蔬菜、生药材、木材、饲料等;

(五)"其他检疫物"是指动物疫苗、血清、诊断液、动植物性废弃物等。

第四十七条　中华人民共和国缔结或者参加的有关动植物检疫的国际条约与本法有不同规定的,适用该国际条约的规定。但是,中华人民共和国声明保留的条款除外。

第四十八条　口岸动植物检疫机关实施检疫依照规定收费。收费办法由国务院农业行政主管部门会同国务院物价等有关主管部门制定。

第四十九条　国务院根据本法制定实施条例。

第五十条　本法自 1992 年 4 月 1 日起施行。1982 年 6 月 4 日国务院发布的《中华人民共和国进出口动植物检疫条例》同时废止。

# 附录三　进出口商品检验法

中华人民共和国主席令　第 67 号

《全国人民代表大会常务委员会关于修改〈中华人民共和国进出口商品检验法〉的决定》已由中华人民共和国第九届全国人民代表大会常务委员会第 27 次会议于 2002 年 4 月 28 日通过,现予公布,自 2002 年 10 月 1 日起施行。

中华人民共和国主席　江泽民
二○○二年四月二十八日

## 中华人民共和国进出口商品检验法

### 第一章　总　　则

**第一条**　为了加强进出口商品检验工作,规范进出口商品检验行为,维护社会公共利益和进出口贸易有关各方的合法权益,促进对外经济贸易关系的顺利发展,制定本法。

**第二条**　国务院设立进出口商品检验部门(以下简称国家商检部门),主管全国进出口商品检验工作。国家商检部门设在各地的进出口商品检验机构(以下简称商检机构)管理所辖地区的进出口商品检验工作。

**第三条**　商检机构和经国家商检部门许可的检验机构,依法对进出口商品实施检验。

**第四条**　进出口商品检验应当根据保护人类健康和安全、保护动物或者植物的生命和健康、保护环境、防止欺诈行为、维护国家安全的原则,由国家商检部门制定、调整必须实施检验的进出口商品目录(以下简称目录)并公布实施。

**第五条**　列入目录的进出口商品,由商检机构实施检验。

前款规定的进口商品未经检验的,不准销售、使用;前款规定的出口商品未经检验合格的,不准出口。

本条第一款规定的进出口商品,其中符合国家规定的免予检验条件的,由收货人或者发货人申请,经国家商检部门审查批准,可以免予检验。

**第六条**　必须实施的进出口商品检验,是指确定列入目录的进出口商品是否符合国家技术规范的强制性要求的合格评定活动。

合格评定程序包括:抽样、检验和检查;评估、验证和合格保证;注册、认可和批准以及各项的组合。

**第七条**　列入目录的进出口商品,按照国家技术规范的强制性要求进行检验;尚未制定国家技术规范的强制性要求的,应当依法及时制定,未制定之前,可以参照国家商检部门指定的国外有关标准进行检验。

**第八条**　经国家商检部门许可的检验机构,可以接受对外贸易关系人或者外国检验机构的委托,办理进出口商品检验鉴定业务。

第九条　法律、行政法规规定由其他检验机构实施检验的进出口商品或者检验项目，依照有关法律、行政法规的规定办理。

第十条　国家商检部门和商检机构应当及时收集和向有关方面提供进出口商品检验方面的信息。

国家商检部门和商检机构的工作人员在履行进出口商品检验的职责中，对所知悉的商业秘密负有保密义务。

## 第二章　进口商品的检验

第十一条　本法规定必须经商检机构检验的进口商品的收货人或者其代理人，应当向报关地的商检机构报检。海关凭商检机构签发的货物通关证明验放。

第十二条　本法规定必须经商检机构检验的进口商品的收货人或者其代理人，应当在商检机构规定的地点和期限内，接受商检机构对进口商品的检验。商检机构应当在国家商检部门统一规定的期限内检验完毕，并出具检验证单。

第十三条　本法规定必须经商检机构检验的进口商品以外的进口商品的收货人，发现进口商品质量不合格或者残损短缺，需要由商检机构出证索赔的，应当向商检机构申请检验出证。

第十四条　对重要的进口商品和大型的成套设备，收货人应当依据对外贸易合同约定在出口国装运前进行预检验、监造或者监装，主管部门应当加强监督；商检机构根据需要可以派出检验人员参加。

## 第三章　出口商品的检验

第十五条　本法规定必须经商检机构检验的出口商品的发货人或者其代理人，应当在商检机构规定的地点和期限内，向商检机构报检。商检机构应当在国家商检部门统一规定的期限内检验完毕，并出具检验证单。

对本法规定必须实施检验的出口商品，海关凭商检机构签发的货物通关证明验放。

第十六条　经商检机构检验合格发给检验证单的出口商品，应当在商检机构规定的期限内报关出口；超过期限的，应当重新报检。

第十七条　为出口危险货物生产包装容器的企业，必须申请商检机构进行包装容器的性能鉴定。生产出口危险货物的企业，必须申请商检机构进行包装容器的使用鉴定。使用未经鉴定合格的包装容器的危险货物，不准出口。

第十八条　对装运出口易腐烂变质食品的船舱和集装箱，承运人或者装箱单位必须在装货前申请检验。未经检验合格的，不准装运。

## 第四章　监　督　管　理

第十九条　商检机构对本法规定必须经商检机构检验的进出口商品以外的进出口商品，根据国家规定实施抽查检验。

国家商检部门可以公布抽查检验结果或者向有关部门通报抽查检验情况。

第二十条　商检机构根据便利对外贸易的需要，可以按照国家规定对列入目录的出口商品进行出厂前的质量监督管理和检验。

第二十一条 为进出口货物的收发货人办理报检手续的代理人应当在商检机构进行注册登记;办理报检手续时应当向商检机构提交授权委托书。

第二十二条 国家商检部门可以按照国家有关规定,通过考核,许可符合条件的国内外检验机构承担委托的进出口商品检验鉴定业务。

第二十三条 国家商检部门和商检机构依法对经国家商检部门许可的检验机构的进出口商品检验鉴定业务活动进行监督,可以对其检验的商品抽查检验。

第二十四条 国家商检部门根据国家统一的认证制度,对有关的进出口商品实施认证管理。

第二十五条 商检机构可以根据国家商检部门同外国有关机构签订的协议或者接受外国有关机构的委托进行进出口商品质量认证工作,准许在认证合格的进出口商品上使用质量认证标志。

第二十六条 商检机构依照本法对实施许可制度的进出口商品实行验证管理,查验单证,核对证货是否相符。

第二十七条 商检机构根据需要,对检验合格的进出口商品,可以加施商检标志或者封识。

第二十八条 进出口商品的报检人对商检机构作出的检验结果有异议的,可以向原商检机构或者其上级商检机构以至国家商检部门申请复验,由受理复验的商检机构或者国家商检部门及时作出复验结论。

第二十九条 当事人对商检机构、国家商检部门作出的复验结论不服或者对商检机构作出的处罚决定不服的,可以依法申请行政复议,也可以依法向人民法院提起诉讼。

第三十条 国家商检部门和商检机构履行职责,必须遵守法律,维护国家利益,依照法定职权和法定程序严格执法,接受监督。

国家商检部门和商检机构应当根据依法履行职责的需要,加强队伍建设,使商检工作人员具有良好的政治、业务素质。商检工作人员应当定期接受业务培训和考核,经考核合格,方可上岗执行职务。

商检工作人员必须忠于职守,文明服务,遵守职业道德,不得滥用职权,谋取私利。

第三十一条 国家商检部门和商检机构应当建立健全内部监督制度,对其工作人员的执法活动进行监督检查。

商检机构内部负责受理报检、检验、出证放行等主要岗位的职责权限应当明确,并相互分离、相互制约。

第三十二条 任何单位和个人均有权对国家商检部门、商检机构及其工作人员的违法、违纪行为进行控告、检举。收到控告、检举的机关应当依法按照职责分工及时查处,并为控告人、检举人保密。

## 第五章 法 律 责 任

第三十三条 违反本法规定,将必须经商检机构检验的进口商品未报经检验而擅自销售或者使用的,或者将必须经商检机构检验的出口商品未报经检验合格而擅自出口的,由商检机构没收违法所得,并处货值金额百分之五以上百分之二十以下的罚款;构成犯罪的,依法追究刑事责任。

**第三十四条** 违反本法规定,未经国家商检部门许可,擅自从事进出口商品检验鉴定业务的,由商检机构责令停止非法经营,没收违法所得,并处违法所得一倍以上三倍以下的罚款。

**第三十五条** 进口或者出口属于掺杂掺假、以假充真、以次充好的商品或者以不合格进出口商品冒充合格进出口商品的,由商检机构责令停止进口或者出口,没收违法所得,并处货值金额百分之五十以上三倍以下的罚款;构成犯罪的,依法追究刑事责任。

**第三十六条** 伪造、变造、买卖或者盗窃商检单证、印章、标志、封识、质量认证标志的,依法追究刑事责任;尚不够刑事处罚的,由商检机构责令改正,没收违法所得,并处货值金额等值以下的罚款。

**第三十七条** 国家商检部门、商检机构的工作人员违反本法规定,泄露所知悉的商业秘密的,依法给予行政处分,有违法所得的,没收违法所得;构成犯罪的,依法追究刑事责任。

**第三十八条** 国家商检部门、商检机构的工作人员滥用职权,故意刁难的,徇私舞弊,伪造检验结果的,或者玩忽职守,延误检验出证的,依法给予行政处分;构成犯罪的,依法追究刑事责任。

## 第六章 附 则

**第三十九条** 商检机构和其他检验机构依照本法的规定实施检验和办理检验鉴定业务,依照国家有关规定收取费用。

**第四十条** 国务院根据本法制定实施条例。

**第四十一条** 本法自 1989 年 8 月 1 日起施行。

# 附录四 食品安全法

中华人民共和国主席令 第 9 号

《中华人民共和国食品安全法》已由中华人民共和国第十一届全国人民代表大会常务委员会第七次会议于 2009 年 2 月 28 日通过,现予公布,自 2009 年 6 月 1 日起施行。

中华人民共和国主席 胡锦涛

2009 年 2 月 28 日

## 中华人民共和国食品安全法

(2009 年 2 月 28 日第十一届全国人民代表大会常务委员会第七次会议通过)

### 第一章 总 则

**第一条** 为保证食品安全,保障公众身体健康和生命安全,制定本法。

**第二条** 在中华人民共和国境内从事下列活动,应当遵守本法:

(一) 食品生产和加工(以下称食品生产),食品流通和餐饮服务(以下称食品经营);

(二) 食品添加剂的生产经营;

(三) 用于食品的包装材料、容器、洗涤剂、消毒剂和用于食品生产经营的工具、设备(以下称食品相关产品)的生产经营;

(四) 食品生产经营者使用食品添加剂、食品相关产品;

(五) 对食品、食品添加剂和食品相关产品的安全管理。

供食用的源于农业的初级产品(以下称食用农产品)的质量安全管理,遵守农产品质量安全法的规定。但是,制定有关食用农产品的质量安全标准、公布食用农产品安全有关信息,应当遵守本法的有关规定。

**第三条** 食品生产经营者应当依照法律、法规和食品安全标准从事生产经营活动,对社会和公众负责,保证食品安全,接受社会监督,承担社会责任。

**第四条** 国务院设立食品安全委员会,其工作职责由国务院规定。

国务院卫生行政部门承担食品安全综合协调职责,负责食品安全风险评估、食品安全标准制定、食品安全信息公布、食品检验机构的资质认定条件和检验规范的制定,组织查处食品安全重大事故。

国务院质量监督、工商行政管理和国家食品药品监督管理部门依照本法和国务院规定的职责,分别对食品生产、食品流通、餐饮服务活动实施监督管理。

**第五条** 县级以上地方人民政府统一负责、领导、组织、协调本行政区域的食品安全监督管理工作,建立健全食品安全全程监督管理的工作机制;统一领导、指挥食品安全突发事件应对工作;完善、落实食品安全监督管理责任制,对食品安全监督管理部门进行评议、考核。

县级以上地方人民政府依照本法和国务院的规定确定本级卫生行政、农业行政、质量监督、工商行政管理、食品药品监督管理部门的食品安全监督管理职责。有关部门在各自职责范围内负责本行政区域的食品安全监督管理工作。

上级人民政府所属部门在下级行政区域设置的机构应当在所在地人民政府的统一组织、协调下,依法做好食品安全监督管理工作。

**第六条** 县级以上卫生行政、农业行政、质量监督、工商行政管理、食品药品监督管理部门应当加强沟通、密切配合,按照各自职责分工,依法行使职权,承担责任。

**第七条** 食品行业协会应当加强行业自律,引导食品生产经营者依法生产经营,推动行业诚信建设,宣传、普及食品安全知识。

**第八条** 国家鼓励社会团体、基层群众性自治组织开展食品安全法律、法规以及食品安全标准和知识的普及工作,倡导健康的饮食方式,增强消费者食品安全意识和自我保护能力。

新闻媒体应当开展食品安全法律、法规以及食品安全标准和知识的公益宣传,并对违反本法的行为进行舆论监督。

**第九条** 国家鼓励和支持开展与食品安全有关的基础研究和应用研究,鼓励和支持食品生产经营者为提高食品安全水平采用先进技术和先进管理规范。

**第十条** 任何组织或者个人有权举报食品生产经营中违反本法的行为,有权向有关部门了解食品安全信息,对食品安全监督管理工作提出意见和建议。

## 第二章  食品安全风险监测和评估

**第十一条** 国家建立食品安全风险监测制度,对食源性疾病、食品污染以及食品中的有害因素进行监测。

国务院卫生行政部门会同国务院有关部门制定、实施国家食品安全风险监测计划。省、自治区、直辖市人民政府卫生行政部门根据国家食品安全风险监测计划,结合本行政区域的具体情况,组织制定、实施本行政区域的食品安全风险监测方案。

**第十二条** 国务院农业行政、质量监督、工商行政管理和国家食品药品监督管理等有关部门获知有关食品安全风险信息后,应当立即向国务院卫生行政部门通报。国务院卫生行政部门会同有关部门对信息核实后,应当及时调整食品安全风险监测计划。

**第十三条** 国家建立食品安全风险评估制度,对食品、食品添加剂中生物性、化学性和物理性危害进行风险评估。

国务院卫生行政部门负责组织食品安全风险评估工作,成立由医学、农业、食品、营养等方面的专家组成的食品安全风险评估专家委员会进行食品安全风险评估。

对农药、肥料、生长调节剂、兽药、饲料和饲料添加剂等的安全性评估,应当有食品安全风险评估专家委员会的专家参加。

食品安全风险评估应当运用科学方法,根据食品安全风险监测信息、科学数据以及其他有关信息进行。

**第十四条** 国务院卫生行政部门通过食品安全风险监测或者接到举报发现食品可能存

在安全隐患的,应当立即组织进行检验和食品安全风险评估。

第十五条　国务院农业行政、质量监督、工商行政管理和国家食品药品监督管理等有关部门应当向国务院卫生行政部门提出食品安全风险评估的建议,并提供有关信息和资料。

国务院卫生行政部门应当及时向国务院有关部门通报食品安全风险评估的结果。

第十六条　食品安全风险评估结果是制定、修订食品安全标准和对食品安全实施监督管理的科学依据。

食品安全风险评估结果得出食品不安全结论的,国务院质量监督、工商行政管理和国家食品药品监督管理部门应当依据各自职责立即采取相应措施,确保该食品停止生产经营,并告知消费者停止食用;需要制定、修订相关食品安全国家标准的,国务院卫生行政部门应当立即制定、修订。

第十七条　国务院卫生行政部门应当会同国务院有关部门,根据食品安全风险评估结果、食品安全监督管理信息,对食品安全状况进行综合分析。对经综合分析表明可能具有较高程度安全风险的食品,国务院卫生行政部门应当及时提出食品安全风险警示,并予以公布。

## 第三章　食品安全标准

第十八条　制定食品安全标准,应当以保障公众身体健康为宗旨,做到科学合理、安全可靠。

第十九条　食品安全标准是强制执行的标准。除食品安全标准外,不得制定其他的食品强制性标准。

第二十条　食品安全标准应当包括下列内容:

(一) 食品、食品相关产品中的致病性微生物、农药残留、兽药残留、重金属、污染物质以及其他危害人体健康物质的限量规定;

(二) 食品添加剂的品种、使用范围、用量;

(三) 专供婴幼儿和其他特定人群的主辅食品的营养成分要求;

(四) 对与食品安全、营养有关的标签、标识、说明书的要求;

(五) 食品生产经营过程的卫生要求;

(六) 与食品安全有关的质量要求;

(七) 食品检验方法与规程;

(八) 其他需要制定为食品安全标准的内容。

第二十一条　食品安全国家标准由国务院卫生行政部门负责制定、公布,国务院标准化行政部门提供国家标准编号。

食品中农药残留、兽药残留的限量规定及其检验方法与规程由国务院卫生行政部门、国务院农业行政部门制定。

屠宰畜、禽的检验规程由国务院有关主管部门会同国务院卫生行政部门制定。

有关产品国家标准涉及食品安全国家标准规定内容的,应当与食品安全国家标准相一致。

第二十二条　国务院卫生行政部门应当对现行的食用农产品质量安全标准、食品卫生标准、食品质量标准和有关食品的行业标准中强制执行的标准予以整合,统一公布为食品安全国家标准。

本法规定的食品安全国家标准公布前,食品生产经营者应当按照现行食用农产品质量安全标准、食品卫生标准、食品质量标准和有关食品的行业标准生产经营食品。

**第二十三条** 食品安全国家标准应当经食品安全国家标准审评委员会审查通过。食品安全国家标准审评委员会由医学、农业、食品、营养等方面的专家以及国务院有关部门的代表组成。

制定食品安全国家标准,应当依据食品安全风险评估结果并充分考虑食用农产品质量安全风险评估结果,参照相关的国际标准和国际食品安全风险评估结果,并广泛听取食品生产经营者和消费者的意见。

**第二十四条** 没有食品安全国家标准的,可以制定食品安全地方标准。

省、自治区、直辖市人民政府卫生行政部门组织制定食品安全地方标准,应当参照执行本法有关食品安全国家标准制定的规定,并报国务院卫生行政部门备案。

**第二十五条** 企业生产的食品没有食品安全国家标准或者地方标准的,应当制定企业标准,作为组织生产的依据。国家鼓励食品生产企业制定严于食品安全国家标准或者地方标准的企业标准。企业标准应当报省级卫生行政部门备案,在本企业内部适用。

**第二十六条** 食品安全标准应当供公众免费查阅。

## 第四章 食品生产经营

**第二十七条** 食品生产经营应当符合食品安全标准,并符合下列要求:

(一)具有与生产经营的食品品种、数量相适应的食品原料处理和食品加工、包装、贮存等场所,保持该场所环境整洁,并与有毒、有害场所以及其他污染源保持规定的距离;

(二)具有与生产经营的食品品种、数量相适应的生产经营设备或者设施,有相应的消毒、更衣、盥洗、采光、照明、通风、防腐、防尘、防蝇、防鼠、防虫、洗涤以及处理废水、存放垃圾和废弃物的设备或者设施;

(三)有食品安全专业技术人员、管理人员和保证食品安全的规章制度;

(四)具有合理的设备布局和工艺流程,防止待加工食品与直接入口食品、原料与成品交叉污染,避免食品接触有毒物、不洁物;

(五)餐具、饮具和盛放直接入口食品的容器,使用前应当洗净、消毒,炊具、用具用后应当洗净,保持清洁;

(六)贮存、运输和装卸食品的容器、工具和设备应当安全、无害,保持清洁,防止食品污染,并符合保证食品安全所需的温度等特殊要求,不得将食品与有毒、有害物品一同运输;

(七)直接入口的食品应当有小包装或者使用无毒、清洁的包装材料、餐具;

(八)食品生产经营人员应当保持个人卫生,生产经营食品时,应当将手洗净,穿戴清洁的工作衣、帽;销售无包装的直接入口食品时,应当使用无毒、清洁的售货工具;

(九)用水应当符合国家规定的生活饮用水卫生标准;

(十)使用的洗涤剂、消毒剂应当对人体安全、无害;

(十一)法律、法规规定的其他要求。

第二十八条　禁止生产经营下列食品：

（一）用非食品原料生产的食品或者添加食品添加剂以外的化学物质的食品，或者用回收食品作为原料生产的食品；

（二）致病性微生物、农药残留、兽药残留、重金属、污染物质以及其他危害人体健康的物质含量超过食品安全标准限量的食品；

（三）营养成分不符合食品安全标准的专供婴幼儿和其他特定人群的主辅食品；

（四）腐败变质、油脂酸败、霉变生虫、污秽不洁、混有异物、掺假掺杂或者感官性状异常的食品；

（五）病死、毒死或者死因不明的禽、畜、兽、水产动物肉类及其制品；

（六）未经动物卫生监督机构检疫或者检疫不合格的肉类，或者未经检验或者检验不合格的肉类制品；

（七）被包装材料、容器、运输工具等污染的食品；

（八）超过保质期的食品；

（九）无标签的预包装食品；

（十）国家为防病等特殊需要明令禁止生产经营的食品；

（十一）其他不符合食品安全标准或者要求的食品。

第二十九条　国家对食品生产经营实行许可制度。从事食品生产、食品流通、餐饮服务，应当依法取得食品生产许可、食品流通许可、餐饮服务许可。

取得食品生产许可的食品生产者在其生产场所销售其生产的食品，不需要取得食品流通的许可；取得餐饮服务许可的餐饮服务提供者在其餐饮服务场所出售其制作加工的食品，不需要取得食品生产和流通的许可；农民个人销售其自产的食用农产品，不需要取得食品流通的许可。

食品生产加工小作坊和食品摊贩从事食品生产经营活动，应当符合本法规定的与其生产经营规模、条件相适应的食品安全要求，保证所生产经营的食品卫生、无毒、无害，有关部门应当对其加强监督管理，具体管理办法由省、自治区、直辖市人民代表大会常务委员会依照本法制定。

第三十条　县级以上地方人民政府鼓励食品生产加工小作坊改进生产条件；鼓励食品摊贩进入集中交易市场、店铺等固定场所经营。

第三十一条　县级以上质量监督、工商行政管理、食品药品监督管理部门应当依照行政许可法的规定，审核申请人提交的本法第二十七条第一项至第四项规定要求的相关资料，必要时对申请人的生产经营场所进行现场核查；对符合规定条件的，决定准予许可；对不符合规定条件的，决定不予许可并书面说明理由。

第三十二条　食品生产经营企业应当建立健全本单位的食品安全管理制度，加强对职工食品安全知识的培训，配备专职或者兼职食品安全管理人员，做好对所生产经营食品的检验工作，依法从事食品生产经营活动。

第三十三条　国家鼓励食品生产经营企业符合良好生产规范要求，实施危害分析与关键控制点体系，提高食品安全管理水平。

对通过良好生产规范、危害分析与关键控制点体系认证的食品生产经营企业，认证机构应当依法实施跟踪调查;对不再符合认证要求的企业,应当依法撤销认证,及时向有关质量监督、工商行政管理、食品药品监督管理部门通报,并向社会公布。认证机构实施跟踪调查不收取任何费用。

**第三十四条** 食品生产经营者应当建立并执行从业人员健康管理制度。患有痢疾、伤寒、病毒性肝炎等消化道传染病的人员,以及患有活动性肺结核、化脓性或者渗出性皮肤病等有碍食品安全的疾病的人员,不得从事接触直接入口食品的工作。

食品生产经营人员每年应当进行健康检查,取得健康证明后方可参加工作。

**第三十五条** 食用农产品生产者应当依照食品安全标准和国家有关规定使用农药、肥料、生长调节剂、兽药、饲料和饲料添加剂等农业投入品。食用农产品的生产企业和农民专业合作经济组织应当建立食用农产品生产记录制度。

县级以上农业行政部门应当加强对农业投入品使用的管理和指导,建立健全农业投入品的安全使用制度。

**第三十六条** 食品生产者采购食品原料、食品添加剂、食品相关产品,应当查验供货者的许可证和产品合格证明文件;对无法提供合格证明文件的食品原料,应当依照食品安全标准进行检验;不得采购或者使用不符合食品安全标准的食品原料、食品添加剂、食品相关产品。

食品生产企业应当建立食品原料、食品添加剂、食品相关产品进货查验记录制度,如实记录食品原料、食品添加剂、食品相关产品的名称、规格、数量、供货者名称及联系方式、进货日期等内容。

食品原料、食品添加剂、食品相关产品进货查验记录应当真实,保存期限不得少于两年。

**第三十七条** 食品生产企业应当建立食品出厂检验记录制度,查验出厂食品的检验合格证和安全状况,并如实记录食品的名称、规格、数量、生产日期、生产批号、检验合格证号、购货者名称及联系方式、销售日期等内容。

食品出厂检验记录应当真实,保存期限不得少于两年。

**第三十八条** 食品、食品添加剂和食品相关产品的生产者,应当依照食品安全标准对所生产的食品、食品添加剂和食品相关产品进行检验,检验合格后方可出厂或者销售。

**第三十九条** 食品经营者采购食品,应当查验供货者的许可证和食品合格的证明文件。

食品经营企业应当建立食品进货查验记录制度,如实记录食品的名称、规格、数量、生产批号、保质期、供货者名称及联系方式、进货日期等内容。

食品进货查验记录应当真实,保存期限不得少于两年。

实行统一配送经营方式的食品经营企业,可以由企业总部统一查验供货者的许可证和食品合格的证明文件,进行食品进货查验记录。

**第四十条** 食品经营者应当按照保证食品安全的要求贮存食品,定期检查库存食品,及时清理变质或者超过保质期的食品。

**第四十一条** 食品经营者贮存散装食品,应当在贮存位置标明食品的名称、生产日期、保质期、生产者名称及联系方式等内容。

食品经营者销售散装食品,应当在散装食品的容器、外包装上标明食品的名称、生产日期、保质期、生产经营者名称及联系方式等内容。

第四十二条　预包装食品的包装上应当有标签。标签应当标明下列事项：

（一）名称、规格、净含量、生产日期；

（二）成分或者配料表；

（三）生产者的名称、地址、联系方式；

（四）保质期；

（五）产品标准代号；

（六）贮存条件；

（七）所使用的食品添加剂在国家标准中的通用名称；

（八）生产许可证编号；

（九）法律、法规或者食品安全标准规定必须标明的其他事项。

专供婴幼儿和其他特定人群的主辅食品，其标签还应当标明主要营养成分及其含量。

第四十三条　国家对食品添加剂的生产实行许可制度。申请食品添加剂生产许可的条件、程序，按照国家有关工业产品生产许可证管理的规定执行。

第四十四条　申请利用新的食品原料从事食品生产或者从事食品添加剂新品种、食品相关产品新品种生产活动的单位或者个人，应当向国务院卫生行政部门提交相关产品的安全性评估材料。国务院卫生行政部门应当自收到申请之日起六十日内组织对相关产品的安全性评估材料进行审查，对符合食品安全要求的，依法决定准予许可并予以公布；对不符合食品安全要求的，决定不予许可并书面说明理由。

第四十五条　食品添加剂应当在技术上确有必要且经过风险评估证明安全可靠，方可列入允许使用的范围。国务院卫生行政部门应当根据技术必要性和食品安全风险评估结果，及时对食品添加剂的品种、使用范围、用量的标准进行修订。

第四十六条　食品生产者应当依照食品安全标准关于食品添加剂的品种、使用范围、用量的规定使用食品添加剂；不得在食品生产中使用食品添加剂以外的化学物质或者其他可能危害人体健康的物质。

第四十七条　食品添加剂应当有标签、说明书和包装。标签、说明书应当载明本法第四十二条第一款第一项至第六项、第八项、第九项规定的事项，以及食品添加剂的使用范围、用量、使用方法，并在标签上载明"食品添加剂"字样。

第四十八条　食品和食品添加剂的标签、说明书，不得含有虚假、夸大的内容，不得涉及疾病预防、治疗功能。生产者对标签、说明书上所载明的内容负责。

食品和食品添加剂的标签、说明书应当清楚、明显，容易辨识。

食品和食品添加剂与其标签、说明书所载明的内容不符的，不得上市销售。

第四十九条　食品经营者应当按照食品标签标示的警示标志、警示说明或者注意事项的要求，销售预包装食品。

第五十条　生产经营的食品中不得添加药品，但是可以添加按照传统既是食品又是中药材的物质。按照传统既是食品又是中药材的物质的目录由国务院卫生行政部门制定、公布。

第五十一条　国家对声称具有特定保健功能的食品实行严格监管。有关监督管理部门应当依法履职，承担责任。具体管理办法由国务院规定。

声称具有特定保健功能的食品不得对人体产生急性、亚急性或者慢性危害,其标签、说明书不得涉及疾病预防、治疗功能,内容必须真实,应当载明适宜人群、不适宜人群、功效成分或者标志性成分及其含量等;产品的功能和成分必须与标签、说明书相一致。

第五十二条　集中交易市场的开办者、柜台出租者和展销会举办者,应当审查入场食品经营者的许可证,明确入场食品经营者的食品安全管理责任,定期对入场食品经营者的经营环境和条件进行检查,发现食品经营者有违反本法规定的行为的,应当及时制止并立即报告所在地县级工商行政管理部门或者食品药品监督管理部门。

集中交易市场的开办者、柜台出租者和展销会举办者未履行前款规定义务,本市场发生食品安全事故的,应当承担连带责任。

第五十三条　国家建立食品召回制度。食品生产者发现其生产的食品不符合食品安全标准,应当立即停止生产,召回已经上市销售的食品,通知相关生产经营者和消费者,并记录召回和通知情况。

食品经营者发现其经营的食品不符合食品安全标准,应当立即停止经营,通知相关生产经营者和消费者,并记录停止经营和通知情况。食品生产者认为应当召回的,应当立即召回。

食品生产者应当对召回的食品采取补救、无害化处理、销毁等措施,并将食品召回和处理情况向县级以上质量监督部门报告。

食品生产经营者未依照本条规定召回或者停止经营不符合食品安全标准的食品的,县级以上质量监督、工商行政管理、食品药品监督管理部门可以责令其召回或者停止经营。

第五十四条　食品广告的内容应当真实合法,不得含有虚假、夸大的内容,不得涉及疾病预防、治疗功能。

食品安全监督管理部门或者承担食品检验职责的机构、食品行业协会、消费者协会不得以广告或者其他形式向消费者推荐食品。

第五十五条　社会团体或者其他组织、个人在虚假广告中向消费者推荐食品,使消费者的合法权益受到损害的,与食品生产经营者承担连带责任。

第五十六条　地方各级人民政府鼓励食品规模化生产和连锁经营、配送。

# 第五章　食 品 检 验

第五十七条　食品检验机构按照国家有关认证认可的规定取得资质认定后,方可从事食品检验活动。但是,法律另有规定的除外。

食品检验机构的资质认定条件和检验规范,由国务院卫生行政部门规定。

本法施行前经国务院有关主管部门批准设立或者经依法认定的食品检验机构,可以依照本法继续从事食品检验活动。

第五十八条　食品检验由食品检验机构指定的检验人独立进行。

检验人应当依照有关法律、法规的规定,并依照食品安全标准和检验规范对食品进行检验,尊重科学,恪守职业道德,保证出具的检验数据和结论客观、公正,不得出具虚假的检验报告。

第五十九条　食品检验实行食品检验机构与检验人负责制。食品检验报告应当加盖食品检验机构公章,并有检验人的签名或者盖章。食品检验机构和检验人对出具的食品检验报告负责。

第六十条 食品安全监督管理部门对食品不得实施免检。

县级以上质量监督、工商行政管理、食品药品监督管理部门应当对食品进行定期或者不定期的抽样检验。进行抽样检验,应当购买抽取的样品,不收取检验费和其他任何费用。

县级以上质量监督、工商行政管理、食品药品监督管理部门在执法工作中需要对食品进行检验的,应当委托符合本法规定的食品检验机构进行,并支付相关费用。对检验结论有异议的,可以依法进行复检。

第六十一条 食品生产经营企业可以自行对所生产的食品进行检验,也可以委托符合本法规定的食品检验机构进行检验。

食品行业协会等组织、消费者需要委托食品检验机构对食品进行检验的,应当委托符合本法规定的食品检验机构进行。

## 第六章 食品进出口

第六十二条 进口的食品、食品添加剂以及食品相关产品应当符合我国食品安全国家标准。

进口的食品应当经出入境检验检疫机构检验合格后,海关凭出入境检验检疫机构签发的通关证明放行。

第六十三条 进口尚无食品安全国家标准的食品,或者首次进口食品添加剂新品种、食品相关产品新品种,进口商应当向国务院卫生行政部门提出申请并提交相关的安全性评估材料。国务院卫生行政部门依照本法第四十四条的规定作出是否准予许可的决定,并及时制定相应的食品安全国家标准。

第六十四条 境外发生的食品安全事件可能对我国境内造成影响,或者在进口食品中发现严重食品安全问题的,国家出入境检验检疫部门应当及时采取风险预警或者控制措施,并向国务院卫生行政、农业行政、工商行政管理和国家食品药品监督管理部门通报。接到通报的部门应当及时采取相应措施。

第六十五条 向我国境内出口食品的出口商或者代理商应当向国家出入境检验检疫部门备案。向我国境内出口食品的境外食品生产企业应当经国家出入境检验检疫部门注册。

国家出入境检验检疫部门应当定期公布已经备案的出口商、代理商和已经注册的境外食品生产企业名单。

第六十六条 进口的预包装食品应当有中文标签、中文说明书。标签、说明书应当符合本法以及我国其他有关法律、行政法规的规定和食品安全国家标准的要求,载明食品的原产地以及境内代理商的名称、地址、联系方式。预包装食品没有中文标签、中文说明书或者标签、说明书不符合本条规定的,不得进口。

第六十七条 进口商应当建立食品进口和销售记录制度,如实记录食品的名称、规格、数量、生产日期、生产或者进口批号、保质期、出口商和购货者名称及联系方式、交货日期等内容。

食品进口和销售记录应当真实,保存期限不得少于两年。

**第六十八条** 出口的食品由出入境检验检疫机构进行监督、抽检,海关凭出入境检验检疫机构签发的通关证明放行。

出口食品生产企业和出口食品原料种植、养殖场应当向国家出入境检验检疫部门备案。

**第六十九条** 国家出入境检验检疫部门应当收集、汇总进出口食品安全信息,并及时通报相关部门、机构和企业。

国家出入境检验检疫部门应当建立进出口食品的进口商、出口商和出口食品生产企业的信誉记录,并予以公布。对有不良记录的进口商、出口商和出口食品生产企业,应当加强对其进出口食品的检验检疫。

## 第七章  食品安全事故处置

**第七十条** 国务院组织制定国家食品安全事故应急预案。

县级以上地方人民政府应当根据有关法律、法规的规定和上级人民政府的食品安全事故应急预案以及本地区的实际情况,制定本行政区域的食品安全事故应急预案,并报上一级人民政府备案。

食品生产经营企业应当制定食品安全事故处置方案,定期检查本企业各项食品安全防范措施的落实情况,及时消除食品安全事故隐患。

**第七十一条** 发生食品安全事故的单位应当立即予以处置,防止事故扩大。事故发生单位和接收病人进行治疗的单位应当及时向事故发生地县级卫生行政部门报告。

农业行政、质量监督、工商行政管理、食品药品监督管理部门在日常监督管理中发现食品安全事故,或者接到有关食品安全事故的举报,应当立即向卫生行政部门通报。

发生重大食品安全事故的,接到报告的县级卫生行政部门应当按照规定向本级人民政府和上级人民政府卫生行政部门报告。县级人民政府和上级人民政府卫生行政部门应当按照规定上报。

任何单位或者个人不得对食品安全事故隐瞒、谎报、缓报,不得毁灭有关证据。

**第七十二条** 县级以上卫生行政部门接到食品安全事故的报告后,应当立即会同有关农业行政、质量监督、工商行政管理、食品药品监督管理部门进行调查处理,并采取下列措施,防止或者减轻社会危害:

(一)开展应急救援工作,对因食品安全事故导致人身伤害的人员,卫生行政部门应当立即组织救治;

(二)封存可能导致食品安全事故的食品及其原料,并立即进行检验;对确认属于被污染的食品及其原料,责令食品生产经营者依照本法第五十三条的规定予以召回、停止经营并销毁;

(三)封存被污染的食品用工具及用具,并责令进行清洗消毒;

(四)做好信息发布工作,依法对食品安全事故及其处理情况进行发布,并对可能产生的危害加以解释、说明。

发生重大食品安全事故的,县级以上人民政府应当立即成立食品安全事故处置指挥机构,启动应急预案,依照前款规定进行处置。

**第七十三条** 发生重大食品安全事故,设区的市级以上人民政府卫生行政部门应当立即会同有关部门进行事故责任调查,督促有关部门履行职责,向本级人民政府提出事故责任调查处理报告。

重大食品安全事故涉及两个以上省、自治区、直辖市的,由国务院卫生行政部门依照前款规定组织事故责任调查。

第七十四条　发生食品安全事故,县级以上疾病预防控制机构应当协助卫生行政部门和有关部门对事故现场进行卫生处理,并对与食品安全事故有关的因素开展流行病学调查。

第七十五条　调查食品安全事故,除了查明事故单位的责任,还应当查明负有监督管理和认证职责的监督管理部门、认证机构的工作人员失职、渎职情况。

## 第八章　监 督 管 理

第七十六条　县级以上地方人民政府组织本级卫生行政、农业行政、质量监督、工商行政管理、食品药品监督管理部门制定本行政区域的食品安全年度监督管理计划,并按照年度计划组织开展工作。

第七十七条　县级以上质量监督、工商行政管理、食品药品监督管理部门履行各自食品安全监督管理职责,有权采取下列措施:

(一)进入生产经营场所实施现场检查;

(二)对生产经营的食品进行抽样检验;

(三)查阅、复制有关合同、票据、账簿以及其他有关资料;

(四)查封、扣押有证据证明不符合食品安全标准的食品,违法使用的食品原料、食品添加剂、食品相关产品,以及用于违法生产经营或者被污染的工具、设备;

(五)查封违法从事食品生产经营活动的场所。

县级以上农业行政部门应当依照农产品质量安全法规定的职责,对食用农产品进行监督管理。

第七十八条　县级以上质量监督、工商行政管理、食品药品监督管理部门对食品生产经营者进行监督检查,应当记录监督检查的情况和处理结果。监督检查记录经监督检查人员和食品生产经营者签字后归档。

第七十九条　县级以上质量监督、工商行政管理、食品药品监督管理部门应当建立食品生产经营者食品安全信用档案,记录许可颁发、日常监督检查结果、违法行为查处等情况;根据食品安全信用档案的记录,对有不良信用记录的食品生产经营者增加监督检查频次。

第八十条　县级以上卫生行政、质量监督、工商行政管理、食品药品监督管理部门接到咨询、投诉、举报,对属于本部门职责的,应当受理,并及时进行答复、核实、处理;对不属于本部门职责的,应当书面通知并移交有权处理的部门处理。有权处理的部门应当及时处理,不得推诿;属于食品安全事故的,依照本法第七章有关规定进行处置。

第八十一条　县级以上卫生行政、质量监督、工商行政管理、食品药品监督管理部门应当按照法定权限和程序履行食品安全监督管理职责;对生产经营者的同一违法行为,不得给予二次以上罚款的行政处罚;涉嫌犯罪的,应当依法向公安机关移送。

第八十二条　国家建立食品安全信息统一公布制度。下列信息由国务院卫生行政部门统一公布:

（一）国家食品安全总体情况；

（二）食品安全风险评估信息和食品安全风险警示信息；

（三）重大食品安全事故及其处理信息；

（四）其他重要的食品安全信息和国务院确定的需要统一公布的信息。

前款第二项、第三项规定的信息，其影响限于特定区域的，也可以由有关省、自治区、直辖市人民政府卫生行政部门公布。县级以上农业行政、质量监督、工商行政管理、食品药品监督管理部门依据各自职责公布食品安全日常监督管理信息。

食品安全监督管理部门公布信息，应当做到准确、及时、客观。

**第八十三条** 县级以上地方卫生行政、农业行政、质量监督、工商行政管理、食品药品监督管理部门获知本法第八十二条第一款规定的需要统一公布的信息，应当向上级主管部门报告，由上级主管部门立即报告国务院卫生行政部门；必要时，可以直接向国务院卫生行政部门报告。

县级以上卫生行政、农业行政、质量监督、工商行政管理、食品药品监督管理部门应当相互通报获知的食品安全信息。

## 第九章 法 律 责 任

**第八十四条** 违反本法规定，未经许可从事食品生产经营活动，或者未经许可生产食品添加剂的，由有关主管部门按照各自职责分工，没收违法所得、违法生产经营的食品、食品添加剂和用于违法生产经营的工具、设备、原料等物品；违法生产经营的食品、食品添加剂货值金额不足一万元的，并处二千元以上五万元以下罚款；货值金额一万元以上的，并处货值金额五倍以上十倍以下罚款。

**第八十五条** 违反本法规定，有下列情形之一的，由有关主管部门按照各自职责分工，没收违法所得、违法生产经营的食品和用于违法生产经营的工具、设备、原料等物品；违法生产经营的食品货值金额不足一万元的，并处二千元以上五万元以下罚款；货值金额一万元以上的，并处货值金额五倍以上十倍以下罚款；情节严重的，吊销许可证：

（一）用非食品原料生产食品或者在食品中添加食品添加剂以外的化学物质，或者用回收食品作为原料生产食品；

（二）生产经营致病性微生物、农药残留、兽药残留、重金属、污染物质以及其他危害人体健康的物质含量超过食品安全标准限量的食品；

（三）生产经营营养成分不符合食品安全标准的专供婴幼儿和其他特定人群的主辅食品；

（四）经营腐败变质、油脂酸败、霉变生虫、污秽不洁、混有异物、掺假掺杂或者感官性状异常的食品；

（五）经营病死、毒死或者死因不明的禽、畜、兽、水产动物肉类，或者生产经营病死、毒死或者死因不明的禽、畜、兽、水产动物肉类的制品；

（六）经营未经动物卫生监督机构检疫或者检疫不合格的肉类，或者生产经营未经检验或者检验不合格的肉类制品；

（七）经营超过保质期的食品；

（八）生产经营国家为防病等特殊需要明令禁止生产经营的食品；

（九）利用新的食品原料从事食品生产或者从事食品添加剂新品种、食品相关产品新品种生产，未经过安全性评估；

（十）食品生产经营者在有关主管部门责令其召回或者停止经营不符合食品安全标准的食品后，仍拒不召回或者停止经营的。

**第八十六条**　违反本法规定，有下列情形之一的，由有关主管部门按照各自职责分工，没收违法所得、违法生产经营的食品和用于违法生产经营的工具、设备、原料等物品；违法生产经营的食品货值金额不足一万元的，并处二千元以上五万元以下罚款；货值金额一万元以上的，并处货值金额两倍以上五倍以下罚款；情节严重的，责令停产停业，直至吊销许可证：

（一）经营被包装材料、容器、运输工具等污染的食品；

（二）生产经营无标签的预包装食品、食品添加剂或者标签、说明书不符合本法规定的食品、食品添加剂；

（三）食品生产者采购、使用不符合食品安全标准的食品原料、食品添加剂、食品相关产品；

（四）食品生产经营者在食品中添加药品。

**第八十七条**　违反本法规定，有下列情形之一的，由有关主管部门按照各自职责分工，责令改正，给予警告；拒不改正的，处二千元以上二万元以下罚款；情节严重的，责令停产停业，直至吊销许可证：

（一）未对采购的食品原料和生产的食品、食品添加剂、食品相关产品进行检验；

（二）未建立并遵守查验记录制度、出厂检验记录制度；

（三）制定食品安全企业标准未依照本法规定备案；

（四）未按规定要求贮存、销售食品或者清理库存食品；

（五）进货时未查验许可证和相关证明文件；

（六）生产的食品、食品添加剂的标签、说明书涉及疾病预防、治疗功能；

（七）安排患有本法第三十四条所列疾病的人员从事接触直接入口食品的工作。

**第八十八条**　违反本法规定，事故单位在发生食品安全事故后未进行处置、报告的，由有关主管部门按照各自职责分工，责令改正，给予警告；毁灭有关证据的，责令停产停业，并处二千元以上十万元以下罚款；造成严重后果的，由原发证部门吊销许可证。

**第八十九条**　违反本法规定，有下列情形之一的，依照本法第八十五条的规定给予处罚：

（一）进口不符合我国食品安全国家标准的食品；

（二）进口尚无食品安全国家标准的食品，或者首次进口食品添加剂新品种、食品相关产品新品种，未经过安全性评估；

（三）出口商未遵守本法的规定出口食品。

违反本法规定，进口商未建立并遵守食品进口和销售记录制度的，依照本法第八十七条的规定给予处罚。

**第九十条**　违反本法规定，集中交易市场的开办者、柜台出租者、展销会的举办者允许未取得许可的食品经营者进入市场销售食品，或者未履行检查、报告等义务的，由有关主管部门按照各自职责分工,处二千元以上五万元以下罚款;造成严重后果的,责令停业,由原发证部门吊销许可证。

第九十一条 违反本法规定,未按照要求进行食品运输的,由有关主管部门按照各自职责分工,责令改正,给予警告;拒不改正的,责令停产停业,并处二千元以上五万元以下罚款;情节严重的,由原发证部门吊销许可证。

第九十二条 被吊销食品生产、流通或者餐饮服务许可证的单位,其直接负责的主管人员自处罚决定作出之日起五年内不得从事食品生产经营管理工作。

食品生产经营者聘用不得从事食品生产经营管理工作的人员从事管理工作的,由原发证部门吊销许可证。

第九十三条 违反本法规定,食品检验机构、食品检验人员出具虚假检验报告的,由授予其资质的主管部门或者机构撤销该检验机构的检验资格;依法对检验机构直接负责的主管人员和食品检验人员给予撤职或者开除的处分。

违反本法规定,受到刑事处罚或者开除处分的食品检验机构人员,自刑罚执行完毕或者处分决定作出之日起十年内不得从事食品检验工作。食品检验机构聘用不得从事食品检验工作的人员的,由授予其资质的主管部门或者机构撤销该检验机构的检验资格。

第九十四条 违反本法规定,在广告中对食品质量作虚假宣传,欺骗消费者的,依照广告法的规定给予处罚。

违反本法规定,食品安全监督管理部门或者承担食品检验职责的机构、食品行业协会、消费者协会以广告或者其他形式向消费者推荐食品的,由有关主管部门没收违法所得,依法对直接负责的主管人员和其他直接责任人员给予记大过、降级或者撤职的处分。

第九十五条 违反本法规定,县级以上地方人民政府在食品安全监督管理中未履行职责,本行政区域出现重大食品安全事故、造成严重社会影响的,依法对直接负责的主管人员和其他直接责任人员给予记大过、降级、撤职或者开除的处分。

违反本法规定,县级以上卫生行政、农业行政、质量监督、工商行政管理、食品药品监督管理部门或者其他有关行政部门不履行本法规定的职责或者滥用职权、玩忽职守、徇私舞弊的,依法对直接负责的主管人员和其他直接责任人员给予记大过或者降级的处分;造成严重后果的,给予撤职或者开除的处分;其主要负责人应当引咎辞职。

第九十六条 违反本法规定,造成人身、财产或者其他损害的,依法承担赔偿责任。

生产不符合食品安全标准的食品或者销售明知是不符合食品安全标准的食品,消费者除要求赔偿损失外,还可以向生产者或者销售者要求支付价款十倍的赔偿金。

第九十七条 违反本法规定,应当承担民事赔偿责任和缴纳罚款、罚金,其财产不足以同时支付时,先承担民事赔偿责任。

第九十八条 违反本法规定,构成犯罪的,依法追究刑事责任。

## 第十章 附 则

第九十九条 本法下列用语的含义:

食品,指各种供人食用或者饮用的成品和原料以及按照传统既是食品又是药品的物品,但是不包括以治疗为目的的物品。

食品安全,指食品无毒、无害,符合应当有的营养要求,对人体健康不造成任何急性、亚急性或者慢性危害。

预包装食品,指预先定量包装或者制作在包装材料和容器中的食品。

食品添加剂,指为改善食品品质和色、香、味以及为防腐、保鲜和加工工艺的需要而加入食品中的人工合成或者天然物质。

用于食品的包装材料和容器,指包装、盛放食品或者食品添加剂用的纸、竹、木、金属、搪瓷、陶瓷、塑料、橡胶、天然纤维、化学纤维、玻璃等制品和直接接触食品或者食品添加剂的涂料。

用于食品生产经营的工具、设备,指在食品或者食品添加剂生产、流通、使用过程中直接接触食品或者食品添加剂的机械、管道、传送带、容器、用具、餐具等。

用于食品的洗涤剂、消毒剂,指直接用于洗涤或者消毒食品、餐饮具以及直接接触食品的工具、设备或者食品包装材料和容器的物质。

保质期,指预包装食品在标签指明的贮存条件下保持品质的期限。

食源性疾病,指食品中致病因素进入人体引起的感染性、中毒性等疾病。

食物中毒,指食用了被有毒有害物质污染的食品或者食用了含有毒有害物质的食品后出现的急性、亚急性疾病。

食品安全事故,指食物中毒、食源性疾病、食品污染等源于食品,对人体健康有危害或者可能有危害的事故。

**第一百条** 食品生产经营者在本法施行前已经取得相应许可证的,该许可证继续有效。

**第一百零一条** 乳品、转基因食品、生猪屠宰、酒类和食盐的食品安全管理,适用本法;法律、行政法规另有规定的,依照其规定。

**第一百零二条** 铁路运营中食品安全的管理办法由国务院卫生行政部门会同国务院有关部门依照本法制定。

军队专用食品和自供食品的食品安全管理办法由中央军事委员会依照本法制定。

**第一百零三条** 国务院根据实际需要,可以对食品安全监督管理体制作出调整。

**第一百零四条** 本法自 2009 年 6 月 1 日起施行。《中华人民共和国食品卫生法》同时废止。

# 附录五　卫生检疫法

(1986 年 12 月 2 日第六届全国人民代表大会常务委员会第十八次会议通过根据 2007 年 12 月 29 日第十届全国人民代表大会常务委员会第三十一次会议《关于修改〈中华人民共和国国境卫生检疫法〉的决定》修正)

## 中华人民共和国国境卫生检疫法

**第一条**　为了防止传染病由国外传入或者由国内传出,实施国境卫生检疫,保护人体健康,制定本法。

**第二条**　在中华人民共和国国际通航的港口、机场以及陆地边境和国界江河的口岸(以下简称国境口岸),设立国境卫生检疫机关,依照本法规定实施传染病检疫、监测和卫生监督。

国务院卫生行政部门主管全国国境卫生检疫工作。

**第三条**　本法规定的传染病是指检疫传染病和监测传染病。

检疫传染病,是指鼠疫、霍乱、黄热病以及国务院确定和公布的其他传染病。

监测传染病,由国务院卫生行政部门确定和公布。

**第四条**　入境、出境的人员、交通工具、运输设备以及可能传播检疫传染病的行李、货物、邮包等物品,都应当接受检疫,经国境卫生检疫机关许可,方准入境或者出境。具体办法由本法实施细则规定。

**第五条**　国境卫生检疫机关发现检疫传染病或者疑似检疫传染病时,除采取必要措施外,必须立即通知当地卫生行政部门,同时用最快的方法报告国务院卫生行政部门,最迟不得超过二十四小时。邮电部门对疫情报告应当优先传送。

中华人民共和国与外国之间的传染病疫情通报,由国务院卫生行政部门会同有关部门办理。

**第六条**　在国外或者国内有检疫传染病大流行的时候,国务院可以下令封锁有关的国境或者采取其他紧急措施。

**第七条**　入境的交通工具和人员,必须在最先到达的国境口岸的指定地点接受检疫。除引航员外,未经国境卫生检疫机关许可,任何人不准上下交通工具,不准装卸行李、货物、邮包等物品。具体办法由本法实施细则规定。

**第八条**　出境的交通工具和人员,必须在最后离开的国境口岸接受检疫。

**第九条**　来自国外的船舶、航空器因故停泊、降落在中国境内非口岸地点的时候,船舶、航空器的负责人应当立即向就近的国境卫生检疫机关或者当地卫生行政部门报告。除紧急情况外,未经国境卫生检疫机关或者当地卫生行政部门许可,任何人不准上下船舶、航空器,不准装卸行李、货物、邮包等物品。

**第十条**　在国境口岸发现检疫传染病、疑似检疫传染病,或者有人非因意外伤害而死亡并死因不明的,国境口岸有关单位和交通工具的负责人,应当立即向国境卫生检疫机关报告,并申请临时检疫。

第十一条　国境卫生检疫机关依据检疫医师提供的检疫结果,对未染有检疫传染病或者已实施卫生处理的交通工具,签发入境检疫证或者出境检疫证。

第十二条　国境卫生检疫机关对检疫传染病染疫人必须立即将其隔离,隔离期限根据医学检查结果确定;对检疫传染病染疫嫌疑人应当将其留验,留验期限根据该传染病的潜伏期确定。

因患检疫传染病而死亡的尸体,必须就近火化。

第十三条　接受入境检疫的交通工具有下列情形之一的,应当实施消毒、除鼠、除虫或者其他卫生处理:

（一）来自检疫传染病疫区的;

（二）被检疫传染病污染的;

（三）发现有与人类健康有关的啮齿动物或者病媒昆虫的。

如果外国交通工具的负责人拒绝接受卫生处理,除有特殊情况外,准许该交通工具在国境卫生检疫机关的监督下,立即离开中华人民共和国国境。

第十四条　国境卫生检疫机关对来自疫区的、被检疫传染病污染的或者可能成为检疫传染病传播媒介的行李、货物、邮包等物品,应当进行卫生检查,实施消毒、除鼠、除虫或者其他卫生处理。

入境、出境的尸体、骸骨的托运人或者其代理人,必须向国境卫生检疫机关申报,经卫生检查合格后,方准运进或者运出。

第十五条　国境卫生检疫机关对入境、出境的人员实施传染病监测,并且采取必要的预防、控制措施。

第十六条　国境卫生检疫机关有权要求入境、出境的人员填写健康申明卡,出示某种传染病的预防接种证书、健康证明或者其他有关证件。

第十七条　对患有监测传染病的人、来自国外监测传染病流行区的人或者与监测传染病人密切接触的人,国境卫生检疫机关应当区别情况,发给就诊方便卡,实施留验或者采取其他预防、控制措施,并及时通知当地卫生行政部门。各地医疗单位对持有就诊方便卡的人员,应当优先诊治。

第十八条　国境卫生检疫机关根据国家规定的卫生标准,对国境口岸的卫生状况和停留在国境口岸的入境、出境的交通工具的卫生状况实施卫生监督:

（一）监督和指导有关人员对啮齿动物、病媒昆虫的防除;

（二）检查和检验食品、饮用水及其储存、供应、运输设施;

（三）监督从事食品、饮用水供应的从业人员的健康状况,检查其健康证明书;

（四）监督和检查垃圾、废物、污水、粪便、压舱水的处理。

第十九条　国境卫生检疫机关设立国境口岸卫生监督员,执行国境卫生检疫机关交给的任务。

国境口岸卫生监督员在执行任务时,有权对国境口岸和入境、出境的交通工具进行卫生监督和技术指导,对卫生状况不良和可能引起传染病传播的因素提出改进意见,协同有关部门采取必要的措施,进行卫生处理。

第二十条　对违反本法规定,有下列行为之一的单位或者个人,国境卫生检疫机关可以根据情节轻重,给予警告或者罚款:

(一)逃避检疫,向国境卫生检疫机关隐瞒真实情况的;

(二)入境的人员未经国境卫生检疫机关许可,擅自上下交通工具,或者装卸行李、货物、邮包等物品,不听劝阻的。

罚款全部上缴国库。

第二十一条　当事人对国境卫生检疫机关给予的罚款决定不服的,可以在接到通知之日起十五日内,向当地人民法院起诉。逾期不起诉又不履行的,国境卫生检疫机关可以申请人民法院强制执行。

第二十二条　违反本法规定,引起检疫传染病传播或者有引起检疫传染病传播严重危险的,依照《中华人民共和国刑法》第一百七十八条的规定追究刑事责任。

第二十三条　国境卫生检疫机关工作人员,应当秉公执法,忠于职守,对入境、出境的交通工具和人员,及时进行检疫;违法失职的,给予行政处分,情节严重构成犯罪的,依法追究刑事责任。

第二十四条　中华人民共和国缔结或者参加的有关卫生检疫的国际条约同本法有不同规定的,适用该国际条约的规定。但是,中华人民共和国声明保留的条款除外。

第二十五条　中华人民共和国边防机关与邻国边防机关之间在边境地区的往来,居住在两国边境接壤地区的居民在边境指定地区的临时往来,双方的交通工具和人员的入境、出境检疫,依照双方协议办理,没有协议的,依照中国政府的有关规定办理。

第二十六条　国境卫生检疫机关实施卫生检疫,按照国家规定收取费用。

第二十七条　国务院卫生行政部门根据本法制定实施细则,报国务院批准后施行。

第二十八条　本法自 1987 年 5 月 1 日起施行。1957 年 12 月 23 日公布的《中华人民共和国国境卫生检疫条例》同时废止。

# 附录六 世界主要港口

| 港口名称 | | 所在国家或地区 | |
|---|---|---|---|
| （英文） | （中文） | （英文） | （中文） |
| Abadan | 阿巴丹 | Iran | 伊朗 |
| Accra | 阿克拉 | Ghana | 加纳 |
| Aden | 亚丁 | Yemen | 也门 |
| Alexandria | 亚历山大 | Egypt | 埃及 |
| Algiers | 阿尔及尔 | Algeria | 阿尔及利亚 |
| Ambon | 安汶 | Indonesia | 印度尼西亚 |
| Amsterdam | 阿姆斯特丹 | Holland | 荷兰 |
| Ankara | 安卡拉 | Turkey | 土耳其 |
| Antwerp | 安特卫普 | Belgium | 比利时 |
| Assab | 阿萨布 | Ethiopia | 埃塞俄比亚 |
| Auckland | 奥克兰 | New Zealand | 新西兰 |
| Alashankou | 阿拉山口 | China | 中国 |
| Bali | 巴厘 | Indonesia | 印度尼西亚 |
| Baltimore | 巴尔的摩 | U.S.A. | 美国 |
| Bamako | 巴马科 | Mali | 马里 |
| Bandar Abbas | 阿巴斯港 | Iran | 伊朗 |
| Bangkok | 曼谷 | Thailand | 泰国 |
| Barcelona | 巴塞罗那 | Spain | 西班牙 |
| Barranquilla | 巴兰基利亚 | Colombia | 哥伦比亚 |
| Basrah | 巴士拉 | Iraq | 伊拉克 |
| Beirut | 贝鲁特 | Lebanon | 黎巴嫩 |
| Belfast | 贝尔发斯特 | U.K. | 英国 |
| Belize | 百利兹 | Honduras | 洪都拉斯 |
| Bergen | 卑尔根 | Norway | 挪威 |
| Bintulu | 宾士卢 | Malaysia | 马来西亚 |
| Bombay | 孟买 | India | 印度 |
| Bordeaux | 波尔多 | France | 法国 |
| Boston | 波士顿 | U.S.A. | 美国 |
| Bremen | 不来梅 | Germany | 德国 |
| Bremerhaven | 不来梅港 | Germany | 德国 |

| 港口名称 | | 所在国家或地区 | |
| --- | --- | --- | --- |
| (英文) | (中文) | (英文) | (中文) |
| Brest | 布勒斯特 | France | 法国 |
| Brisbane | 布里斯班 | Australia | 澳大利亚 |
| Brussels | 布鲁塞尔 | Belgium | 比利时 |
| Buenos Aires | 布宜诺斯艾利 | Argentina | 阿根廷 |
| Busan，Pusan | 釜山 | R. O. K. | 韩国 |
| Berlin | 柏林 | Germany | 德国 |
| Cagliari | 卡利亚里 | Italy | 意大利 |
| Cairo | 开罗 | Egypt | 埃及 |
| Calcutta | 加尔各答 | India | 印度 |
| Cape Town | 开普敦 | South Africa | 南非 |
| Caracas | 加拉加斯 | Venezuela | 委内瑞拉 |
| Cartagena | 卡塔及纳 | Colombia | 哥伦比亚 |
| Carthagena | 卡沙及纳 | Spain | 西班牙 |
| Casablanca | 卡萨布兰卡 | Morocco | 摩洛哥 |
| Chicago | 芝加哥 | U. S. A. | 美国 |
| Chittagong | 吉大港 | Bangladesh | 孟加拉国 |
| Christchurch | 克里斯特彻奇 | New Zealand | 新西兰 |
| chongjin | 清津 | D. P. R. K. | 朝鲜 |
| Colombo | 科伦坡 | Sri Lanka | 斯里兰卡 |
| Concepcion | 康塞普西翁 | Chile | 智利 |
| Constanza | 康斯坦察 | Romania | 罗马尼亚 |
| Copenhagen | 哥本哈根 | Denmark | 丹麦 |
| Cork | 科克 | Ireland | 爱尔兰 |
| Dacca | 达卡 | Bangladesh | 孟加拉国 |
| Dalian | 大连 | China | 中国 |
| Danmman | 达曼 | Saudi Arabia | 沙特阿拉伯 |
| Dandong | 丹东 | China | 中国 |
| Darwin | 达尔文 | Australia | 澳大利亚 |
| Detroit | 底特律 | U. S. A. | 美国 |
| Diego Garcia | 迪戈加西亚 | Indian Ocean | 印度洋 |
| Dover | 多佛尔 | U. K. | 英国 |
| Dubai | 迪拜 | U. A. E. | 阿联酋 |
| Dublin | 都柏林 | Ireland | 爱尔兰 |
| Dunkirk | 敦刻尔克 | France | 法国 |
| Durban | 德班 | South Africa | 南非 |

| 港口名称 | | 所在国家或地区 | |
|---|---|---|---|
| （英文） | （中文） | （英文） | （中文） |
| Durres | 都拉斯 | Albania | 阿尔巴尼亚 |
| Fuzhou | 福州 | China | 中国 |
| Gaoxiong | 高雄 | Taiwan,China | 中国台湾 |
| Gdynia | 格丁尼亚 | Poland | 波兰 |
| Genoa(Genova) | 热那亚 | Italy | 意大利 |
| George Town | 乔治市 | Malaysia | 马来西亚 |
| Good Hope | 好望角 | South Africa | 南非 |
| Gothenburg(Goteborg) | 哥德堡 | Sweden | 瑞典 |
| Granville | 格朗维尔 | France | 法国 |
| Guangzhou | 广州 | China | 中国 |
| Guantanamo | 关塔那摩 | Cuba | 古巴 |
| Hmkou | 海口 | China | 中国 |
| Halifax | 哈利弗克斯 | Canada | 加拿大 |
| Hamburg | 汉堡 | Germany | 德国 |
| Hanoi | 河内 | Vietnam | 越南 |
| Havana | 哈瓦那 | Cuba | 古巴 |
| Helsingborg | 赫尔辛堡 | Sweden | 瑞典 |
| Helsinki | 赫尔辛基 | Finland | 芬兰 |
| Hiroshima | 广岛 | Japan | 日本 |
| Ho Chi Minh City(Saigon) | 胡志明市（西贡） | Vietnam | 越南 |
| Hong Kong | 香港 | China | 中国 |
| Houston | 休斯敦 | U.S.A. | 美国 |
| Istanbul | 伊斯坦布尔 | Turkey | 土耳其 |
| Iwakuni | 岩国 | Japan | 日本 |
| Jakarta | 雅加达 | Indonesia | 印度尼西亚 |
| Java | 爪哇 | Indonesia | 印度尼西亚 |
| Jidda(ieddah) | 吉达 | Saudi Arabia | 沙特阿拉伯 |
| Karachi | 卡拉奇 | Pakistan | 巴基斯坦 |
| Kawasaki | 川崎 | Japan | 日本 |
| Khartoum | 喀土穆 | Sudan | 苏丹 |
| Kiel | 基尔 | Germany | 德国 |
| Kingston | 金斯顿 | Australia | 澳大利亚 |
| Kingston | 金斯敦 | Jammca | 牙买加 |
| Kobe | 神户 | Japan | 日本 |
| Kuala Lumpur | 吉隆坡 | Malaysia | 马来西亚 |

| 港口名称 | | 所在国家或地区 | |
|---|---|---|---|
| (英文) | (中文) | (英文) | (中文) |
| Kuching | 古晋 | Malaysia | 马来西亚 |
| Kuwait | 科威特 | Kuwait | 科威特 |
| Kiev | 基辅 | Ukraine | 乌克兰 |
| La Guaira | 拉瓜伊拉 | Venezuela | 委内瑞拉 |
| La Paz | 拉巴斯 | Mexico | 墨西哥 |
| Le Havre | 勒哈佛 | France | 法国 |
| Lianyungang | 连云港 | China | 中国 |
| Limassol | 利马索尔 | Cyprus | 塞浦路斯 |
| Lisbon(Lisboa) | 里斯本 | Portugal | 葡萄牙 |
| Liverpool | 利物浦 | U. K. | 英国 |
| London | 伦敦 | U. K. | 英国 |
| Long Beach | 长滩 | U. S. A. | 美国 |
| Los Angeles | 洛杉矶 | U. S. A. | 美国 |
| Luanda | 罗安达 | Angola | 安哥拉 |
| Macao | 澳门 | China | 中国 |
| Madras | 马德拉斯 | India | 印度 |
| Malacca(Melaka) | 马六甲 | Malaysia | 马来西亚 |
| Malmo | 马尔摩 | Sweden | 瑞典 |
| Malta | 马耳他 | Malta | 马耳他 |
| Manchester | 曼彻斯特 | U. K. | 英国 |
| Manila | 马尼拉 | Phihppines | 菲律宾 |
| Manzhouli | 满州里 | China | 中国 |
| Maracaibo | 马拉开波 | Venezuela | 委内瑞拉 |
| Marseilles | 马赛 | France | 法国 |
| Melbourne | 墨尔本 | Australia | 澳大利亚 |
| Messina | 墨西拿 | Italy | 意大利 |
| Mombasa | 蒙巴萨 | Kenya | 肯尼亚 |
| Montreal | 蒙特利尔 | Canada | 加拿大 |
| Moscow | 莫斯科 | Russia | 俄罗斯 |
| Muscat | 马斯喀特 | Oman | 阿曼 |
| Nagasaki | 长崎 | Japan | 日本 |
| Nagoya | 名古屋 | Japan | 日本 |
| Nantes | 南特 | France | 法国 |
| Napier | 纳皮尔 | New Zealand | 新西兰 |
| Naples(Napoli) | 那不勒斯 | Italy | 意大利 |

| 港口名称 | | 所在国家或地区 | |
| --- | --- | --- | --- |
| (英文) | (中文) | (英文) | (中文) |
| Nelson | 纳尔逊 | New Zealand | 新西兰 |
| New Castle | 纽卡斯尔 | Australia | 澳大利亚 |
| New Castle | 纽卡斯尔 | U. S. A. | 美国 |
| New Orleans | 新奥尔良 | U. S. A. | 美国 |
| New York | 纽约 | U. S. A. | 美国 |
| Nice | 尼斯 | France | 法国 |
| Ningbo | 宁波 | China | 中国 |
| Odense | 欧登赛 | Denmark | 丹麦 |
| Oporto(Porto) | 波尔图 | Portugal | 葡萄牙 |
| Oran | 奥兰 | Algeria | 阿尔及利亚 |
| Osaka | 大阪 | Japan | 日本 |
| Oslo | 奥斯陆 | Norway | 挪威 |
| Palembang | 巨港 | Indonesia | 印度尼西亚 |
| Panama City | 巴拿马城 | Panama | 巴拿马 |
| Penang | 槟榔屿 | Malaysia | 马来西亚 |
| Perth | 佩思 | Australia | 澳大利亚 |
| Phnom Penh | 金边 | Cambodia | 柬埔寨 |
| Piraeus | 比雷埃夫斯 | Greece | 希腊 |
| Port Harcourt | 哈尔科特港 | Nigeria | 尼日利亚 |
| Port Kelang | 巴生港 | Malaysia | 马来西亚 |
| Port Louis | 路易斯港 | Mauritius | 毛里求斯 |
| Port Said | 赛得港 | Egypt | 埃及 |
| Port Sudan | 苏丹港 | Sudan | 苏丹 |
| Portland | 波特兰 | U. S. A. | 美国 |
| Puerto Colombia | 哥伦比亚港 | Colombia | 哥伦比亚 |
| Pyongyang | 平壤 | D. P. R. K. | 朝鲜 |
| Qingdao | 青岛 | China | 中国 |
| Quebec | 魁北克 | Canada | 加拿大 |
| Rabat | 拉巴特 | Morocco | 摩洛哥 |
| Ravenna | 腊万那 | Italy | 意大利 |
| Reykjavik | 雷克雅未克 | Iceland | 冰岛 |
| Rijeka | 里耶卡 | Croatia | 克罗地亚 |
| Rio de Janeiro | 里约热内卢 | Brazil | 巴西 |
| Rosario | 罗萨利奥 | Argentina | 阿根廷 |
| Rostock | 罗斯托克 | Germany | 德国 |

| 港口名称 | | 所在国家或地区 | |
| --- | --- | --- | --- |
| （英文） | （中文） | （英文） | （中文） |
| Rotterdam | 鹿特丹 | Holland | 荷兰 |
| Rouen | 鲁昂 | France | 法国 |
| Salonika | 萨洛尼卡 | Greece | 希腊 |
| Salvador | 萨尔瓦多 | Brazil | 巴西 |
| San Francisco | 旧金山 | U. S. A. | 美国 |
| San Jaaa | 圣胡安 | Puerto Rico | 波多黎各 |
| Sandakan | 山打根 | Malaysia | 马来西亚 |
| Santiago | 圣地亚哥 | Cuba | 古巴 |
| Santons | 圣多斯 | Brazil | 巴西 |
| Sanya | 三亚 | China | 中国 |
| Seattle | 西雅图 | U. S. A. | 美国 |
| Shanghai | 上海 | China | 中国 |
| Shekou | 蛇口 | China | 中国 |
| Singapore | 新加坡 | Singapore | 新加坡 |
| Southampton | 南安普顿 | U. K. | 英国 |
| Stockholm | 斯德哥尔摩 | Sweden | 瑞典 |
| Subic | 苏比克 | Philippines | 菲律宾 |
| Suez Port | 苏伊士港 | Egypt | 埃及 |
| Sydney | 悉尼 | Australia | 澳大利亚 |
| Tamatave /Tamasina | 塔马塔夫 | Madagascar | 马达加斯加 |
| Tampico | 坦皮科 | Mexico | 墨西哥 |
| Tangier | 丹吉尔 | Morocco | 摩洛哥 |
| Tauranga | 陶朗加 | New Zealand | 新西兰 |
| Tel-Aviv | 特拉维夫 | Israel | 以色列 |
| Tianjin Xingang | 天津新港 | China | 中国 |
| Timaru | 提马鲁 | New Zealand | 新西兰 |
| Tokyo | 东京 | Japan | 日本 |
| Toronto | 多伦多 | Canada | 加拿大 |
| Toulon | 土伦 | France | 法国 |
| Tunis | 突尼斯 | Tunis | 突尼斯 |
| Turku | 土库 | Finland | 芬兰 |
| Valencia | 巴伦西亚 | Spain | 西班牙 |
| Vancouver | 温哥华 | Canada | 加拿大 |
| Varna | 瓦尔纳 | Bulgaria | 保加利亚 |
| Venice | 威尼斯 | Italy | 意大利 |

| 港口名称 | | 所在国家或地区 | |
|---|---|---|---|
| （英文） | （中文） | （英文） | （中文） |
| Vera Cruz | 维拉克鲁斯 | Mexico | 墨西哥 |
| Victoria | 维多利亚 | Canada | 加拿大 |
| Vientiane | 万象 | Laos | 老挝 |
| Wellington | 惠灵顿 | New Zealand | 新西兰 |
| Wenzhou | 温州 | China | 中国 |
| Xiamen | 厦门 | China | 中国 |
| Yangong | 仰光 | Myanmar | 缅甸 |
| Yantai | 烟台 | China | 中国 |
| Yokohama | 横滨 | Japan | 日本 |
| Zanzibar | 桑给巴尔 | Tanzania | 坦桑尼亚 |
| Zhanjiang | 湛江 | China | 中国 |

# 附录七 关于发布跨境电子商务检验检疫管理办法的公告

## 第一章 总 则

**第一条** 为规范上海跨境电子商务监督管理工作,促进跨境电子商务发展,制定本办法。

**第二条** 本办法所称的跨境电子商务,是指跨境电子商务经营企业(以下简称"电商企业")将境外/境内商品通过互联网向国内/国外消费者零售并通过跨境物流运递的经营活动。

**第三条** 海关对跨境电子商务实施企业备案、商品备案、检疫查验、商品核查、风险监测和监督管理。

**第四条** 海关根据海关总署关于跨境电子商务相关文件要求实施负面清单管理制度。

## 第二章 企业和商品备案

**第五条** 在上海口岸从事跨境电子商务的电商企业、电商平台和电商物流集中监管场所的运营企业(以下简称"监管场所运营企业")应当向上海海关备案。备案时应提供跨境电商企业备案表(附件1),和质量诚信经营承诺书(附件2)。

电商企业、电商平台为境外企业的,应委托境内企业办理备案手续,并提供质量安全主体责任授权书。

**第六条** 电商企业和第三方电子商务交易平台(以下简称"电商平台")应依法履行产品质量安全主体责任,建立并有效运行质量安全审核、消费者权益保护、商品质量溯源和流向溯源、缺陷产品召回和报告等质量安全管理制度,配合海关对跨境电子商务的管理。

**第七条** 对于网购保税进口模式,电商物流集中监管场所应符合海关关于口岸仓储物流企业和查验场站的安全卫生监管要求(附件3),建立并有效运行物流仓储安全管理和商品流向溯源管理等制度,配合海关的查验监管工作。

**第八条** 跨境电子商务零售商品上架销售前,电商企业或其委托的电商平台应向海关办理相关商品的备案手续。备案时应提供的信息包括:商品名称、品牌、HS编码、规格型号、原产国别、供应商名称等基本信息。

**第九条** 属于跨境电子商务负面清单内的产品,海关不予受理备案。

**第十条** 电商企业应在相关电子商务网页明示所售商品质量安全相关信息和对消费者的必要告知事项。

## 第三章 申报和查验

**第十一条** 跨境电子商务零售商品实施全申报管理。商品进出境时,应依法办理申报、报检手续。

第十二条　网购保税进口商品进境后,监管场所运营企业应在其电子仓储管理系统中建立商品底账,并自行或委托代理企业办理跨境商品订单申报手续。

第十三条　对于网购保税进口商品,电商企业应提交商品交易电子数据(订单),支付平台应提交支付信息数据(支付单);商品出区前,监管场所运营企业应提交电子申报数据(申报单)。以上相关电子数据应通过上海电子口岸平台向海关提交。

第十四条　进出境货物属于卫生检疫或动植物检疫范围的,海关依法实施检疫。应当实施检疫处理的,依法监督实施检疫处理。

第十五条　对于网购出口商品,海关实施基于风险分析的质量安全监督抽查机制,通过采信第三方检验检测结果,进行产品质量安全的合格评定;对于一般工业制成品实施事后监管。

第十六条　对于网购保税进口商品,海关实施以风险分析为基础的质量安全监管,依据相应产品国家标准的安全卫生项目进行监测。

第十七条　对于网购保税进口商品,海关在其出区前实施商品抽批货证核查。符合规定的,向监管场所发运营企业送放行指令,监管场所运营企业凭指令放行。核查内容包括电商零售商品的实物与登记申报信息是否一致、电商零售商品包装、生产批号、日期等信息是否完整等。

## 第四章　风险监测和监督管理

第十八条　海关建立风险监测机制,对跨境电子商务实施商品质量安全风险监测、电商监测和市场监测。

商品质量安全风险监测是指对商品的安全、卫生、环保等方面存在的风险进行监测的活动。

电商监测是指对电商企业、电商平台的相关网页开展跟踪浏览和检视,审查其是否履行法定义务和质量诚信经营承诺。

市场监测是指对政府部门警示通报、媒体报道、国内外市场反应和消费者投诉举报信息等开展舆情监测。

第十九条　对于监测发现商品达不到质量安全要求的,海关采取约谈、风险通报、通知整改、召回、退运或销毁等措施。

第二十条　电商企业或者电商平台违反有关法律法规的,海关依照相关法律法规的规定予以行政处罚。

## 第五章　附　　则

第二十一条　本办法所称网购保税进口模式是指进口跨境电子商务商品整批入境集中存放于特殊监管区域内,然后通过互联网向国内消费者零售并以个人物品申报出区运递至消费者的经营活动。

第二十二条　海关建设跨境电子商务信息化管理系统,实现跨境电子商务企业和产品备案、申报、查验、和风险监测工作的电子化管理。

第二十三条　通过国际快递或邮寄方式进境、收货人为个人消费者的商品,其申报、报检和检验检疫按国家关于进境快件和邮寄物相关监管办法执行。

第二十四条　本办法自发布之日起实施。

**附件1　跨境电商企业备案表**

| **一、企业基本信息** |
|---|
| 企业名称： |
| 法人： |
| 注册地址： |
| 经营地址： |
| 经营范围： |
| 联系人姓名：　　　　　　　　　　　　联系人手机： |
| 类别：□电商公共平台　　　□电商企业　　　□电商物流集中监管场所运营企业 |
| **二、跨境电子商务经营贸易方式、主要产品类别** |
| □直邮进口　　　　□网购保税进口　　　　□出口 |
| 主要产品类别： |
| **三、跨境电商名称及网址** |
| 名称： |
| 网址： |
| **四、质量安全管理制度** |
| 1. 对电商平台/企业<br>□质量安全管理制度　　　　　　　　□产品流向溯源管理制度<br>□产品召回和主动报告制度　　　　　□消费者权益保护制度<br>□（其他）<br>2. 对电商物流集中监管场所运营企业<br>□产品物流仓储安全管理制度　　　　□产品流向溯源管理制度<br>□（其他） |
| <br>　　　　　　　　　　　　　　　　　　　　　　备案企业（盖章）<br>　　　　　　　　　　　　　　　　　　　　　　备案日期： |

**附件 2  质量诚信经营承诺书**

上海海关:

本企业郑重承诺,在跨境电子商务经营活动中,本企业将严格遵守中国相关法律法规,诚实守信,履行产品质量安全主体责任,建立并有效运行质量安全管理制度,保障产品质量安全,保障消费者权益,接受和配合海关对进口跨境电子商务的监督管理。

承诺企业:

签 署 人:

签署时间:

**附件 3  电商物流集中监管场所监管要求**

一、配备符合监管需要的具有称重、X 光机、自动分拣以及能够实现 X 光机图像与进口申报数据进行比对等功能的检查设备。

二、具备内部管理系统,至少实现库存管理、产品追溯、进出库核销等功能。系统应与海关系统联网,能按照要求的格式实现相关电子数据的传送、交换。

三、仓储布局合理,并按货物的不同状态分区域存放,或通过信息化系统标识、桩脚卡等形式注明货物详细信息及状态,包括库存区、打包区、出货查验区、已查验待放行区、不合格品区、退货或召回区等。

四、存储面积应当与储存种类、数量相适应;提供符合产品质量安全要求的适宜的储存条件,确保储存过程中产品品质不会下降。易受污染的货物应分开存放。

五、采用批次化管理方法对产品保质期进行控制,可采用系统保质期提示和先入先出的方法保证销售的产品在保质期内。

六、配备足量的视频监管设备,保证监管无死角,视频资料应保存 6 个月以上。

七、储存场所地面应保持整洁、防滑、坚固、清洁;墙壁、天花板应无毒、防水、防霉、不易脱落,照明设施应配备防爆保护装置;储存场所应保持通风、防潮,并配备有效的防虫、防鼠设施,如粘鼠板、鼠笼、驱鼠器、诱蝇灯等;

八、所经营业务范围涉及海关总署或上海海关有注册或备案要求的,须通过相关注册或备案审核,取得相应资质。

九、设立专门的查验辅助岗和产品安全质量联络人岗,对相关人员做相应的培训。

十、经营食品化妆品的电商物流集中监管场所,还应符合以下要求:

(一)具有独立、相对封闭的库区,远离饲养场、兽医站、屠宰厂和水源等,并有围墙与其它建筑物分开,以厂区或库区为中心半径 1 公里范围内没有动物饲养场、工业污染源。

(二)建立包括卫生管理制度、动植物防疫制度、进出库管理制度、档案管理制度等的食品安全管理体系,并确保其管理体系持续有效运行。

(三)接触食品化妆品从业人员应当定期接受健康检查,并留存相关合格证明;

(四)存储场所内不得存放有毒有害物质或其他易腐、易燃物品,并与有毒、有害场所以及有毒有害污染源保持一定的距离;

(五)存储场所内食品、食品添加剂、化妆品和食用农产品应当相对隔离存放,防止串味

及交叉污染风险;鲜冻肉类产品、水产品应当有专区(库)存放;

（六）存储场所应当根据储存产品的实际需要配备温度、湿度监测及调节装置;并如实填写温湿度记录、卫生清洁记录、防疫清扫记录等。

存放冷藏冷冻食品的,应具备符合要求的冷藏或冷冻设施,并自动记录温度,冷冻库温度应当达到−18 ℃以下,昼夜温差不超过 1 ℃,冷藏库房温度应当达到 4 ℃以下;

（七）存储场所应当安装视频监控系统,并覆盖主要通道、工作区域及进出库区域,鲜冻肉类产品、水产品仓储企业视频监控应当覆盖全部储存区域。

（八）对海关发现的不合格品、自查发现腐败变质、过保质期等不符合卫生要求的产品应单独存放在不合格品区,隔离存放、明显标示,并由专人管理,有效防止交叉污染;

（九）食品化妆品存储企业的档案记录应当符合以下要求:

1. 应当详细记录物流仓储信息,包括货物详细信息、理货信息、进出库信息等;

2. 接触食品化妆品从业人员应当定期接受健康检查,并留存相关合格证明;

3. 应当如实填写存放、展示场所温湿度记录、卫生清洁记录、防疫清扫记录等;

4. 不合格品应当及时处置、记录;

5. 应当保存视频监控记录。

以上记录除视频监控记录外都应当至少保存 2 年,视频监控记录应当至少保存 6 个月。

十一、符合海关的其他相关规定。

十二、本文所指的食品化妆品包括食品、食品添加剂、化妆品和食用农产品。

本文所指"水产品",不包括干制、腌制、罐装、预包装等无需冷藏保存的水产品以及来(进)料加工复出口的水产品原料。

# 参 考 文 献

［1］童宏祥. 报检实务［M］.2 版. 上海：上海财经大学出版社,2010.

［2］曾理,赵崎. 报检实务与操作［M］.北京：清华大学出版社,2012.

［3］朱简. 报检实务［M］.北京：中国人民大学出版社,2013.

［4］孔德民. 报检实务：求解迫在眉睫的报检实务难题［M］.北京：中国海关出版社,2010.

［5］洪雷. 进出口商品检验检疫［M］.上海：上海人民出版社,2007.

［6］上海出入境检验检疫局. 上海商品检验检疫发展史［M］.上海：上海古籍出版社,2012.

［7］国家质检总局报检员资格考试委员会. 报检员资格全国统一考试教材［M］.北京：中国标准出版社,2012.

［8］国家质检总局报检员资格考试委员会. 报检员资格全国统一考试教材［M］.北京：中国标准出版社,2011.

［9］童宏祥. 报检实务［M］.上海：上海财经大学出版社,2010.

［10］腾静涛. 进出口商品报检实务［M］.北京：中国商务出版社,2009.

［11］王斌. 报检实务［M］.上海：立信会计出版社,2012.

［12］国家质检总局报检员资格考试委员会. 全国报检员统一考试教材［M］.北京：中国标准出版社,2010.

［13］出入境检验检疫签证管理办法. 2009-1-23.

［14］出口货物实施检验检疫绿色通道制度管理规定. 2003-7-18.

［15］www. 233. com(233 网校).

［16］www. wzcus. gov. cn(温州海关).

［17］www. chinatt315. org. cn(中国质量网).

［18］www. tzcus. gov. cn(台州海关).

［19］www. bbs. fobshanghai. com(福步外贸论坛).

［20］www. dzwjyjgs. aqsiq. gov. cn(海关总署动植物检疫监管司).

［21］http：//fgs. Aqsiq. gov. cn(海关总署法规司).